監修　田尻 久雄
編集　長南 明道
　　　田中 信治
　　　武藤　学

改訂第4版

内視鏡診断のプロセスと疾患別内視鏡像

上部消化管

日本メディカルセンター

■監　修
田尻　久雄　東京慈恵会医科大学先進内視鏡治療研究講座教授

■編　集
長南　明道　仙台厚生病院診療管理者/消化器センター消化器内科部長
田中　信治　広島大学大学院医歯薬保健学研究科内視鏡医学教授
武藤　学　京都大学大学院医学研究科腫瘍薬物治療学教授

■執筆者 (執筆順)
田邉　聡　北里大学医学部新世紀医療開発センター教授
東　瑞智　北里大学医学部消化器内科学講師
西元寺克禮　北里大学医学部消化器内科学名誉教授
松田　浩二　聖マリアンナ医科大学横浜市西部病院消化器内科 兼 内視鏡部部長
荒川　廣志　東京慈恵会医科大学附属柏病院内視鏡部診療部長
長南　明道　仙台厚生病院診療管理者/消化器センター消化器内科部長
中原　慶太　佐賀県健康づくり財団
八木　一芳　新潟大学地域医療教育センター魚沼基幹病院消化器内科教授
名和田義高　仙台厚生病院消化器内科
中村　厚夫　新潟県立吉田病院内科部長
八尾　建史　福岡大学筑紫病院内視鏡部教授
加藤　智弘　東京慈恵会医科大学大学院消化器内科学教授
三宅　直人　上杉胃腸科内科クリニック副院長
青山　育雄　大津赤十字病院消化器内科医長
森田　周子　神戸市立医療センター中央市民病院消化器内科医長
武藤　学　京都大学大学院医学研究科腫瘍薬物治療学教授
菊池　大輔　虎の門病院消化器内科医長
飯塚　敏郎　虎の門病院消化器内科部長
貝瀬　満　日本医科大学消化器・肝臓内科教授 兼 内視鏡センター室長
島田　英雄　東海大学医学部付属大磯病院病院長
幕内　博康　東海大学理事/東海大学医学部付属八王子病院消化器外科特任教授
千野　修　東海大学医学部付属東京病院副院長
有馬美和子　埼玉県立がんセンター消化器内科内視鏡科科長 兼 部長
都宮　美華　埼玉県立がんセンター消化器内科副部長
郷田　憲一　昭和大学江東豊洲病院消化器センター講師
小林　雅邦　東京慈恵会医科大学内視鏡科
豊泉　博史　東京慈恵会医科大学内視鏡科講師
炭山　和毅　東京慈恵会医科大学内視鏡科主任教授
細川　治　横浜栄共済病院病院長
長濱　隆司　千葉徳洲会病院消化器内科内視鏡センター長
大仁田　賢　長崎大学病院光学医療診療部准教授
植原　亮平　長崎みなとメディカルセンター消化器内科医長
宿輪　三郎　佐世保共済病院消化器内科消化器病センター長
野中　哲　国立がん研究センター中央病院内視鏡科
小田　一郎　国立がん研究センター中央病院内視鏡科病棟医長
斎藤　豊　国立がん研究センター中央病院内視鏡センターセンター長/内視鏡科科長
山本　頼正　昭和大学藤が丘病院消化器内科准教授
金　俊文　手稲渓仁会病院消化器病センター主任医長
真口　宏介　手稲渓仁会病院消化器病センターセンター長

高橋　邦幸	手稲渓仁会病院消化器病センター消化器内科副部長
永田　尚義	国立国際医療研究センター消化器内科
鼻岡　昇	大阪赤十字病院消化器内科
上堂　文也	大阪国際がんセンター消化管内科副部長
石原　立	大阪国際がんセンター消化管内科主任部長
藤井　誠志	国立がん研究センター先端医療開発センター臨床腫瘍病理分野ユニット長
吉永　繁高	国立がん研究センター中央病院内視鏡科外来医長
小池　智幸	東北大学病院消化器内科准教授/消化器内視鏡センターセンター長
中村　真一	東京女子医科大学消化器内視鏡科教授
井上　晴洋	昭和大学江東豊洲病院消化器センターセンター長・教授
小山　恒男	佐久医療センター内視鏡内科部長
高橋亜紀子	佐久医療センター内視鏡内科副部長
田中　信治	広島大学大学院医歯薬保健学研究科内視鏡医学教授
山本　栄篤	千葉徳洲会病院消化器内科部長
中島　寛隆	早期胃癌検診協会附属茅場町クリニック所長
樋口　勝彦	ひぐち内科・消化器院長
小泉和三郎	北里大学医学部消化器内科学主任教授
伊藤　公訓	広島大学病院消化器・代謝内科診療教授
春間　賢	川崎医科大学総合医療センター総合内科2特任教授
鎌田　智有	川崎医科大学総合医療センター健康管理学教授
末廣　満彦	川崎医科大学総合医療センター総合内科2講師
仲吉　隆	大周会これまさクリニック院長/東京慈恵会医科大学附属第三病院内視鏡部非常勤診療医長
田近　正洋	愛知県がんセンター中央病院内視鏡部部長
中村　常哉	中村内科クリニック院長
松島加代子	長崎大学病院消化器内科助教
九嶋　亮治	滋賀医科大学臨床検査医学講座（病理診断科）教授
川口　淳	公立昭和病院予防・健診科部長
永尾　重昭	防衛医科大学校光学医療診療部教授

改訂第4版の序

　本書が世に出てから13年が経った．満を持して初版を発刊したのが2005年,「内視鏡所見を切り口にした面白い本が出た」と好評を得た．2007年には当時急速に進歩しつつあった「特殊光による内視鏡像」の項を追加して,早くも第2版を刊行した．2011年には編集者に武藤　学教授を加え,咽頭・食道の分野を充実させて第3版が刊行された．

　それから6年半が経った．この間,2012年には「日本食道学会拡大内視鏡分類」が作成され,研究が進んでいる．また,2013年に「ヘリコバクター・ピロリ感染胃炎」が除菌適応に追加されると *H. pylori* 除菌は急速に進み,2014年に「胃炎の京都分類」が提唱されたことと相まって, *H. pylori* 陰性および *H. pylori* 除菌後胃疾患の研究が急速に進んだ．さらに画像強調観察（IEE；Image-Enhanced Endoscopy）による新たな上部消化管内視鏡診断学が急速に進歩し,今やIEEはごく当たり前の検査として普及しつつある．多くの規約・基準も改定された．『頭頸部癌取扱い規約』(改訂第5版, 2012年),『胃癌治療ガイドライン』(改訂第4版, 2014年),『食道癌取扱い規約』(改訂第11版, 2015年),『胃癌取扱い規約』(改訂第15版, 2017年),『消化器内視鏡ハンドブック』(改訂第2版, 2017年) などである．

　そこで今回は,急速に変貌を遂げつつある上部消化管内視鏡診断学を見据え,第4版改訂を行った．上述の事柄はすべて盛り込んだつもりである．また,飛躍発展したIEEの項を充実させ,IEE画像をふんだんに取り入れた．

　既存の消化管内視鏡診断に関する書籍の多くは,「疾患ごと」に項目立てされ鑑別診断に終始している．これに対し,本書は「所見ごと」に項目立てされているのが特徴である．隆起あるいは陥凹といった所見をみて,その所見から質的診断に至るプロセスを,多くの内視鏡写真と簡潔な説明,そしてフローチャートを用いて懇切丁寧に解説している．また,執筆は現在内視鏡分野の最前線で活躍中の先生方にお願いし,生命線といえる内視鏡画像も美しい最高のものとなっている．さらに,疾患ごとに大切な事項は疾患別内視鏡像の項にまとめて示し,最新のトピックス,技術的なコツは充実したコラムの中に包み隠さず盛り込まれている．

　本書は内視鏡専門医を目指す若手医師が手に取ってすぐに役立つきわめて実践的な内容となっている．一方で,拡大内視鏡をもたない一般内視鏡医にも配慮した内容構成になっている．また,すでに専門医を取得し指導医を目指す先生方が,知識を整理するにおいても役立つ質の高い本になったと自負している．この本が,内視鏡診療に日夜研鑽を積まれている諸先生方の座右の書となれば望外の喜びである．

　最後に,大変お忙しいなか快く改訂執筆をお引き受け下さった先生方に厚く御礼申し上げるとともに,このようなすばらしい企画を組む機会を与えて下さった日本メディカルセンター諸氏に感謝いたします．

2018年立春

長南　　明道
田中　　信治
武藤　　　学
田尻　　久雄

改訂第 3 版の序 (抜粋)

　NBI（Narrow Band Imaging）などの画像強調観察（IEE；Image Enhanced Endoscopy）による新たな上部消化管内視鏡診断学が急速に進歩した．また，2007 年に『食道癌取扱い規約』が，2010 年に『胃癌取り扱い規約』および『胃癌治療ガイドライン』が相次いで改訂された．このように上部消化管を取り巻く診断環境は大きく変化しており，現状に合わせた内容のアップデートが必要となった．そこで今回は新たに咽頭・食道の分野において新進気鋭の武藤学 准教授にも編集に加わっていただき，より強力な布陣を組んだ．当然，咽頭・食道の項はより充実した内容となっている．そして，IEE による内視鏡診断について項を追加し詳しく解説するとともに，症例の差し替え・追加に加えて，各項目の内視鏡画像にも多くの IEE 画像を追加していただいた．

　2011 年初秋

長南　明道　　田中　信治　　武藤　　学　　田尻　久雄

改訂の序 (抜粋)

　本書が刊行されて以来，好評裡に迎えられ，わずか半年あまりですでに初版は完売となった．

　この間，多くの著名な先生方からも「重い本が上辞された．本書のコンセプトは従来の本とは全く違う．内視鏡所見から何を読み取り，どう考えるのか？経験や勘に頼らず，論理的に考えるポイントが見事に描かれている」というお褒めの言葉をいただいた．

　本書のような診断学の書籍を多くの内視鏡医が必要としていたということは，診断学の重要性を認識し，学ぼうという内視鏡医が数多くいることをあらわし，大変喜ばしいことである．

　2007 年春

長南　明道　　田尻　久雄　　田中　信治

初版の序 (抜粋)

　内視鏡が世に出て半世紀が過ぎた．1950年に胃カメラが開発され，ファイバースコープ（1957年），電子スコープ（1983年）と機器は進歩し，最近では超拡大内視鏡による細胞レベルの画像を獲得する技術まで実用化されつつある．

　さて消化管の内視鏡診断については，すでに多くの成書が刊行されているが，そのほとんどが疾患ごとに項目立てされ鑑別診断に終始している．これに対し「内視鏡診断のプロセスと疾患別内視鏡像—上部消化管」と題された本書は，所見ごとに項目立てされているのが特徴である．隆起あるいは陥凹といった所見を見て，その所見から質的診断に至るプロセスを，多くの内視鏡写真と簡潔な解説，そしてフローチャートを用いて懇切丁寧に解いている．

　本書は内視鏡専門医を目指す先生方が手に取ってすぐに役立つ，きわめて実践的な内容となっており，まさに内視鏡医必読の一書である．と同時にすでに専門医を取得し，指導医を目指す先生方が知識を整理する場合においても役立つ質の高い本になったと，編集させていただいたわれわれも自負している．本書が，内視鏡診療に日夜研鑽を積まれている諸先生方の座右の書となれば望外の喜びである．

　　2005年盛夏

　　　　　　　　　　　　　　　長南　明道　　田尻　久雄　　田中　信治

初版（2005年発行），改訂第2版（2007年発行）
　監修　丹羽　寛文
　編集　長南　明道，田尻　久雄，田中　信治

改訂第3版（2011年発行）
　監修　田尻　久雄
　編集　長南　明道，田中　信治，武藤　　学

Contents

内視鏡診断のプロセスと疾患別内視鏡像

上部消化管

I. 総　論

1. 症状・身体所見から何を考えるか● 21

田邉　聡, 東　瑞智, 西元寺克禮

腹痛の診断の進め方（主要疾患の腹痛の特徴，急性腹症の鑑別）/21

悪心・嘔吐/22

胸やけ，げっぷ/23

腹部膨満感/24

嚥下困難/25

吐血・下血/26

胸　痛/28

2. 内視鏡検査の適応と禁忌● 29

松田浩二

消化器内視鏡におけるインフォームド・コンセントのあり方/29

適　応/29

禁　忌/32

偶発症/32

内視鏡医としての心構え/33

3. 内視鏡検査の準備● 34

荒川廣志

前処置/34

意識下鎮静法（中等度鎮静；moderate sedation）/37

モニタリング/38

リカバリーベッドと帰宅条件/41

電子ビデオ内視鏡システム/42

洗浄・消毒・滅菌法/45

4. 部位別解剖と正常内視鏡像● 49

長南明道

咽頭，喉頭の解剖と内視鏡像/49

食道の解剖と内視鏡像/50

胃の解剖と内視鏡像/53

目　次

十二指腸の解剖と内視鏡像/55

5．挿入観察法 ● 57　　　　　　　　　　　　　　　　　　　　長南明道

上部消化管のルーチン内視鏡検査/57
挿入・観察の実際/58
病的とはいえない胃の変形/64

6．色素内視鏡検査 ● 66　　　　　　　　　　　　　　　　　　　中原慶太

色素の種類，原理，特徴/66
色素散布のコツ/67

7．拡大内視鏡観察

（1）正常〜胃炎の胃拡大内視鏡観察・71 ……………八木一芳，名和田義高，中村厚夫
　　H. pylori 未感染・正常胃の拡大内視鏡像/71
　　H. pylori 慢性活動性胃炎の拡大内視鏡像/72
　　H. pylori 慢性非活動性胃炎の拡大内視鏡像/75
（2）胃癌の拡大内視鏡診断アルゴリズム・80 …………………………………八尾建史
　　統一アルゴリズム作成の方法とエビデンス/80
　　実際の読影法/82
　　限界と臨床的対応/84

8．画像強調観察 ● 88　　　　　　　　　　　　　　　　　　　　加藤智弘

IEE/90
その他/96

9．超音波内視鏡（EUS）● 97　　　　　　　　　　　　　　　　長南明道

EUS 機器/97
消化管壁の基本層構造/98
各種疾患の EUS 診断/98

Ⅱ．診断のプロセス

形態を表現する用語 ● 109　　　　　　　　　　　　　　　三宅直人，長南明道

隆起性病変を表現する用語/109

陥凹性病変を表現する用語/110

［咽　頭］

隆　起● 112　　　　　　　　　　　　　　　　青山育雄，森田周子，武藤　学

咽頭における隆起性病変の鑑別診断のポイント/112
非上皮性腫瘍/112
上皮性悪性腫瘍/113
上皮性良性腫瘍/113

陥　凹● 123　　　　　　　　　　　　　　　　菊池大輔，飯塚敏郎，貝瀬　満

腫瘍性病変/123
非腫瘍性病変/124

色　調● 127　　　　　　　　　　　　　　　　菊池大輔，飯塚敏郎，貝瀬　満

発赤調/127
白色調/127
正色調/128
黒色調，青色調/128

［食　道］

隆　起● 136　　　　　　　　　　　　　　　　島田英雄，幕内博康，千野　修

上皮性悪性腫瘍/136
非上皮性悪性腫瘍/137
その他の悪性腫瘍/137
上皮性良性病変/138
非上皮性良性腫瘍/138

陥　凹● 148　　　　　　　　　　　　　　　　　　　有馬美和子，都宮美華

食道陥凹性病変の鑑別/148

びらん・潰瘍● 156　　　　　　　　　　　　　　　　　　　　　　郷田憲一

良性か悪性か/157

色調・血管透見● 168　　　　　　　　　　　　　　　　有馬美和子，都宮美華

正常食道粘膜の血管透見像/168

目　次

血管透見像に変化を及ぼす病変/169

変形・狭窄● 181
島田英雄，幕内博康，千野　修

食道の変形/181
食道狭窄/181

［胃］

隆　起● 191
小林雅邦，豊泉博史，貝瀬　満，炭山和毅

良性か，悪性か？/191
上皮性病変と非上皮性病変の鑑別/192
上皮性病変の内視鏡診断/192
非上皮性病変の内視鏡診断/194

ひ　だ● 216
細川　治

肥厚したひだの鑑別/217
病巣に集中するひだの先端の変化/217
ひだの消失/218

陥　凹● 226
中原慶太

存在診断/226
質的診断/227

びらん● 236
八木一芳，名和田義高，中村厚夫

腫瘍性病変/237
非腫瘍性病変/238

潰　瘍● 248
大仁田賢，植原亮平，宿輪三郎

胃潰瘍とは/248
潰瘍性病変の鑑別/248

色　調● 258
中原慶太

色調の認識/258
質的診断/258

血管透見 ● 266
八木一芳，名和田義高，中村厚夫

正常所見/266
病的所見/267

変形狭窄 ● 274
細川　治

変形狭窄の主座の確認/274
変形狭窄面の粘膜所見/276

［十二指腸］

隆　起 ● 284
野中　哲，小田一郎，斎藤　豊

十二指腸病変の頻度と特徴/284
内視鏡観察（通常，拡大，NBI）と生検/284

びらん・潰瘍 ● 301
山本頼正

十二指腸のびらん・潰瘍の鑑別のポイント/301
腫瘍性病変/301
非腫瘍性病変/302

陥　凹 ● 308
山本頼正

十二指腸陥凹性病変の鑑別のポイント/308
通常内視鏡による鑑別診断/308
NBI による鑑別診断/308

変形狭窄 ● 316
山本頼正

十二指腸の変形狭窄の鑑別のポイント/316
壁内性変形狭窄/316
壁外性変形狭窄/317

乳頭部 ● 322
金　俊文，真口宏介，高橋邦幸

乳頭部病変の分類/323

目　次

Ⅲ．疾患別内視鏡像

[咽頭・食道]

咽頭部の表在癌（頭頸部癌取扱い規約）● 336

鼻岡　昇，上堂文也，石原　立

表在癌の内視鏡診断/336
表在癌の内視鏡型分類/336
内視鏡像 ｜ 0-Ⅰ, 0-Ⅱa, 0-Ⅱb, 0-Ⅱc

食道癌（食道癌取扱い規約）● 342

吉永繁高，小田一郎

『食道癌取扱い規約』病型分類についての解説と概要/342
病型分類/342
内視鏡像 ｜ 表在型食道癌：0-Ⅰp, 0-Ⅱc+"0-Ⅰs", 0-Ⅱa, 0-Ⅱa+Ⅱc, 0-Ⅱb,
0-Ⅱc, 0-Ⅲ
進行型食道癌：1型，2型，3型，4型，5a型
食道胃接合部癌：バレット食道癌（0-Ⅱc），扁平上皮癌（0-Ⅱc+"0-Ⅰs"）

Barrett 食道の定義 ● 354

郷田憲一

本邦での考え方/354
欧米での見解/355
内視鏡像 ｜ Long segment Barrett's esophagus（LSBE），Short segment Barrett's
esophagus（SSBE），円柱上皮内の扁平上皮島（squamous island）

逆流性食道炎（Los Angeles 分類）● 358

郷田憲一

逆流性食道炎の内視鏡診断/358
内視鏡像 ｜ Grade N・M・A・B・C・D

食道静脈瘤（門脈圧亢進症取扱い規約）● 364

中村真一

分類についての概説・現況/364
内視鏡像 ｜ 形態（F1, F2, F3, F0），色調（Cw, Cb），発赤所見（RWM, CRS, HCS），
telangiectasia，出血所見（湧出性出血，噴出性出血，滲出性出血，赤色栓，
白色栓），粘膜所見（erosion，潰瘍，瘢痕）

食道扁平上皮癌の拡大内視鏡分類（日本食道学会分類）● 370

小山恒男，高橋亜紀子

食道扁平上皮の基本構造/370
日本食道学会分類の定義/370
内視鏡像 | IPCL と樹枝状血管，Type A・B1・B2・B3 血管，AVA-small

NBI による Barrett 食道表在癌の内視鏡像● 374

小山恒男

Barrett 食道癌の組織診断基準/374
Barrett 食道腺癌の内視鏡所見/374
内視鏡像 | 分化型粘膜内癌（Barrett 食道表在癌）

［胃］

胃癌の肉眼型分類● 378

山本栄篤，中島寛隆，長濱隆司

内視鏡像 | 0-Ⅰ型，0-Ⅱa型，0-Ⅱb型，0-Ⅱc型，0-Ⅲ型
1型，2型，3型，4型，5型

胃潰瘍の分類● 382

田邉　聡，樋口勝彦，小泉和三郎，西元寺克禮

胃潰瘍の時相（stage）分類/382
潰瘍の深さによる分類（村上分類）/383
治癒速度による分類—難治性潰瘍/384
急性潰瘍と慢性潰瘍/384
内視鏡像 | 胃潰瘍の時相分類（A_1・A_2・H_1・H_2・S_1・S_2 stage）
胃潰瘍の治癒速度による分類（難治性潰瘍，難治・再発性潰瘍）
胃潰瘍（急性潰瘍，慢性潰瘍）

胃炎（木村・竹本分類/Sydney system/京都分類）● 388

伊藤公訓

木村・竹本分類/388
Sydney system/388
京都分類/389
内視鏡像 | 京都分類（体部の萎縮所見，体部のびまん性発赤と皺襞腫大，体部の地図状発赤，
胃底腺ポリープ，胃角部の RAC 所見，稜線状発赤，ヘマチンと斑状発赤，隆起
型びらん，腸上皮化生）

胃ポリープ（山田分類）● 396

仲吉　隆

山田の胃隆起性病変の肉眼分類/396
病理組織学的所見からみた肉眼所見の特徴/397

目　次

内視鏡像 ｜ 山田Ⅰ型・Ⅱ型・Ⅲ型・Ⅳ型

悪性リンパ腫の肉眼分類（MALT を除く）
（佐野分類/『胃と腸』胃悪性リンパ腫編集小委員会の分類）● 398

田辺正洋，中村常哉

佐野分類/398
胃と腸分類/399
内視鏡像 ｜ 佐野分類（表層型，潰瘍型，隆起型，決潰型，巨大皺襞型）

MALT リンパ腫の肉眼分類● 402

大仁田賢，松島加代子

内視鏡像 ｜ 中村分類（表層型，腫瘤型，肥厚型）

［十二指腸］

十二指腸潰瘍（型分類・Stage 分類）● 406

川口　淳，永尾重昭

型分類/406
Stage 分類/407
附）十二指腸炎/408
内視鏡像 ｜ 型分類（単発潰瘍，接吻潰瘍，線状潰瘍）

乳頭部癌● 410

高橋邦幸，真口宏介，金　俊文

肉眼型と部位/410
好発部位/411
内視鏡像 ｜ 正常型，非露出腫瘤型，露出腫瘤型，腫瘤潰瘍型，潰瘍腫瘤型，潰瘍型

Column

- 除菌後発見胃癌/八木一芳，名和田義高，中村厚夫 ……………… 86
- 鉗子触診（隆起）/島田英雄，幕内博康，千野　修 ……………… 147
- 生検すべき場所（食道・隆起）/
  島田英雄，幕内博康，千野　修 ……………………………………… 167
- 消化管間葉系腫瘍/貝瀬　満 ………………………………………… 214
- 生検すべき場所（胃・陥凹）/長濱隆司 ……………………………… 235
- AIDS の上部消化管病変
  （HIV 感染者にみられる上部消化管病変）/永田尚義 …………… 332
- 咽頭粘膜の構築について/藤井誠志 ………………………………… 340
- 食道癌のハイリスクとは/島田英雄，幕内博康，千野　修 ……… 353
- NERD の NBI 併用拡大内視鏡所見/小池智幸 …………………… 363
- Endocytoscopy（EC）分類（食道）/井上晴洋 …………………… 369
- 未分化癌と未分化型癌（胃癌）/田中信治 ………………………… 377
- *H. pylori* と胃炎，胃潰瘍/伊藤公訓 ………………………………… 387
- *H. pylori* と胃癌，MALT リンパ腫/伊藤公訓 …………………… 393
- 鳥肌胃炎/春間　賢，鎌田智有，末廣満彦 ………………………… 394
- 胃型形質の分化型癌/伊藤公訓 ……………………………………… 401
- 胃生検組織診断分類（Group 分類）について/九嶋亮治 ……… 404

I 総　論

1．症状・身体所見から何を考えるか　　21

2．内視鏡検査の適応と禁忌　　29

3．内視鏡検査の準備　　34

4．部位別解剖と正常内視鏡像　　49

5．挿入観察法　　57

6．色素内視鏡検査　　66

7．拡大内視鏡観察　　71

8．画像強調観察　　88

9．超音波内視鏡（EUS）　　97

1. 症状・身体所見から何を考えるか

田邊　聡, 東　瑞智, 西元寺克禮

　腹痛をはじめとする消化器症状は，日常の臨床上もっともよく遭遇する症状であるが，緊急手術を必要とする急性腹症から，過敏性腸症候群などの機能的な慢性疾患まで多岐にわたる．忙しい外来診療のなかで短時間に，重症度を的確に判断して治療を行うことが要求される．本稿では，日常診療でよく遭遇する消化器症状について診断のポイント，鑑別点などを中心に述べる．また，内視鏡検査を施行するポイントについても触れてみたい．

腹痛の診断の進め方（主要疾患の腹痛の特徴，急性腹症の鑑別）

　腹痛は，日常診療で遭遇する頻度の高い症状の一つである．その原因は多岐にわたり，腹部臓器に限らず，心筋梗塞などの心疾患，尿毒症，ポルフィリアなどの全身疾患やアレルギーなどさまざまである．また，器質的異常がなく心因的な腹痛も存在する．

　腹痛を主訴とする患者の診察にあたっては，詳細な病歴の聴取と，系統立てて理学所見をとることが重要である．疼痛は知覚の一種であり，主観的，情緒的な要素を含んでおり，先入感で診察にあたると診断を誤る．短時間で客観的かつ正確に情報を収集し，診断することが必要となる．

　腹痛を正しく診断し，治療方針を決定するためには，問診，理学所見に加えて血算，生化学検査などの採血，さらに腹部単純X線写真，腹部超音波検査，内視鏡，CTなど各種画像診断を必要に応じて施行しなければならない．

　実際の臨床においては発症の仕方から，① 急激に発生した強い腹痛を主訴とする疾患，② 慢性に経過する腹痛に大別される．

1. 急性の腹痛

　突然に強い腹痛で発症する疾患のなかには，緊急手術を必要とする急性腹症（acute abdomen）と内科的な保存的治療が可能な疾患が含まれる．また，緊急手術か内科的治療かの選択をしなければならない場合も多々遭遇する．以下に，代表的な疾患を列挙する．

> 急性虫垂炎，胃・十二指腸潰瘍穿孔，機械的イレウス，急性胆囊炎，急性膵炎，肝癌破裂，腸間膜血管閉塞，卵巣囊腫茎捻転，子宮外妊娠破裂，下壁の急性心筋梗塞

　それぞれの鑑別診断のポイントについては**表1**を参照されたい．しかし，ここで注意しなければならないのは，下壁の急性心筋梗塞なども上腹部痛を主訴とする場合がある．急激に発症する腹痛では，緊急で内視鏡が必要なものはほとんどなく，むしろ腹部単純X線写真，腹部超音波検査，CTが有用である．イレウスなどでは内視鏡検査はむしろ病状を増悪させるので注意しなければならない．急激な腹痛のなかで内視鏡が有用な疾患は急性胃粘膜病変（AGML）と胃アニサキス症である．アニサキス症は胃と小腸があり，まず腹

Ⅰ．総　論

表 1　急性の腹痛を呈する疾患の鑑別診断

疾患名	腹痛の部位	腹痛の性状	随伴症状	理学的所見	検査所見
急性虫垂炎	初め臍部，後に右下腹部に限局	持続痛	悪心・嘔吐，発熱	Mcburney 圧痛点，筋性防御	白血球増多
胃・十二指腸潰瘍穿孔	心窩部，後に腹部全体	突発性の激痛	悪心・嘔吐，ショック	筋性防御，腸雑音の消失，肝濁音界消失	腹部単純 X 線写真で free air
機械的イレウス	腹部全体	間欠的〜持続的な激痛	悪心・嘔吐，排便・排ガス停止	腹部膨隆，蠕動亢進	腹部単純 X 線写真で拡張した腸管ガス像と鏡面像（niveau）形成
急性胆嚢炎	右季肋部〜心窩部	疝痛，右肩への放散痛	悪心・嘔吐，発熱，黄疸	右季肋部圧痛，筋性防御	US にて胆嚢内腔のデブリエコー，胆嚢壁の肥厚（三層構造）
急性膵炎	心窩部	持続的激痛	悪心・嘔吐，発熱	心窩部圧痛，腸管麻痺	CT で膵の腫大，膵周囲の液体貯留，血中膵酵素の上昇
肝癌破裂	上腹部	突発性の激痛	貧血，ショック	上腹部圧痛，肝腫瘤	US で肝表面に至る腫瘍，血性腹水
腸間膜血管閉塞	腹部全体	突発性の激痛	悪心・嘔吐，血便，ショック	腹部圧痛，腸管麻痺	早期血管造影で血管の閉塞所見
卵巣嚢腫茎捻転	下腹部	突発性の激痛	悪心・嘔吐	下腹部圧痛，腫瘤触知	婦人科的検査
子宮外妊娠破裂	下腹部	突発性の激痛	貧血，ショック，性器出血	下腹部圧痛	婦人科的検査
心筋梗塞（下壁）	心窩部	突発性の激痛	ショック，心不全，呼吸困難	不整脈，頻脈，徐脈	心電図で ST 上昇，冠性 T 波，異常 Q 波，CPK，GOT，LDH の上昇

〔「星野　信，武内俊彦：腹痛，ベッドサイド消化器病学（丹羽寛文，中澤三郎，辻　孝夫，杉町圭蔵 編）．p.72，南江堂，東京，1996」[1] より許諾を得て転載〕

部単純 X 線写真により小腸ガスの状態を確認し，小腸アニサキスの可能性が低い場合に内視鏡を施行して胃の観察を行う．

2．慢性の腹痛

消化性潰瘍，慢性膵炎，消化器悪性腫瘍，機能性胃腸症など多彩である．器質的疾患から悪性腫瘍まで含まれ，体重減少なども加えた詳細な問診が診断への糸口となる．慢性の腹痛を呈する疾患の診断に際しては，内視鏡検査が必要な場合が多い．

悪心・嘔吐

悪心は心窩部や前胸部にかけて感じられる不快なむかつきであり，嘔吐の前段階の症状である．嘔吐は胃内容物が急激かつ強制的に口から排出される状態である．嘔吐は発症機序から末梢性（反射性）嘔吐と中枢性嘔吐に分けられる．咽頭や消化管からの刺激，前庭

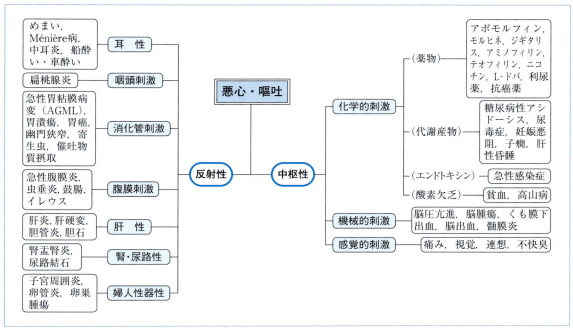

図1 悪心・嘔吐の鑑別診断
〔三木一正：悪心・嘔吐．野村恭也 編：CLIENT 21 No.1 症候．中山書店，東京，1999：147-154[2)]により作成〕

器官（迷路）の刺激が嘔吐中枢に至るものを末梢性（反射性）嘔吐と呼び，chemoreceptor trigger zone（CTZ）が脳圧亢進や血流障害で直接刺激されたり，情動や精神的因子によるものを中枢性嘔吐と呼んでいる．悪心・嘔吐は消化器疾患のみならず，代謝性疾患や脳脊髄疾患，妊娠悪阻などさまざまな領域の疾患でみられる症状であることを念頭において診療に当たることが重要である．

悪心・嘔吐の鑑別診断を示す（図1）．

胸やけ，げっぷ

胸やけは心窩部あるいは胸骨の下から上がってくる焼けるような灼熱感であるが，一言で胸やけといっても患者が必ずしも理解しているとはかぎらない．「胸のあたりがもやもやする」「胸が熱い」「のどの奥がチリチリした感じ」などさまざまであり，このような背景を理解したうえで問診をとることが重要である．頻度的には食道炎が多いが，最近では内視鏡的にびらんのない胃食道逆流症〔内視鏡陰性 GERD（gastro-esophageal reflux disease），非びらん性胃食道逆流症（non-erosive reflux disease；NERD）〕が注目されている．GERD では症状と内視鏡所見が乖離する傾向にあるのが特徴といえよう．食道炎以外でも胃・十二指腸潰瘍や幽門狭窄なども胸やけ・げっぷの原因となる（表2）．

げっぷは「おくび」または「噯気（あいき）」ともいわれ，胃内腔に貯留したガスが食道を経て，口腔内から体外に放出される状態をいう．生理的な反応でもあり，必ずしも病的とはかぎらない．

I．総　論

表2　胸やけ，げっぷをきたす疾患

器質性疾患	機能性疾患
逆流性食道炎	LES圧の低下
食道炎	直接粘膜刺激（食物，薬物）
食道裂孔ヘルニア	空気嚥下症
食道アカラシア	食道痙攣
胃・十二指腸潰瘍	腹腔内圧の上昇
急性胃粘膜障害	食物過剰摂取
慢性胃炎	non ulcer dyspepsia（NUD）*
幽門狭窄	精神的ストレス
食道癌	
胃癌	
胃全摘後	

LES：下部食道括約筋
*現在は functional dyspepsia と呼ぶ
〔片桐雅樹，他：胸やけ・げっぷ．福井次矢，他　編：内科診断学．
p.230，医学書院，東京，2000[3]より転載〕

表3　腹部膨満感をきたすおもな原因

1）鼓腸 　機械的イレウス 　麻痺性イレウス 　便秘 　呑気症	3）腹腔・後腹膜臓器の腫大 　消化管腫瘍 　肝胆道腫瘍 　膵腫瘍 　腎腫瘍
2）腹水 　肝硬変 　ネフローゼ症候群 　うっ血性心不全 　癌性腹膜炎	子宮筋腫，卵巣腫瘍など婦人科疾患 　その他の後腹膜腫瘍 4）消化管内容物の排出低下，停滞 5）尿閉 6）妊娠 7）肥満

腹部膨満感

　腹部膨満感[4]は腹部の膨らみあるいは張った感じを自覚する主観的な症状で，消化器症状のなかでも頻度の高い症状である．腹部膨満感をきたすおもな原因として，① 鼓腸，② 腹水，③ 腹腔・後腹膜臓器の腫大，④ 消化管内容物の排出低下，停滞，などが考えられる（表3）．

1．鼓　　腸

　鼓腸は胃あるいは腸管内にガスが大量に貯留した状態である．腸管内ガスの原因の多くは，嚥下した空気量の増加によるものであるが，そのほか，腸管内でのガスの異常発生，腸管粘膜からの吸収障害，腸管内ガスの排出障害などが挙げられる．

　胃内のガスが増加する原因として空気嚥下症（呑気症）がある．心因性の要素が強く，

食事中や無意識に空気を嚥下するために起こる．

鼓腸のなかでも腸閉塞（イレウス）は急性腹症の一つであり，緊急手術も含めて的確に診断しなければならない．

2．腹　水

腹腔内には生理的な状態でもごく少量の細胞外液が認められ，腹膜から分泌と再吸収を繰り返している．腹腔内液が異常に増加した状態を腹水といい，1～2 l 以上の貯留がないと他覚的に腹水を証明しにくい．腹水は滲出液と漏出液に分けられる．滲出液は癌性腹膜炎，結核性，細菌性腹膜炎などが原因となり，漏出液は肝硬変，ネフローゼ症候群，うっ血性心不全などが原因となる．

3．腹腔・後腹膜臓器の腫大

消化管の腫瘍，肝，胆嚢，膵，脾，腎などの実質臓器の腫大や腫瘤の増大により膨満感が出現する．

4．消化管内容物の排出低下，停滞

明らかな器質的疾患がなく，腹部膨満感を訴える場合も多く，機能性ディスペプシア（functional dyspepsia）と呼ばれ，消化管の運動機能異常と考えられている．

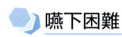
嚥下困難

嚥下困難は，口腔から咽頭，食道までの一連の嚥下運動の過程で，器質的あるいは機能的な障害によって起こる通過障害で，原因の部位は咽頭部と食道に分けられる．嚥下困難をきたす主要疾患とその症状を図2に示す．

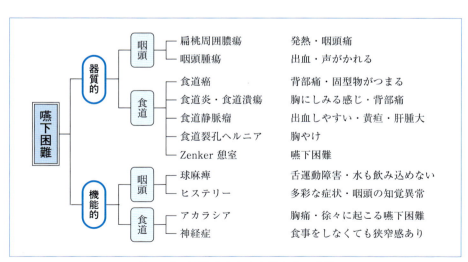

図2　嚥下困難をきたす主要疾患の症状
〔市岡四象：嚥下困難．越川昭三，清水直容 編：ケーススタディ症候の診断プロセス．中外医学社，東京，1983：186[5]より転載，一部改変〕

I．総　論

1．器質的疾患

1）咽頭部
咽頭の炎症（扁桃炎など）や咽頭腫瘍などが挙げられる．

2）食　道
食道癌：嚥下障害が出現するのは通常，狭窄を呈する進行癌がほとんどである．食道表在癌では，無症状かしみる感じ，違和感などである．嚥下困難は，はじめは固形物の通過が障害され，進行すると液体の通過も障害される．

食道炎，食道潰瘍：胃酸の逆流に伴う逆流性食道炎や，食道潰瘍により狭窄を合併するような重症例に嚥下困難が起こる場合がある．そのほか，強酸やアルカリ液の誤飲による腐食性食道炎の際にも高度な狭窄を呈することがある．最近では，食道癌に対する内視鏡的粘膜切除（EMR）後の狭窄や，化学放射線療法（CRT）の狭窄もみられるが，経過を加味すれば診断はつきやすい．

Zenker 憩室：咽頭・食道移行部にみられる圧出性の憩室で，本来の食道を圧迫し嚥下困難が出現する場合がある．

2．機能的疾患
球麻痺：延髄から橋にかけての運動性神経諸核が障害されるもので，口唇から舌，咽頭に麻痺を生じて嚥下困難が起こる．

食道アカラシア：下部食道括約筋（LES）の弛緩不全，LES 静止圧の上昇，食道体部蠕動低下により通過障害が起こる．とくに発症初期には内視鏡検査では診断がつきづらく，医療機関を転々とする場合がある．診断のポイントは，嚥下困難が長期間で緩徐に進行すること，食道癌と異なり体重が減少することはまれなことである．

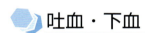
吐血・下血

消化管出血は吐血（hematemesis），下血（melena），血便（hematochezia）に分けられる．

吐血は出血が十二指腸より口側，すなわち Treitz 靱帯より口側からがほとんどである．一方，下血は上部空腸より口側からの出血で発生し，黒色のタール便となる．急速，大量出血の場合には，便も赤色となり血便との鑑別が困難なこともある．一方，Treitz 靱帯以下の小腸，大腸からの出血は下部消化管の閉塞がないかぎり吐血は伴わず，血便として出現する．下部消化管からの出血は通常，鮮紅色の新鮮血液の排出となる．

診断に際しては問診が重要である．とくに，吐血の性状を詳細に聴取する．色調と量により出血源をある程度推定することが可能となる．

食道・胃静脈瘤破裂では新鮮血で比較的大量の場合が多く，胃・十二指腸潰瘍出血ではやや黒色を帯びることが多い．

上部消化管出血の原因疾患については，これまで数多くの報告がある．当院で緊急内視鏡にて確認した上部消化管の出血源を**表 4** に示す．そのおもなものは，胃潰瘍および十二指腸潰瘍などの消化性潰瘍，AGML，食道および胃静脈瘤破裂，Mallory-Weiss 症候群などが挙げられる．それぞれについて，鑑別のポイントを述べる．

表4 上部消化管出血の出血源

出血源	例数（%）
胃潰瘍	256（45）
十二指腸潰瘍	80（14）
AGML・胃びらん	34（6）
胃腫瘍	34（6）
Mallory-Weiss 症候群	40（7）
食道胃静脈瘤	66（12）
食道潰瘍・逆流性食道炎	15（3）
その他	48（7）
計	573（100）

〔阪口正博，他：Gastroenterol Endosc 2010；52：2678-2686[6]より作成〕

表5 緊急大腸内視鏡検査による下部消化管出血の出血源

出血源	例数（%）
虚血性大腸炎	189（16.2）
薬剤性大腸炎	147（12.6）
大腸癌・ポリープ	145（12.5）
潰瘍性大腸炎・クローン病	133（11.4）
感染性大腸炎	97（8.3）
大腸憩室	87（7.5）
直腸病変	70（6.0）
ポリペク後	54（4.6）
Angiodysplasia	8（0.7）
その他の大腸病変	82（7.0）
不明または上部・小腸疾患	104（8.9）
痔・肛門疾患	124（10.7）
計	1,164

〔今枝博之，他：日腹部救急医会誌 2004；24：733-739[7]より転載，一部改変〕

1．胃・十二指腸潰瘍

胃・十二指腸潰瘍出血は原因疾患の半数以上を占め，頻度の高い疾患である．心窩部痛などの症状が先行することもあるが，無症状で突然発症することも多い．とくに高齢者ではその傾向が強い．吐血がなく下血だけのこともあるが，時に動脈性の大量出血をきたす．

2．急性胃粘膜病変（AGML）

アスピリンなどの消炎鎮痛薬や術後の侵襲ストレス，脳血管障害などに起因して発症する．とくに，術後や脳血管障害，火傷などに伴って発症した場合には，大量出血や頻回の再出血により止血に難渋する場合がある．

3．食道・胃静脈瘤破裂

食道あるいは胃静脈瘤からの出血は，突然に大量出血をきたす場合が多い．胃・十二指腸潰瘍出血と比較すると，新鮮血の頻度が高い．先行する症状はないので，肝硬変などの肝疾患の既往を聴取することが重要である．

4．Mallory-Weiss 症候群

悪心・嘔吐などによる急激な腹圧の上昇が誘因となり，食道・胃接合部近傍に裂創をきたし出血する疾患である．本症候群の診断に当たっては問診が重要である．飲酒後あるいは，その他の原因で嘔吐反射に続いて鮮血もしくは黒色の吐物を吐出するような典型例では，問診のみで診断が可能である．

一方，緊急大腸内視鏡検査で判明する下部消化管の出血源は表5のごとく，虚血性大腸炎，薬剤性大腸炎，大腸癌・ポリープなどの頻度が高率である．

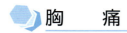
胸　　痛

　　胸痛は胸部の皮膚から胸腔内のすべての臓器に由来する感覚的な訴えの総称である．痛みの発生部位は心臓，大動脈，肺，胸膜，食道，肋骨，筋肉，肋間神経などが挙げられる．

1．食道：食道炎，非びらん性胃食道逆流症（NERD），食道びまん性痙攣，アカラシア

　　前かがみや重い物を持ち上げたときなど，腹圧がかかったときに生じる痛みは，胃酸の逆流に伴う食道炎や NERD の可能性が高い．この場合，水や制酸薬の服用により軽快する場合が多い．アカラシアや食道びまん性痙攣はニトログリセリンなどの亜硝酸薬が有効なため，狭心症や急性心筋梗塞などとの鑑別が困難な場合がある．

2．狭心症，心筋梗塞

　　心臓の虚血による痛みは，前胸部が圧迫されるような痛みであり，下顎や腕に放散する場合がある．持続時間が長いのも特徴である．

3．気胸，胸膜炎

　　この場合は，側胸部を中心として発症する．

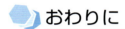
おわりに

　　以上，消化器疾患の主要症状を概説し，それぞれの鑑別疾患，診断のポイントについて述べた．問診が診察の第一歩であり，なおかつ重要であることはいうまでもない．的確な問診と診察により不必要な検査を避け，診断を行うことが重要である．

文　献

1) 星野　信，武内俊彦：腹痛．丹羽寛文，中澤三郎，辻　孝夫，他 編：ベッドサイド消化器病学．68-73，南江堂，東京，1996
2) 三木一正：悪心・嘔吐．野村恭也 編：CLIENT 21 No.1　症候．147-154，中山書店，東京，1999
3) 片桐雅樹，杉山敏郎，浅香正博：胸やけ・げっぷ．福井次矢，奈良信雄 編：内科診断学．229-233，医学書院，東京，2000
4) 田辺　聡，西元寺克禮：腹部膨満．Clinical Pharmacology　1996；2：182-184
5) 市岡四象：嚥下困難．越川昭三，清水直容 編：ケーススタディ症候の診断プロセス．p.186，中外医学社，東京，1983
6) 阪口正博，高尾美幸，橋本貴史，他：当院における 10 年間の上部消化管出血治療の臨床的検討．Gastroenterol Endosc　2010；52：2678-2686
7) 今枝博之，緒方晴彦，岩男　泰，他：大腸出血の診断と治療．日腹部救急医会誌　2004；24：733-739

2．内視鏡検査の適応と禁忌

松田浩二

　上部消化管内視鏡検査は，とくに早期消化器癌の発見において，非常に重要な役割を果たしてきた．上部消化管内視鏡検査の目的は，疾患の有無の確認および疾患の質的な評価にある．本稿では，内視鏡検査におけるインフォームド・コンセント（informed consent；IC）のあり方，その適応と禁忌，施行時の心構えについて述べる．

消化器内視鏡におけるインフォームド・コンセントのあり方

　内視鏡を含めたほとんどすべての医療行為には，少なからず後述の偶発症の可能性が存在するため，そのことを被検者に十分に説明し，理解をしていただいたうえで，医療行為を行うべきである．現在の医療で大変重要な役割を果たしているEBM（evidence based medicine）「証拠に基づいた医療」は，厚生省「医療技術評価推進検討会」（1999年3月）によれば，医療の質の改善につながる「医療技術評価」の成果を医療現場で活用するための基本的な活動と考えられており，医療の質を高めるための一つの手段と表現されている．よって，ICはEBMの実践の一環として捉えられるべきである．

　EBMの概念には，以下の三つの柱があると考えられる．

> 1）統計学的な解析等を用いた医療行為の客観的な分析
> 2）医療機器の整備，施行医の技量等を含めた医療が行われる現場の背景
> 3）患者の満足度

　ICの取得に際しては，これらのすべての要素を含むべきであり，被検者に十分に納得していただいてから，検査に臨むべきである．ICを得るにあたり，学会における集計等の一般的なデータのみならず，その施設におけるデータも被検者もしくは患者に提示することも今後の課題となるであろう．また，検査後に検査結果に対して被検者が不満に思う場合は，EBMの概念からは逸脱していることも留意すべきである．

　当院の上部消化管内視鏡検査同意書を図に示す．

適　応

　現在，日本消化器内視鏡学会の付置研究会を中心として，minimal standard terminology（MST）の有効利用が検討されてきている．これは，Maratkaらが1984年に考案したものが[1]，世界消化器内視鏡学会（OMED）において数多くの検討が重ねられ[2]，現在のVer. 3.0に至っている．MSTの日本語版は日本消化器内視鏡学会のホームページ（www.jges.net）より，閲覧が可能である．また，英語版に関してはダウンロードも可能である．MSTは，使用する用語の点で，少なくとも100症例中の1例までの頻度のものはカバーさ

Ⅰ．総　論

患者さま用

上部消化管内視鏡検査
に関する 同 意 書

説 明 実 施 日：　　　　年　　月　　日

説 明 医 師：

同 席 者：

□１．上部消化管内視鏡検査の目的・方法についての説明

□２．上部消化管内視鏡検査を実施した場合の偶発症と危険性について

□３．上部消化管内視鏡検査を実施した場合の注意点について

□４．上部消化管内視鏡検査を実施しない場合の他の治療法等の選択肢について

□５．同意書の撤回について

□６．不同意の場合の治療の継続について

□７．緊急時の対応について

□８．質問の機会について

□９．その他

私は、上部消化管内視鏡検査について、必要性とその内容、これに伴う危険性について十分な説明を受け理解しました。
また、実施中に緊急処置を行う必要性が生じた場合には、適宜処置することについても併せて

□　同意します　　　　　□　同意しません

聖マリアンナ医科大学横浜市西部病院　病院長 殿　　　　　　　　　平成　　年　　月　　日

患者（代諾者）署名または捺印

（代諾者の場合患者との続柄：　　　　　　　　　　　　　　　　）

患者家族署名または捺印

＊　患者さまが未成年など判断能力のない場合、若しくは心身障害や重篤な病状等のため、署名不能の場合は、
　　代諾者（配偶者、親権者または扶養義務者等）が署名または捺印して下さい。

図　当院における上部消化管内視鏡検査同意書
〔聖マリアンナ医科大学横浜市西部病院〕

れており，内視鏡データベースの構築において，きわめて有用なものである．MST 3.0 の
なかでは，上部消化管内視鏡検査の理由（適応）は，症状と疾患の二つに大別されている
（**表**）．

　「症状（symptoms）」の項目としては，① 腹部不快感/腹痛（abdominal distress/pain），
② 消化不良（dyspepsia），③ 胸やけ（heartburn），④ 嚥下困難（dysphagia），⑤ 嚥下痛
（odynophagia），⑥ 嘔吐（vomiting），⑦ 吐血（hematemesis），⑧ 下血（melena），⑨ 悪
心（nausea），⑩ 体重減少（weight loss），⑪ 貧血（anemia），⑫ 下痢（diarrhea），⑬ 食
欲不振が挙げられている．

　「疾患（diseases）」の項目としては，世界レベルで頻度の高い 27 疾患と，その各々に対
して修飾語（qualifier）が付随し，疑い（suspected：その疾患が疑われるもの）なのか，
確定（established：以前に確定診断がついているもの）なのか，経過観察（follow-up of）
のためなのか，組織採取目的なのか（抽出，sampling of），治療目的なのか（treatment
of），スクリーニング（screening for）なのかを付加できるようになっている．この概念は

表　内視鏡検査の理由—上部消化管内視鏡
（Reasons for endoscopy：upper GI endoscopy）

範疇（category）	用語（term）	修飾語（qualifier）
症状（symptoms）	腹部不快感/腹痛（abdominal distress/pain）	期間（duration）
	消化不良（dyspepsia）	程度（degree）
	胸やけ（heartburn）	
	嚥下困難（dysphagia）	
	嚥下痛（odynophagia）	
	嘔吐（vomiting）	
	吐血（hematemesis）	
	下血（melena）	
	悪心（nausea）	
	体重減少（weight loss）	
	貧血（anemia）	
	下痢（diarrhea）	
	食欲不振	
疾患（diseases）	アカラシア（achalasia）	疑い（suspected）
	吻合部リーク（anastomic leak）	確かな（established）
	血管拡張症（angioectasia）	の経過観察（follow-up of）
	萎縮性胃炎（atrophic gastritis）	の抽出（sampling of）
	バレット食道（Barrett's esophagus）	の治療（treatment of）
	腐蝕物嚥下（caustic ingestion）	のスクリーニング（screening for）
	セリアック病（celiac disease）	
	憩室（diverticulum）	
	十二指腸狭窄（duodenal stricture）	
	十二指腸潰瘍（duodenal ulcer）	
	食道狭窄（esophageal stricture）	
	食道静脈瘤（esophageal varices）	
	瘻孔（fistula）	
	異物（foreign body）	
	胃潰瘍（gastric ulcer）	
	胃静脈瘤（gastric varices）	
	胃食道逆流症（GERD）	
	リンパ腫（lymphoma）	
	転移, 原発不明 (metastasis, unknown origin)	
	その他の食道炎（other esophagitis）	
	悪性貧血（pernicious anaemia）	
	ポリープ（polyp）	
	前癌病変（precancerous lesions）	
	幽門狭窄（pyloric stenosis）	
	逆流性食道炎（reflux esophagitis）	
	表在(面)型腫瘍病変(superficial neoplastic lesion)	
	腫瘍/腫瘤（tumor/mass）	

〔日本消化器内視鏡学会による MST 3.0 日本語版より転載．www.jges.net〕

非常に大切で，いわゆる最初から癌を考えていたものなのか，良性と考えていたが生検結果では癌であったのかは，結果としては癌であったことには変わりはないが，統計学上の区分では異なる場合があることを，是非覚えていていただきたい．

禁　忌

　絶対的な禁忌とは，どのような状況になったとしても行うべきではないことを指す．以下の二つが一般的である．

〔絶対的禁忌〕
1）検査に対して同意を得ることができない場合
2）耳鼻科領域の疾患で，スコープが通過すること自体が困難な場合

　相対的な禁忌とは，現状では行うべきではないと考えられるが，状況が変化した場合（病態の変化，特殊な目的に関してメリットがデメリットを上回る場合など）は施行される可能性がある状況を指す．以下の五つが考えられる．

〔相対的禁忌〕
1）出血等で循環動態が不安定な場合（できるだけ補正後施行する）
2）穿孔症例で穿孔部位が明らかな場合（部位の同定のためにはできるだけ微量の送気で行われる場合がある）
3）十二指腸以深の病変が原因のイレウスで，上部消化管内視鏡検査が症状の増悪の原因となりうる場合
4）意識障害や意思疎通の悪い場合（鎮静薬を使用して施行する場合もある）
5）当日朝の体の具合が悪い（かぜ，咽頭痛，頭痛，激しい咳嗽，発熱等）場合で，緊急性を要しない場合
などが挙げられる[3]．

　いずれにせよ，相対的禁忌の場合には，決して無理をしないで，できるだけ良い状態にしてから行うことが肝要であり，絶えず他のmodalityの選択の可能性を吟味しながら適応を考えるべきである．

偶発症

　「消化器内視鏡関連の偶発症に関する第6回全国調査報告」[4]では，今回より「観察のみ（生検を含む）」「治療内視鏡」「腹腔鏡（外科治療を除く）」の三つに大別された．観察のみの上部消化管内視鏡検査における偶発症は，経口の場合，総検査件数10,299,643件のうち550件（0.005％），死亡例数は13例（0.00013％）であり，経鼻の場合，総検査件数966,041件のうち232件（0.024％），死亡例は認めなかった[4]．経口の場合の偶発症は，出血，裂創（Mallory-Weiss症候群を含む），穿孔の順に多く，経鼻では，鼻出血がもっとも多かったという．また，上部消化管内視鏡施行時に約75％の施設でなんらかの鎮静薬が使用されて

いたが，前処置に関する偶発症のうち，鎮静・鎮痛薬による死亡数は少なからず認められた．しかしながら，これらのデータは低く見積もられていることを十分に認識しなくてはいけない．なぜならば，このデータの集計方法は，日本消化器内視鏡学会の指導施設を中心に評議員の所属する1,278施設への過去5年間に遡るアンケート形式（回収率は42.6％）であり，データの提出・集計に至るまでの間に無意識のうちにselection biasがかかる可能性があるからである．たとえば，術後出血を例にとると，被検者は施行後定期的に出血のチェックを受けているわけではない．被検者が便の色調の変化に気づかない間に出血が止まる場合も想定される．

　いずれにせよ，全国統計はあくまで目安であり，頻度が異なる場合には，前述のように各施設におけるデータを使用することも検討すべきであろう．

内視鏡医としての心構え

　繰り返しになるが，ほとんどすべての医療行為（採血すらも）には，メリットとデメリットが存在し，そのうえでメリットのほうがデメリットを上回る場合にのみ施行されるべきである．つまり，すべての医療行為は，絶えず被検者もしくは患者のデメリットと背中合わせにあるということを肝に銘じるべきである．被検者の口から「異物」であるスコープを差し込み，食道・胃・十二指腸を観察する上部消化管内視鏡検査においては，施行前（適応の決定，前処置など），施行中および施行後（出血・穿孔など）に絶えず偶発症のことを念頭におきながら，愛護的に，かつ可及的速やかに検査を行うべきである．検査中に不都合があった場合には，躊躇せず検査を中止して，「仕切り直し」をする勇気も要求される．また，鎮静薬を使用する際の麻酔の知識も当然重要となってくるであろう．目的なく漫然と検査をすることは，被検者の苦痛を増すだけであり，行われるべきではない．また，内視鏡で所見がないことですべてが終了するわけではなく，もっとも大切なことは，その結果が被検者にとって有益であることで，結果に関しては被検者と十分に話し合って納得してもらうことが肝要である．

おわりに

　上部消化管内視鏡検査の適応・禁忌を，ICのあり方，偶発症，内視鏡医としての心構えを含めて述べた．内視鏡検査が安全に施行され，より普及することを願ってやまない．

文　献

1) Maratka Z：Terminology, definitions and diagnostic criteria in digestive endoscopy. Scan J Gastroenterol　1984；19（Suppl 103）：1-74
2) Crespi M, Delvaux M, Schapiro M, et al：Minimal standards for a computerized endoscopic database. Am J Gastroenterol　1994；89：S144-S153
3) 松田浩二，宮原　透，田尻久雄：上部消化管内視鏡検査. medicina　2003；40：262-266
4) 古田隆久，加藤元嗣，伊藤　透，他：消化器内視鏡関連の偶発症に関する第6回全国調査報告—2008年〜2012年までの5年間. Gastroenterol Endosc　2016；58：1466-1491

Ⅰ. 総 論

3. 内視鏡検査の準備

荒川廣志

前処置

「消化器内視鏡関連の偶発症に関する第6回全国調査報告（2008年〜2012年までの5年間）」[1]によると，前処置に関連した偶発症は472件（死亡例9件）であり，その内訳は咽頭麻酔39件（死亡0），鼻腔麻酔29件（0），鎮痙薬31件（0），鎮静・鎮痛薬219件（4）などであった（**表1**）．鎮静・鎮痛薬の偶発症が前回調査と同様にもっとも多く，呼吸抑制に関連するものが最多であった．また，前回調査に比べ，プロポフォール，デクスメデトミジン塩酸塩などの高度な生体モニタリングを必要とする薬剤の使用も増えていた．これらを踏まえ，本稿では偶発症を起こさない安全な前処置法について述べる．

1．消泡と粘液除去

消泡薬ジメチコン〔ガスコン®ドロップ4 ml（20 mg/ml）〕＋粘液溶解除去薬プロナー

表1　前処置に関連する偶発症の内容

	咽頭麻酔	鼻腔麻酔	鎮痙薬	鎮静・鎮痛薬
ショック	8		4	12
皮疹	7		2	3
呼吸抑制	5			75
呼吸停止	1			24
不整脈			5	7
気管支喘息	3	1		1
呼吸困難	2			
低酸素血症	2		1	22
血圧上昇			2	1
血圧低下				4
注射部位の疼痛/血管炎			2	11
悪心/嘔吐	2			3
転倒				7
鼻出血		5		
誤嚥				4
その他	7（アナフィラキシー，顔面紅潮，血圧低下，喉頭浮腫，呂律障害，気分不快）	1（気分不良）	1（筋注による殿部の神経障害）	1（意識障害）
合　計	36	7	19	175

（ケースカード記載例のみ）

〔消化器内視鏡関連の偶発症に関する第6回全国調査報告[1]より転載〕

ゼ® MS 2 万単位＋重曹 1 g を水 100 ml に溶かし 50 ml を内服する.

プロナーゼ MS の禁忌は胃内出血のある患者である.

2．咽頭麻酔

　　局所麻酔薬による咽頭の表面麻酔であり，内視鏡挿入時の咽頭反射を防ぐ．塩酸リドカインビスカスを口腔内に含んだり，塩酸リドカイン液を噴霧するなどの方法がある．塩酸リドカインの投与量上限は <u>200 mg</u> である（**表2**）．おもな副作用は薬剤過敏症（まれにアナフィラキシーショック）と局所麻酔薬中毒（血中濃度が中毒域に達すると発症）である．中毒の原因は過量投与がもっとも多いが，患者側要因（咽頭粘膜の炎症や感受性など）も関与する（**表3**）．投与後 5〜30 分後に発症する遅発型中毒が多く，典型例では刺激症状→抑制症状→意識消失・全身痙攣・呼吸停止・ショックとなる（**表4**）．中毒症状を<u>早期に発見</u>し処置することが肝要であり，とくに呼吸停止時の気道確保・呼吸管理が転帰を<u>左右する</u>（**表5**）．咽頭麻酔は必ず医療従事者の目が届く所で行い，気道確保の処置具を常備しておく（医療従事者の目の届かない部屋で咽頭麻酔を行い，呼吸停止して床に倒れていたところを発見された報告がある）．投与前には局所麻酔薬の使用歴と過敏症に関する問診を必ず行う．

表2　おもな局所麻酔薬の塩酸リドカイン含量

一般名	商品名	塩酸リドカイン含量
2％塩酸リドカインビスカス	キシロカインビスカス 2％	20 mg/ml
2％塩酸リドカインゼリー	キシロカインゼリー 2％	20 mg/ml
4％塩酸リドカイン液	キシロカイン液「4％」	40 mg/ml
8％塩酸リドカインスプレー	キシロカインポンプスプレー8％	1 回噴霧 0.1 ml（8 mg）

表3　局所麻酔薬中毒の原因

・過量投与
・咽頭粘膜の炎症・びらん面からの急速な吸収
・高齢
・感受性
・貧血
・低栄養
・肝障害

表4　局所麻酔薬中毒の症状

・刺激症状（多弁，多動，興奮，ふるえ）
・抑制症状（傾眠，意識レベル低下）
・意識消失，全身痙攣，呼吸停止，ショック

初期症状として以下が報告されている
・いびきを立て始めて呼びかけにはっきり返事をしない
・発汗，顔面紅潮となった後，目がうつろになり徐々に意識が低下
・内視鏡挿入時に咳き込み，その直後に意識消失し全身痙攣が出現

表5　局所麻酔薬中毒の治療

① ただちに内視鏡検査を中止する
② 100％酸素を投与する
③ 静脈路を確保する
④ 血圧低下があれば必要に応じて昇圧薬を使用する
⑤ 興奮，全身痙攣にはジアゼパムを投与する．気道確保し吐物の誤嚥に注意
⑥ 呼吸停止時はマスク補助換気か気管内挿管を行う

Ⅰ．総　論

表 6　消化管蠕動運動抑制薬

抗コリン薬：硫酸アトロピン，臭化ブチルスコポラミン（ブスコパン®） 　　　　　＜禁忌＞緑内障，心疾患，前立腺肥大症 　　　　　まれではあるがブスコパンはショック症状を惹起することがある． グルカゴン：上記禁忌例に対しても安全に使用が可能である． 　　　　　リバウンドとして一過性低血糖に注意が必要である． 　　　　　＜禁忌＞褐色細胞腫 *l*-メントール製剤：胃内に直接散布するため全身作用がない．上記 2 剤の禁忌例にも使用可能． 　　　　　＜禁忌＞メントール過敏症の既往

3．経鼻内視鏡の鼻腔麻酔

　　スティック法とスプレー法，両者組合せ法などがある．経口内視鏡に比べ煩雑であるが，鼻痛や鼻出血を防ぐために十分な麻酔を行う．鼻腔麻酔時の塩酸リドカイン投与量の上限は定まっていないが，鼻腔粘膜は咽頭粘膜よりも吸収が速く血中濃度が上昇しやすいので注意を要する．現状では咽頭麻酔と同量の 200 mg が上限とされている．両法ともに最初に血管収縮薬硝酸ナファゾリン液（0.05％プリビナ® 液）を 2〜4 滴点鼻する．鼻腔粘膜の充血を軽減することにより，① 鼻腔を拡張し鼻出血を予防する，② 局所麻酔薬の吸収を遅らせて中毒を防ぐ効果がある．

1）スプレー法

　　4％塩酸リドカイン液を両鼻に 0.5 m*l*（20 mg）ずつジャクソン式スプレーで噴霧する（耳管への流入を防ぐため座位か仰臥位で行う）．さらに再度 0.5 m*l* ずつ噴霧し終了（合計 80 mg）．最後に咽頭麻酔として 8％塩酸リドカインスプレーを 1 回噴霧する．

2）スティック法

　　通気の良い鼻腔に 2％塩酸リドカインビスカス 3〜4 m*l*（60〜80 mg）を注入する．2 分後に 12 Fr（外径 4 mm）ネラトンチューブ（2％塩酸リドカインゼリーを塗布し 8％塩酸リドカインスプレーを 2 回噴霧）を愛護的に挿入．ついで同様に処理した 18 Fr（外径 6 mm）ネラトンチューブを再度挿入する（2 本スティック法）．最後に咽頭麻酔として 8％塩酸リドカインスプレーを 1 回噴霧する．16 Fr スティックを 1 回のみ挿入する 1 本スティック法もある．

4．消化管蠕動運動抑制薬（表 6）

　　おもに消化管運動の抑制を目的に使用される．抗コリン薬として硫酸アトロピンと臭化ブチルスコポラミン（ブスコパン®）があり，それ以外にグルカゴンや *l*-メントール製剤が用いられる．抗コリン薬は緑内障，心疾患，前立腺肥大症などの禁忌があり，また，まれではあるがブスコパンはショックを惹起することがある．グルカゴンはこのような禁忌例に対しても安全に使用が可能であるが，リバウンドとして一過性低血糖に注意が必要である．また褐色細胞腫では急激な血圧上昇をきたすことがあり禁忌となっている．*l*-メントール製剤は鉗子口より胃内に直接散布して使用するため全身作用がほとんどなく，過敏症の既往のみが禁忌となっている．

意識下鎮静法（中等度鎮静；moderate sedation）

1．定　義

　　意識下鎮静法とは，①応答可能な意識レベル，②バイタルサイン（呼吸・循環），③気道防御反射（咳・嚥下反射）の三つを維持した状態で患者の苦痛を軽減する鎮静法である．患者の苦痛や不安を取り除き，内視鏡診療に対する受容性や満足度を改善する効果がある[2]．ベンゾジアゼピン系鎮静薬（BZD）や麻薬類（塩酸ペチジン，ペンタゾシンなど），静脈麻酔薬（プロポフォール），デクスメデトミジン塩酸塩（プレセデックス®）が用いられる．本邦ではジアゼパムとミダゾラムがもっとも多く使用されている[1]．学会の鎮静ガイドラインが公表されているので必ず目を通してほしい[2]．

2．作用機序

　　①鎮静作用により精神的緊張や不安を和らげ，刺激に対する反応性を低下させる．
　　②咽頭反射や嘔吐・咳反射を抑制する．
　　③上部食道括約筋などの筋緊張を低下させ円滑な内視鏡挿入を可能にする．
　　④健忘作用により苦痛を含めた検査中の記憶を消去する（ミダゾラムで顕著）．

3．適応・禁忌

　　鎮静ガイドラインでは，「医師が必要性を勘案し十分なインフォームドコンセントのもとに，患者の意思と同意に基づいて行うものである」，「疼痛や苦痛を伴う頻度が高く，かつ長時間の鎮静が必要な治療内視鏡では，安全かつ安定した状況で治療内視鏡を行うために鎮静が必要となる」，「緊急内視鏡時には，安全性と確実性の観点から，鎮静下での処置が必要となることが多い」となっている[2]．当院における適応と禁忌を**表7，8**に示す．不測の事態に対応できるよう，医療側の安全管理要件が整っていることも必須である（**表9**）．

4．使用薬剤と投与法

　　代表的な薬剤（**表10**）と投与法（**表11**），妊婦・授乳中患者の対応（**表12**）を示す．プロポフォールの使用について，鎮静ガイドラインでは「使用上の条件が明記されているプロポフォールで鎮静を行う場合，各施設のルールに則って安全に使用することが求められる」と記載されている[2]．鎮静薬の投与時に注意すべきことは，十分な量を投与しても患者は必ずしも閉眼して無反応にはならないことである．むしろ投与後1〜2分間はやや興奮状態（多弁・多動など）となり，その後徐々に鎮静状態になることが多い．この興奮期に投与量が不十分と判断して，閉眼し無反応になるまで追加投与を行うと，過量投与になり呼吸停止をきたす危険性が高くなる．とくに高齢者は，鎮静効果発現まで時間がかかることが多いので注意する．

Ⅰ．総　論

表7　当院における意識下鎮静法の適応

・患者の同意承諾が得られている
・患者の全身状態・基礎疾患に問題がない（表8）
・使用薬剤の禁忌でない（表10）
・医療側の安全管理要件が満たされている（表9）
・帰宅時の通院距離・帰宅手段・付添いの有無が適切である

（東京慈恵会医科大学）

表8　当院における意識下鎮静法の禁忌

・全身状態不良な患者（極度の消耗性疾患，低栄養，悪液質，るいそう）
・バイタルサインが不安定（出血性ショック，低酸素血症など）
・著明な脱水（補液による脱水補正が必要）
・慢性呼吸不全または呼吸状態不良（肺炎，無気肺，胸水など）
・呼吸障害をきたす神経疾患（筋萎縮性側索硬化症など）
・full stomach（意識レベル低下により吐物を誤嚥するリスクがあり）
・気道確保が難しい症例〔開口障害，小顎症，頭頸部腫瘍，極度の肥満，扁桃腺肥大（睡眠時無呼吸症候群）など〕

（付記）禁忌ではないが慎重な対応が必要な症例
　　・高齢者（臓器予備能が低下しているため過度の血圧低下，呼吸停止，誤嚥性肺炎のリスクが高くなる．またリカバリー時間も長くなる．杖歩行者は帰宅時転倒のリスクがある）
　　・以前に意識下鎮静法でなんらかの有害事象が発生した患者
　　・向精神薬を長期間内服している患者（悪性症候群のリスクあり）
　　・筋ジストロフィー

（東京慈恵会医科大学）

表9　医療側の安全管理要件

・適切なマンパワー（検査中は医師＋看護師最低1名が介助）
・意識下鎮静法の知識，経験がある
・モニタリング機器（パルスオキシメーター，自動血圧計，心電図モニター）がある
・救急カートがあり，心肺蘇生の技能がある
・酸素と吸引装置がある
・鎮静薬・鎮痛薬の拮抗薬（フルマゼニル，ナロキソン）がある
・リカバリーベッドが確保されている

モニタリング

1．意識レベル

検査中は適時呼びかけて意識レベルを確認する．

2．パルスオキシメーター（必須）

酸素飽和度（SpO_2）と脈拍数を簡便かつリアルタイムに監視できる．SpO_2値の評価時に

表 10　意識下鎮静法で使用されるおもな薬剤

	ジアゼパム	ミダゾラム	フルニトラゼパム	フルマゼニル
商品名	セルシン、ホリゾン	ドルミカム	ロヒプノール、サイレース	アネキセート
1アンプル含有量	10 mg/2 ml	10 mg/2 ml	2 mg/1 ml	0.5 mg/5 ml
希釈	不可	1 A（10 mg）を全量 10 ml に希釈（1 mg/ml）	1 A（2 mg）を全量 10 ml に希釈（0.2 mg/ml）	可
血管痛	あり	なし	なし	なし
投与量の目安	0.2〜0.4 mg/kg	0.05〜0.075 mg/kg 1回投与量 2.5〜3 mg（当院の1回投与量上限 5 mg）	0.005〜0.007 mg/kg 1回投与量 0.3〜0.4 mg（当院の1回投与量上限 0.5 mg）	初回 0.2 mg、以後 0.1 mg ずつ追加 総投与量上限 1 mg
作用時間	40〜60分	20〜40分	40〜60分	20〜60分
分布相半減期	30〜60分	6〜15分	60〜120分	—
排泄半減期	20〜70時間	1.5〜5時間	14〜24時間	50分

禁忌

①急性狭隅角緑内障
②重症筋無力症
③ショック、昏睡、バイタルサインの悪い急性アルコール中毒の患者
④抗HIV薬の併用禁忌
1）ジアゼパム：リトナビルのみ記載あり
2）ミダゾラム：①リトナビルを含有する薬剤（ノービア®、カレトラ）、②サキナビル（インビラーゼ®）、③インジナビル（クリキシバン®）、④ネルフィナビル（ビラセプト®）、⑤アタザナビル（レイアタッツ®）、⑥ホスアンプレナビル（レクシヴァ®）、⑦ダルナビル（プリジスタ®）、⑧エファビレンツ（ストックリン®）、⑨コビシスタットを含有する薬剤（スタリビルド®）、⑩オムビタスビル・パリタプレビル・リトナビル（ヴィキラックス®）
3）フルニトラゼパム：添付文書に記載なし

フルマゼニル
①BZD系薬剤に過敏症の既往
②長期間BZDを投与されている患者（痙攣誘発）
③（著者注）BZD系抗不安薬内投与後に離脱症状（不安、パニック、興奮）が出現することがある

	塩酸ペチジン	ペンタゾシン	ナロキソン
商品名	オピスタン注射液	ソセゴン、ペンタジン注射液	ナロキソン
1アンプル含有量	35 mg/1 ml、50 mg/1 ml	15 mg/1 ml、30 mg/1 ml	0.2 mg/1 ml
投与量の目安	1回 35 または 50 mg を緩徐に静注	1回 15 mg〜30 mg を緩徐に静注	初回 0.2 mg を投与。効果不十分の場合 2〜3分間隔で 0.2 mg を 1〜2回追加投与
作用時間	2〜4時間	2〜3時間	約30分
分布相半減期	4.2分	半減期 0.73±0.6時間	投与5分後に97%は血中から消失し、以降の血中半減期は64分
排泄半減期	3.9時間		

禁忌

塩酸ペチジン
①重篤な呼吸抑制のある患者
②重篤な肝障害のある患者（昏睡を誘発）
③慢性肺疾患に続発する心不全患者（呼吸抑制、循環不全の誘発）
④痙攣状態の患者（てんかん重積、破傷風など）
⑤急性アルコール中毒の患者（呼吸抑制を助長）
⑥MAO阻害薬投与中の患者（痙攣を誘発）

ペンタゾシン
①頭部傷害がある患者または頭蓋内圧亢進患者（頭蓋内圧を亢進・誘発）
②重篤な呼吸抑制状態にある患者
③全身状態が著しく悪化している患者

ナロキソン
①非麻薬性中枢神経抑制薬または病的原因による呼吸抑制患者（投与しても無効なため）
②（著者注）当院では癌性疼痛で麻薬投与中の患者には使用しない

総　論

3　内視鏡検査の準備

I. 総　論

表11　鎮静薬・鎮痛薬の投与法

- 患者の状態を見ながら少しずつ投与する
- 呼びかけにすぐに応答せず眠たそうな表情でVerrill徴候陽性となれば至適鎮静状態である（図1参照）
- 至適鎮静状態の評価は投与後2～5分たって行う（投与直後の評価で追加投与してはいけない）
- 高齢者では常用量の1/2～1/3に減量する

当院における手技別の投与薬剤

手　技	使用薬剤
・通常観察（スクリーニング）検査	ミダゾラム単剤
・やや侵襲の強い検査（拡大IEEやEUSなど）	ミダゾラム＋塩酸ペチジン
・治療内視鏡	ミダゾラムまたはフルニトラゼパム＋塩酸ペチジン

検査時間が長い場合はフルニトラゼパムを使用する
咽頭反射が強い場合は通常観察でも塩酸ペチジンを併用する

（東京慈恵会医科大学）

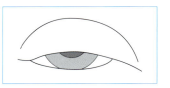

図1　Verrill徴候
上眼瞼が下垂し眼球がやや上転した状態.

表12　当院における妊婦・授乳中の患者に対する意識下鎮静法

妊　婦

- 妊娠週数を確認する（妊娠初期は催奇形性のリスクあり）
- 原則は意識下鎮静法を行わず咽頭麻酔のみで行う
- 咽頭麻酔だけでは無理ならば，塩酸ペチジンを使用する

　すべての薬剤の使用に関しては必ず産科医にコンサルトする
　リドカインはFDA医薬品胎児危険度分類で分類B（ヒトでの危険性の証拠がない）
　塩酸ペチジンはFDA分類で分類B（同上）
　ベンゾジアゼピンはFDA分類D（胎児の危険性を示す確かな証拠がある：口蓋裂児のリスク4倍）

授乳中

- 原則は意識下鎮静法を行わず咽頭麻酔のみで行う
- 咽頭麻酔だけで無理ならばドルミカムを使用する．検査後4時間以上は授乳を禁止する
- もし授乳後の乳児になんらかの変化があればただちに医師に連絡する

　リドカインは米国小児科学会評価でtable 6（授乳中投与可能）

（東京慈恵会医科大学）

　注意すべき点は二つある．① 指尖部の動脈拍動が弱いと測定できなくなる（血圧低下，血管攣縮，低体温，心房細動など）．② 酸素投与下では呼吸停止しても数分間はSpO$_2$が正常値を保っている（換気との乖離）．酸素投与時は胸郭運動を直接視認して換気状態を監視する必要がある．

3．胸郭呼吸運動

　胸郭の動きを視認して換気状態を確認する．よくわからないときは深呼吸（腹式呼吸）をさせるとよい．いびきやシーソー呼吸は上気道閉塞を示唆するので下顎挙上する．full stomachでは吐物による上気道閉塞を予防するため最初にオーバーチューブを挿入する．

表13 意識下鎮静法中に注意すべき病態	表14 帰宅条件

表13 意識下鎮静法中に注意すべき病態

呼吸器
- 上気道閉塞（舌根沈下）
- 上気道閉塞（吐物）
- 低酸素血症
- 低換気，呼吸停止
- 誤嚥性肺炎

循環器
- 血圧低下
- 頻脈・徐脈（薬剤性か迷走神経反射による）
- 不整脈
- 心停止

その他
- 薬剤過敏症
- 不穏・多動/過鎮静
- 血管炎・血管痛

表14 帰宅条件

- 意識が清明である
- バイタルサインが正常である
- ふらつかずに自力歩行が可能である
- 嘔気・嘔吐がない
- 自分で乗用車・バイク・自転車を運転しない
- 高齢者は家人に迎えに来てもらう

（東京慈恵会医科大学）

BZD の呼吸抑制では一回換気量が低下して浅い頻呼吸となり，さらに抑制されると呼吸数減少→無呼吸になる．浅い頻呼吸になった場合は患者に深呼吸をするように指示し，応答しない場合は拮抗薬を投与する．

4．血圧計

前処置前と検査終了後（帰宅前）には必ず血圧測定を行う．当院では自動血圧計による検査中計測はルーチンには行っていないが，循環系のリスクがある患者，2剤を併用する場合や緊急内視鏡では行っている．

5．心電図モニター

ルーチンには行っていない．高リスク症例に対して必要に応じて行っている．
検査中のモニタリングで注意すべき病態を**表13**に示す．

リカバリーベッドと帰宅条件

検査終了後30〜60分はリカバリーベッドで休息し，精神運動機能が回復した後に帰宅する．ミダゾラムは半減期がほかの BZD の 1/10 程度と短時間だが，当院の検討ではリカバリー時間はフルニトラゼパムとほぼ同等であった（48±18分）．短い半減期は必ずしもリカバリー時間の短縮にはならない．フルマゼニル（BZD 拮抗薬）は半減期が短く（約50分）再鎮静の可能性があるので，当院では原則的に使用せず患者が自然に回復するまで休息させている．また，2剤を使用すると過度の起立性低血圧となり転倒する危険があるので，当院では検査前後に補液による脱水補正を行っている．帰宅条件を**表14**に示す．当院では帰宅時に患者本人が乗り物を運転することを禁止している（検査前に説明し承諾を得る）．高齢者は転倒の危険があるので家人の付添いが望ましい．

I．総論

電子ビデオ内視鏡システム

1．基本構成

　　大きく二つの構成要素からなる．生体に直接挿入する電子ビデオスコープと，光源装置，ビデオプロセッサ，送水タンク，ハイビジョンモニターなどが搭載された内視鏡トロリーである（図2）．両者はスコープのコネクター部を介して接続される．

　　光源装置は被写体を照明する光を発生させる装置である．キセノンランプ，半導体レーザー，LED などの光源から発生した光束はスコープコネクターの導光管に集められ，グラスファイバーを数千本束ねたライトガイドを伝ってビデオスコープ先端の照明レンズに到達し，被写体に照射される．対物レンズの像面に置かれた撮像素子（CCD，CMOS）が被写体の画像を受光して画像信号に変換し，信号ケーブルを経由してビデオプロセッサへ送られ画像の合成が行われる．

2．面順次方式と同時方式

　　撮像方式には2種類ある．同時式は，白色光を被写体に照射し，カラーCCD（CMOS）を用いて，得られた画像信号から同時にRGB信号を分離して1枚の画像にする方式である（図3）．ビデオカメラ，デジタルカメラなどで広く普及している．面順次方式は，光源にRGBカラーフィルターを配置してRGB光を順番に被写体へ照射し，白黒CCDでRGB信号を順次読み出し，ビデオプロセッサ内の同時化メモリーに一時記憶し，RGB三つの信号がそろった時点で画像化する方法である（図4）．色再現性が高く高解像度・高画質であり，画質を維持したままCCDの小型化（スコープの細径化）が可能である．欠点はRGB信号を再合成するため，被写体やスコープの動きが速いと色ズレを起こし，ピントが甘く手ブレしたような画像になることである．

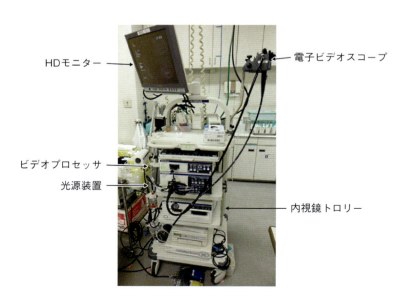

図2　電子ビデオ内視鏡システム

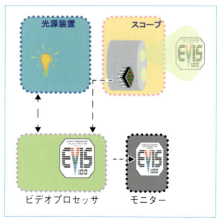

図3　撮像方式─同時式
（提供：オリンパス社）

42

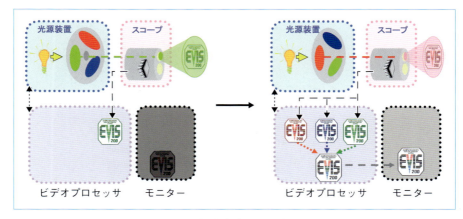

図4 撮像方式―面順次式
(提供：オリンパス社)

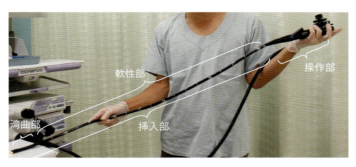

図5 電子ビデオスコープ
〔荒川廣志：内視鏡機器の基礎知識．田尻久雄，斎藤 豊編：目指せ！内視鏡診断エキスパート．p.4，南江堂，東京，2011[6]より許諾を得て抜粋改変し転載〕

3．電子ビデオスコープ

　スコープは大きく操作部，挿入部，先端部，コネクタ部からなる（**図5**）．操作部にはフリーズ，リリース，シャッターなどのリモートスイッチ類が配列しているスイッチボックスと，挿入部を制御するアングルノブ，送気・送水ボタン，吸引ボタン，鉗子口などが付いている（**図6**）．挿入部はイメージガイド，ライトガイド，各種パイプと鉗子チャンネル，ワイヤーなどが組み込まれた細長い軟性チューブであり，用途によって直径と長さが異なる．挿入部はさらに湾曲部と軟性部からなる．湾曲部は節輪が可動軸を交互に直交して連結しており，アングルノブを回すことによりワイヤーが牽引され湾曲する（**図7**）[3]．軟性部は医師の操作（前後進や回転）が先端部に確実に伝わるように適度な剛性を維持しつつ，消化管の形状に適合する柔軟性も備えている．大腸内視鏡スコープは軟性部の硬度を自由に調整可能な硬度可変機能を搭載している．先端部は照明用レンズと対物レンズ，チャンネル開口部，送気送水ノズルが狭い面積に効率よく配置されている（**図8**）．対物レンズの視野角は通常のスコープで120〜140度であり魚眼レンズに近い超広角レンズである．
　スコープは用途によって汎用スコープと処置用スコープに分けられ，特殊型として拡大観察用スコープや超音波内視鏡専用機がある．また，視野によって，直視型（光学系とスコープ長軸が一致），側視型（光学系が長軸に対して垂直），斜視型（両者の中間）に分類される．

I．総　論

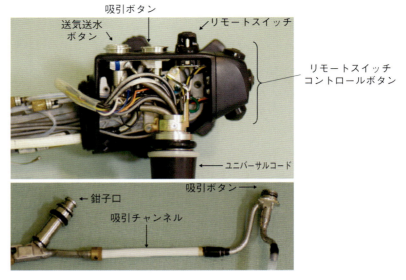

図6　操作部の内部構造
〔荒川廣志：内視鏡機器の基礎知識．田尻久雄，斎藤　豊 編：目指せ！内視鏡診断エキスパート．p.6，南江堂，東京，2011[6]より許諾を得て抜粋改変し転載〕

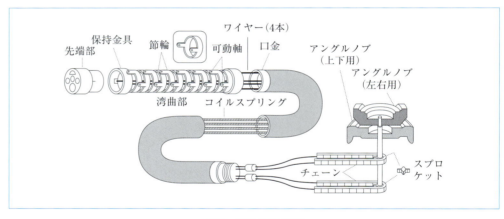

図7　湾曲部の構造
〔諸隈　肇：内視鏡テクノロジー．ポピュラーサイエンス204．裳華房，東京，1999[3]より引用〕

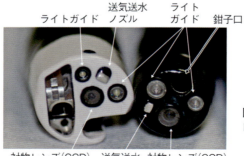

図8　先端部の構造
〔荒川廣志：内視鏡機器の基礎知識．田尻久雄，斎藤　豊 編：目指せ！内視鏡診断エキスパート．p.7，南江堂，東京，2011[6]より許諾を得て抜粋改変し転載〕

洗浄・消毒・滅菌法

内視鏡の洗浄・消毒のポイントは以下の3点である[1].

① 消毒を行う前にスコープを十分に洗浄し，体液や汚れ（有機物）を除去し微生物数を極力減少させる．鉗子チャンネルはブラッシングする．

② スコープは高水準消毒液を用いて内視鏡自動洗浄装置で消毒する．消毒液の取り扱いに際しては防護具や換気など作業安全管理を行う．消毒液の残留による有害事象を予防するため消毒後は十分な水洗いを行う．

③ 内視鏡処置具は原則的に滅菌が必要である．ディスポーザブル処置具は再利用しない．リユーザブル処置具は超音波洗浄装置で洗浄後に高圧蒸気滅菌を行う．詳細は「消化器内視鏡の感染制御に関するマルチソサエティ実践ガイド」（以下，実践ガイド）を参照されたい[4].

1．Standard precaution

血液，体液，分泌物（汗を除く），排泄物，粘膜，創傷のある皮膚は，患者の感染症の有無に関係なくすべて感染性があるものとして取り扱う．

2．Spaulding 分類

仮に汚染された医療機器を患者に使用した場合に感染が起こる危険度に応じた消毒レベルの分類

① クリティカル機器：皮膚や粘膜を貫通し体内で使用されたり血液に直接接触する機器
→滅菌またはディスポーザブル使用（鉗子，穿刺針，スネア，止血クリップなど）
② セミクリティカル機器：粘膜あるいは創傷のある皮膚と接触する機器
→高水準消毒（内視鏡スコープなど）
③ ノンクリティカル機器：患者と直接接触しないか創傷のない皮膚と接触する機器
→低水準消毒（内視鏡光源，自動血圧計など）

3．消毒レベル

1）滅 菌：すべての微生物を完全に殺滅すること．無菌性保証レベル（微生物が存在する確率）として 10^{-6} が採用されている．高圧蒸気滅菌と酸化エチレンガス（EOG）滅菌がある．前者は安価で毒性はないが耐熱性機器の滅菌に限定される．後者は低温滅菌が可能だが，EOG は残留毒性が高いため滅菌後に残留ガス濃度低減処置が必要である．

2）高水準消毒：大量の芽胞を除くすべての微生物を殺滅する．長時間消毒すれば滅菌も可能である．グルタールアルデヒド（2％以上），オルトフタルアルデヒド（0.55％以上），過酢酸（0.3％以上）がある．

3）中水準消毒：抗酸菌を含めた大半の微生物を殺滅できるが芽胞には無効である．次亜塩素酸ナトリウム，消毒用エタノール，ポビドンヨードがある．

4）低水準消毒：抗酸菌，芽胞，B 型肝炎ウイルスには無効だが，それ以外の微生物には有効である．クロルヘキシジンなどがある．

おもな消毒液を**表 15** に示す．

Ⅰ．総　論

表 15　消毒レベルによる消毒液の分類

	消毒液	一般細菌	緑膿菌	抗酸菌	真菌	芽胞	B 型肝炎ウイルス
高水準消毒	・グルタールアルデヒド ・オルトフタルアルデヒド ・過酢酸	○	○	○	○	×～○	○
中水準消毒	・次亜塩素酸ナトリウム ・消毒用エタノール ・ポビドンヨード	○	○	○	○	×	○
低水準消毒	・クロルヘキシジンなど	○	○	×	×～○	×	×

○：有効，×：無効，×～○：低濃度・短時間消毒では無効だが高濃度・長時間消毒では有効

表 16　高水準消毒液の特性

	グルタールアルデヒド （GA）	オルトフタルアルデヒド （OPA）	過酢酸
商品名	サイデックス，ステリスコープ，ステリハイド	ディスオーパ	アセサイト
分子式	$C_5H_8O_2$	$C_8H_6O_2$	$C_2H_4O_3$
臭い	刺激臭	ほとんど無臭	軽度（実用域濃度）
刺激性	強度	軽度	中等度
揮発性	あり	あり（GA の 1/20）	あり
感作・アレルギー	あり	あり	報告なし
作業者の有害事象	・皮膚炎・過敏症（発赤，発疹） ・揮発ガスによる鼻炎，気管支肺炎，喘息，肺うっ血，結膜炎	・揮発性が弱いため GA よりは軽度 ・皮膚粘膜の黒色変色	・皮膚障害（白色化，浮腫）
残留による患者の有害事象	出血性直腸大腸炎の報告（大腸鏡）	・角膜炎，角膜混濁（眼科器具） ・アナフィラキシーショック（大腸鏡など） ・口唇口腔食道胃粘膜の着色・粘膜損傷・化学熱傷（経食道心エコー）	報告なし
内視鏡の消毒時間	10 分	10 分	5 分（10 分で芽胞も殺滅）
使用法	内視鏡自動洗浄装置または用手法	内視鏡自動洗浄装置	内視鏡自動洗浄装置
高水準消毒の濃度	2％以上	0.55％以上	0.3％以上
使用期限	2％では 20 回もしくは 7～10 日間	30～40 回	25 回もしくは 7～9 日間

4．消化器内視鏡に使用される消毒液

　　高水準消毒液（**表 16**）と機能水（強酸性電解水，オゾン水）が使用される．機能水は現時点まで大きな問題が報告されていないが，殺菌効果を保証する明確な科学的データがないため，実践ガイドでは推奨されておらず，各施設の責任において使用するよう記載されている[4]．機能水は人体への毒性が少なく高い安全性を有するが，有機物存在下では容易

に殺菌効力が低下する欠点がある．機能水研究振興財団の使用手引きでは，「医療機器として薬事承認を得たメーカーの自動洗浄消毒器を必ず使用すること」や，「消毒する前の内視鏡の洗浄は手順書に沿って確実に行うこと」などが述べられている[5]．

オルトフタルアルデヒドは消毒洗浄後の残留による患者の有害事象が複数報告されている．本剤は汚れ（有機物）と強固に結合する特性があり，汚れがスコープに残ったままで使用すると，消毒後に十分水洗してもスコープに残留する危険性がある．このため，本剤使用時には消毒前の十分な洗浄がとくに必要とされている[4]．

5．内視鏡洗浄の手順

1）ベッドサイドでの洗浄・消毒

使用後の内視鏡は光源に接続したまま，スコープ表面に付着している粘液や血液を湿ガーゼ（当科ではアルカリガーゼを使用）で拭き取る．次いで吸引洗浄アダプターを鉗子チャンネルに装着し，水と酵素洗浄液（当科ではインスルネット EZ®）を吸引する（最低200 ml 以上）とともに，送気，送水を行い吸引鉗子チャンネル内の汚物を十分に取り除く．スコープケーブルと吸引チューブは消毒用エタノール清拭により消毒し，汚染が拡大しないように抜去する．

2）洗浄室での洗浄

スコープケーブルを光源からはずして防水キャップを取り付け，各種ボタンを取り外した後に温水の流水下に，酵素洗浄液（インスルネット EZ®）を含ませたスポンジで，スコープ外表面を挿入部を中心に手洗い洗浄する．次いで，チャンネル掃除用ブラシを用いて，吸引生検チャンネルを3方向について流水下に十分なブラッシングを行う．ブラッシングはチャンネル先端から出たブラシに汚れ（粘液，血液）が付着していないことを目視で確認して終了とする．最後に，スコープ外表面とチャンネル内に対して大量の水道水で十分なすすぎを行う．

3）内視鏡自動洗浄消毒装置での洗浄・消毒

洗浄室での洗浄・すすぎを終了した内視鏡は専用の自動洗浄消毒装置（当院ではオリンパス社 OER-4 を使用）に接続して，洗浄（超音波洗浄と高圧流水洗浄）と高水準消毒液による消毒を行う．実践ガイドでは自動洗浄消毒装置の使用を推奨している[4]．一般的な作業工程は超音波洗浄→大量の流水によるすすぎ→高水準消毒液への浸漬→大量の流水によるすすぎ→送気（アルコール乾燥）の順に行われる．当院では現在スコープの洗浄消毒はすべて過酢酸を使用しており，浸漬時間は5分である．グルタールアルデヒドおよびオルトフタルアルデヒドを使用する場合は，実践ガイド上は両薬剤ともに浸漬時間10分となっている[4]．

4）乾燥・保管・洗浄消毒履歴管理

1日の検査終了後は，スコープ吸引・鉗子チャンネルにアルコールフラッシュを行い，送気や吸引を行ってすべての管路を乾燥させる．最後にスコープからすべてのボタンや鉗子栓などを外して清潔な保管庫のハンガーに掛けて保管する．洗浄消毒履歴（日時，時刻，患者氏名，内視鏡番号，担当者氏名，洗浄消毒装置番号など）は，手書きノートか専用ソフトを用いて記録を残す．

5）リユーザブル処置具の洗浄・消毒

処置具は観血的操作を行うのでクリティカル機器に分類され，手術器具同様に滅菌（ま

I. 総 論

たはディスポーザブル）が要求される．まず分解可能な処置具は分解した後に酵素系洗剤
などに浸漬し，超音波洗浄器を用いて 30 分程度かけて洗浄を行う（手洗いでは洗浄効果は
不十分）．次いで処置具をよく水洗いし，必要に応じて潤滑剤を塗布した後に，原則として
オートクレーブによる滅菌（132～134℃で 5 分間滅菌）を行う．EOG 滅菌は不完全滅菌の
リスクがあるため，実践ガイドでは推奨されていない[4]．加熱が不可能な場合は EOG や低
温プラズマ滅菌などが行われることもある．ディスポーザブル処置具の再生利用と，グル
タルアルデヒドなど高水準消毒液浸漬によるリユーサブル処置具の再生処理は，実践ガイ
ドで禁止されている[4]（グルタルアルデヒド浸漬による高水準消毒では不十分である）．

文　献

1) 古田隆久，加藤元嗣，伊藤　透，他：消化器内視鏡関連の偶発症に関する第 6 回全国調査報
告—2008 年～2012 年までの 5 年間．Gastroenterol Endosc　2016；58：1466-1491
2) 小原勝敏，春間　賢，入澤篤志，他：内視鏡診療における鎮静に関するガイドライン．Gas-
troenterol Endosc　2013；55：3822-3847
3) 諸隈　肇：内視鏡テクノロジー．ポピュラーサイエンス 204．裳華房，東京，1999
4) 消化器内視鏡の感染制御に関するマルチソサエティ実践ガイド作成委員会：消化器内視鏡の
感染制御に関するマルチソサエティ実践ガイド（改訂版）．環境感染誌　2013；28（Suppl）
5) 日本機能水学会 監：機能水による消化器内視鏡洗浄消毒器の使用手引き（第 2 版）．一般財団
法人機能水研究振興財団，東京，2015
6) 荒川廣志：内視鏡機器の基礎知識．田尻久雄，斎藤　豊 編：目指せ！内視鏡診断エキスパー
ト—早期消化管癌の診断 Q & A．4-8，南江堂，東京，2011

4. 部位別解剖と正常内視鏡像

長南明道

咽頭，喉頭の解剖と内視鏡像

　　咽頭は上・中・下咽頭からなる．喉頭蓋谷の高さからの口側が中咽頭，肛門側が下咽頭である．下咽頭，喉頭は複雑な構造をしているので，しっかりとオリエンテーションをつけることが大切である．喉頭蓋，左右の梨状陥凹，披裂部，声帯などが目印となる（図1）．

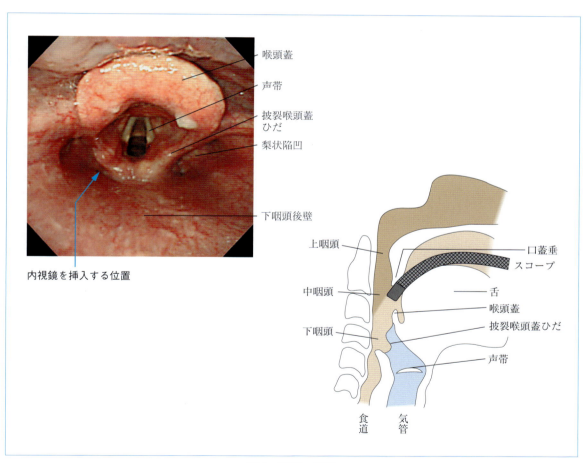

図1　咽頭，喉頭

Ⅰ. 総　論

食道の解剖と内視鏡像

　食道は入口部，すなわち咽頭食道接合部（pharyngoesophageal junction）から始まり，食道胃接合部（esophagogastric junction；EGJ）に終わる，全長約 25 cm の管状臓器である．
　組織学的には内側から，粘膜上皮（EP），粘膜固有層（LPM），粘膜筋板（MM），粘膜下層（SM），固有筋層（MP），外膜（AD）により構成されている（**図 2**）．

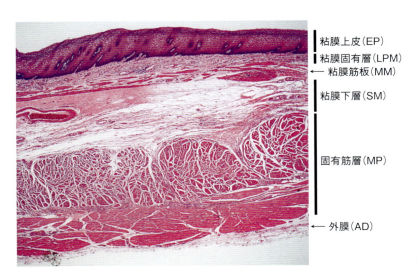

図 2　食道の壁構造

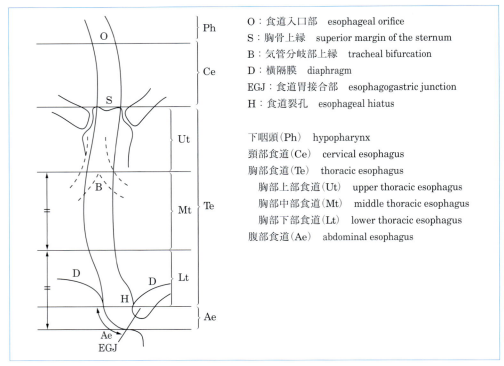

O：食道入口部　esophageal orifice
S：胸骨上縁　superior margin of the sternum
B：気管分岐部上縁　tracheal bifurcation
D：横隔膜　diaphragm
EGJ：食道胃接合部　esophagogastric junction
H：食道裂孔　esophageal hiatus

下咽頭（Ph）　hypopharynx
頸部食道（Ce）　cervical esophagus
胸部食道（Te）　thoracic esophagus
　胸部上部食道（Ut）　upper thoracic esophagus
　胸部中部食道（Mt）　middle thoracic esophagus
　胸部下部食道（Lt）　lower thoracic esophagus
腹部食道（Ae）　abdominal esophagus

図 3　食道の区分
〔日本食道学会 編：臨床・病理 食道癌取扱い規約（第 11 版）．金原出版，東京，2015[1]．p.7 より引用，改変〕

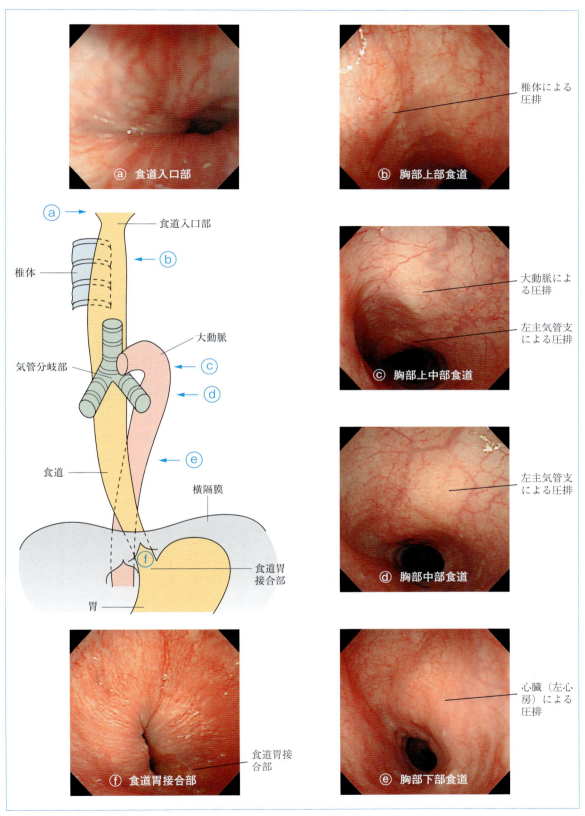

図4 食道と周辺臓器

I．総　論

部位的には『食道癌取扱い規約』によって頸部食道（Ce），胸部食道（Te），腹部食道（Ae）の三つに大別される．頸部食道は食道入口部から胸骨上縁までの短い部位である．胸部食道は，胸骨上縁から気管分岐部下縁までを胸部上部食道（Ut），気管分岐部下縁からEGJまでを2等分した上半分を胸部中部食道（Mt），同じく下半分のうち胸腔内食道を胸部下部食道（Lt）と呼称する．腹腔内に入り，EGJまでが腹部食道である（**図3**）．

図4に食道と周辺臓器の関係を示す．

1．食道入口部（生理的第一狭窄部）〜頸部食道（Ce）

食道入口部は上切歯列から15〜16 cmの位置にあり，生理的第一狭窄部と呼ばれる．この部の食道は括約筋様作用（upper esophageal sphincter；UES）により通常は閉じており，食道内容物が口側に逆流することを防いでいる．粘膜には縦に走る表在性の細い血管が放射状にみられる（**図4a**）．頸部食道の後壁は椎体に接し，圧迫される．

2．胸部食道（Te）

食道の大部分は胸部食道に含まれる．この部の表在性細血管は樹枝状を呈する．頸部食道に引き続き，胸部上部食道の後壁は椎体に圧迫される（**図4b**）．次いで，上切歯列から25〜28 cmの胸部上中部食道で食道は左壁で大動脈弓，および左主気管支と接し，その圧迫により生理的第二狭窄部を形成する（**図4c, d**）．さらに胸部下部食道は心臓による圧排で拍動している（**図4e**）．

3．食道胃接合部

胸部下部食道では食道は噴門部に向かって緩やかに左側に屈曲し，狭窄する．この部を生理的第三狭窄部と呼び，食道入口部同様，括約筋様作用（lower esophageal sphincter；LES）が存在し，胃内容が食道に逆流することを防いでいる．同部の食道には縦方向に走る細血管がみられ，食道の扁平上皮と胃の円柱上皮の境界（squamocolumnar junction；SCJ）を内視鏡下に観察できる（**図4f**）．

なお，横隔膜食道裂孔から肛門側の腹腔内食道は腹部食道（Ae）と呼ばれる．横隔膜食道裂孔は呼吸運動をすると収縮・弛緩を繰り返す．すなわち，吸気時には外側から締めつけられ，呼気時には緩むピンチコック・アクションを示すため，内視鏡下に通過部位を推定できる．

胃の解剖と内視鏡像

　胃はEGJから始まり，幽門輪で十二指腸に連なる袋状臓器で，左横隔膜下から脊椎をまたいで右側に移行する．肝臓のほか，脾臓，膵臓，胆囊，横行結腸などと隣接し，噴門と幽門で固定される（**図5**）．

　胃の部位について，「胃癌取扱い規約」ではU, M, Lの3領域に区分し，さらに断面を前壁（前），小弯（小），後壁（後），大弯（大）の四つに区分している．しかし，内視鏡下では，穹窿部，噴門部，胃体部（体上部，体中部，体下部），胃角部，前庭部，幽門前部と詳細に区分することが一般的である（**図6**）．**図6a**は噴門部から穹窿部，**図6b**は胃体中部，**図6c**は胃角小弯，**図6d**は前庭部から幽門前部の内視鏡像である．

　組織学的に胃壁は粘膜層（M），粘膜下層（SM），固有筋層（MP），漿膜下層（SS），漿膜（S）により構成されている（**図7**）．粘膜層は腺窩上皮，固有胃腺，粘膜固有層（間質），粘膜筋板（MM）からなり，固有胃腺には，噴門腺，胃底腺，幽門腺がある．噴門腺はEGJから1 cmくらい肛門側までの噴門部に存在し，おもに粘液を分泌する．胃底腺は胃底腺領域（穹窿部から胃体部）に存在し，塩酸（壁細胞），ペプシノーゲン（主細胞），粘液（副細胞）を分泌する．幽門腺は幽門腺領域（胃角部から前庭部）に存在し，主として粘液を分泌する．表面から見ると粘膜面には狭い溝で境される胃小区（gastric area）がみられ，その表面に胃小窩（gastric pit）がある．

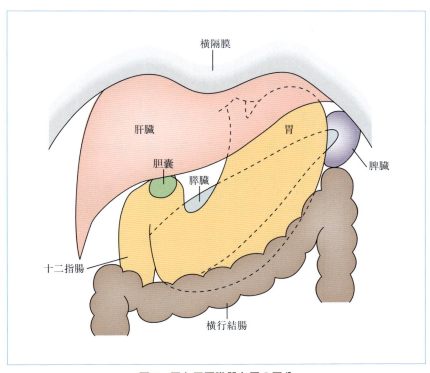

図5　胃と周囲臓器と胃の区分

I．総　論

　　内視鏡的には，胃底腺領域では胃粘膜は赤色調を呈し，大弯には蛇行しながら縦走する粘膜ひだを認めるが，その太さは均一である（図6b）．粘膜ひだの切れ目より肛門側が幽門腺領域である．幽門腺領域では粘膜ひだがないため，粘膜面は平滑で，色調も胃体部に比べて赤色調が弱い（図6d）．なお，胃底腺領域から幽門腺領域に入った胃角部で胃は小弯側に強く屈曲し，胃角を形成する（図6c）．

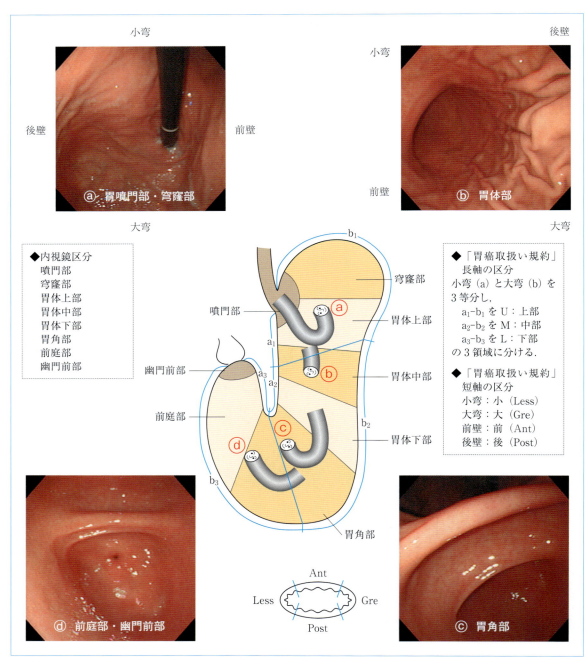

図6　胃の内視鏡区分と『胃癌取扱い規約』[2]における長軸・短軸の区分

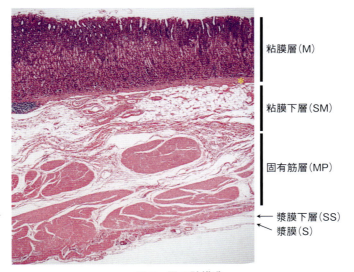

図7　胃の壁構造
＊：粘膜筋板（MM）

十二指腸の解剖と内視鏡像

　十二指腸は幽門輪直下から Treitz 靱帯までの小腸で，球部，下行部，水平部，上行部からなる．内側には膵頭部，後壁側には右腎，下大静脈，前壁側には大腸，胆嚢などが隣接する．十二指腸壁は，粘膜，粘膜下層，固有筋層，漿膜下層，漿膜からなるが，漿膜があるのは主として前面のみで，大部分は後腹壁に固定されている．また，十二指腸には Kerckring ひだがあるが，球部には存在しない（図8）．

1．球　　部

　幽門から上十二指腸角までを球部という．部位は上面，下面，前面，後面と呼称される（図8a）．Kerckring ひだはなく，表面平滑である．

2．乳頭部

　十二指腸乳頭部は主として十二指腸下行部内壁に存在し，内腔の乳頭部胆管，乳頭部膵管，共通管部，大乳頭（Vater 乳頭）を総称して乳頭部と規定されている．内視鏡的には大乳頭の中心部に開口部があり，直上にはちまきひだを認める（図8c）．さらに口側に小乳頭を認識できることが多い（図8b）．

I. 総　論

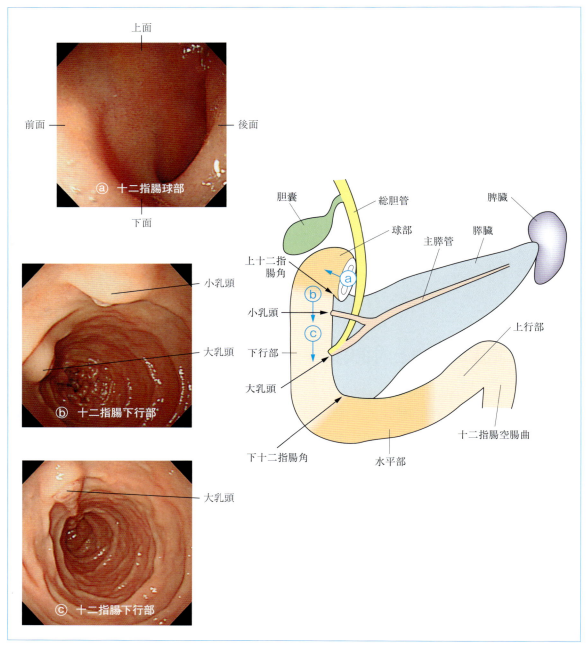

図8　十二指腸の区分と周囲臓器

文　献
1) 日本食道学会 編：臨床・病理 食道癌取扱い規約（第11版）．金原出版，東京，2015
2) 日本胃癌学会 編：胃癌取扱い規約（第15版）．金原出版，東京，2017

5. 挿入観察法

長南明道

上部消化管のルーチン内視鏡検査

　　上部消化管のルーチン内視鏡検査とは panendoscope による咽頭・食道から胃，そして十二指腸（Vater 乳頭部を含む）までの一連の観察および撮影である．panendoscope に用いられるのは直視鏡，および斜視鏡があるが，直視鏡がもっとも普及している．斜視鏡は直視鏡の盲点の一つである体部後壁が見やすい，鉗子起立装置があり生検がしやすいなどの特長もあるが，直視鏡に比べ，やや太く，画質も劣る．このほか側視鏡があるが，食道の観察が難しく，panendoscope には不向きである．

1．上部消化管のルーチン内視鏡検査の基本

　　上部消化管ルーチン内視鏡検査の基本は，一定の手順に従って盲点なく観察・撮影することである．

　　ルーチン内視鏡検査における観察のみの欠点として，① 術者の診断能力に差があること，② 直視下観察能は，術者のコンディションによって変化すること，③ 患者の苦痛を軽減し，一定の検査数をこなすためには直視下観察に長い時間をかけられないことなどが挙げられる．写真撮影を行い指導医のもとで撮影写真のレビューを行うことで，見逃し病変の拾い上げ，診断の是正を含めて，以上の欠点が補える．

　　また，写真を撮影するに当たり，一定の手順に従って，食道・胃・十二指腸を盲点なく撮影しておくことで，たとえ病変を見逃しても，その後の確認で拾い上げるきっかけが生じる．また，病変が発見された場合，過去に遡って評価することが可能となる．

2．見下ろし法の有用性

　　内視鏡観察の方法には，十二指腸まで内視鏡を挿入後に引き抜き観察する引き抜き法と，挿入時に咽頭・食道から胃，十二指腸と上から下に順次観察後，引き抜き観察を行う見下ろし法がある．引き抜き観察は短時間に終わり，被検者が楽である一方で，空気多量での観察が主であるため，胃体部後壁などで接線方向での観察となるなど盲点が多い．また，発赤・びらんなどの異常を発見したときに検査の過程でのスコープによる擦れ，あるいは反射による粘膜傷害などとの区別が紛らわしくなる．さらに，微小病変，あるいは粘膜のごく表層の病変は空気多量では発見困難となることがある．さらに，病変を見逃さないためには，同じ部位を2コマに撮影しておきたい．見下ろし法では以上の欠点を補えるため，われわれはルーチン内視鏡検査では原則，見下ろし法を行っている．とくに内視鏡を始めて間もない医師には是非，本法による観察撮影をお勧めしたい．

Ⅰ. 総論

挿入・観察の実際

1. 体　位

　まず，被検者の取り違えを防ぐため，名前を確認する．この際リラックスできるように，やさしく声かけするようにする．取り外せる義歯は外し，腹部のベルトは緩めておく．次いで，被検者を検査ベッドに左側臥位にさせ，下肢は屈曲させる．正面から見た被検者の頭の位置が体軸と一致するように枕の高さを調節する．背中を丸くして頭を前屈させ，そのまま，顎を突き出し，いわゆる類人猿スタイルとする（**図1**）．頭部の前屈あるいは後屈が強いと内視鏡の挿入が困難となる．顎を軽く前に突き出すくらいがよい．被検者は緊張して硬くなっていることがしばしばであり，右肩に手を当てて肩を落とさせると力が抜ける．次いで被検者の口にマウスピースを装着する．義歯を外し，固定が難しい場合は，バンド付きマウスピースを使用するかサージカルテープなどを用いて固定する．

2. スコープの持ち方

　スコープの左右アングルはニュートラルとし（ロックしてもしなくてもよい），上下アングルはややアップにする．スコープの先端から約25 cmの部を右手で軽く保持し，挿入する．持ち方はペンホルダー式（**図2a**）とシェイクハンド式（**図2b**）どちらでもよいが，硬く握って押し込むのではなく，指と内視鏡軟性部の摩擦力で進める感覚で挿入する．こうすることで先端部の抵抗を指先に感じやすくなり，偶発症の発症を防ぐのに役立つ．

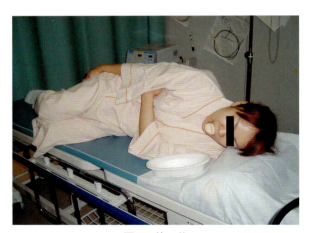

図1　体　位

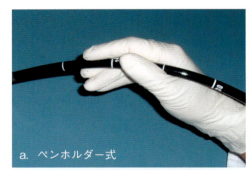

a. ペンホルダー式

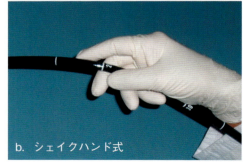

b. シェイクハンド式

図2　スコープの持ち方

3. 下咽頭から食道への挿入・観察

内視鏡を挿入すると，モニター画面の上に舌，下方に口蓋が見える．このカーブに沿って正中を進むと，喉頭蓋の下方に喉頭部が見える（図3）．スコープは後壁に沿って進めると反射を誘発しにくい．スコープを喉頭の左側に保持し，左側の披裂と梨状陥凹の間から正中方向に向けながら喉頭後壁をやや前右方向に押すようにして進む（図4）と，食道入口部が正面に見えてくる．そのままスコープを進めてもよいが，嚥下を促すと食道入口部は開口し，自然と頸部食道に入っていく．下咽頭から食道入口部は構造が複雑で，壁が薄いうえ，反射がとくに強いことから，内視鏡操作によって穿孔を生じやすい部位である．無理な操作は行わないことが重要である．

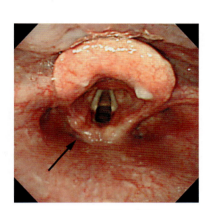 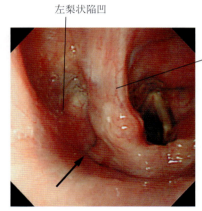

図3　下咽頭・喉頭
→：挿入位置

図4　左梨状陥凹
→：挿入位置

4. 食道の観察（図5）

頸部食道は短く緊張が高いうえ，刺激に対しても敏感なので，患者にとっても苦しい部位である．そのため，盲点になりやすく，挿入時，抜去時の注意深い観察が必要となる．

胸部食道には，隣接する大動脈弓，左主気管支，心臓による圧排などがみられ，目印になる（図6，7）．上切歯列から約30 cmの部位で，50～100 ccのガスコン水で洗浄吸引してから観察するとよい．とくに圧排部の陰は病変を見落としやすいので注意する．

食道胃接合部（EGJ）は送気量の少ない挿入時のほうが全周性に見えて，観察しやすい（図8）．逆流性食道炎，Barrett食道，胃癌の食道浸潤などさまざまな病気が存在する部位であり，注意深い観察が必要である．

5. 胃への挿入・観察（図9）

食道胃接合部直下の小弯をよく観察しながら胃内にスコープを挿入，中等量送気し，ややdownをかけると胃体上部大弯が見える．この際，まっすぐスコープを挿入すると，スコープ先端が噴門下部後壁に当たり，粘膜を損傷することがある．そこで，スコープを左側（反時計回り）に回転しながら挿入すると，胃体上部大弯の粘膜ひだが横走して見えてくる（図10）．左方向が穹窿部，右方向が胃体中下部であるので，スコープを右方向（時計回り）に回転し，粘膜ひだに沿って進める．スコープを進める際，直視鏡は視野に従っ

Ⅰ. 総　論

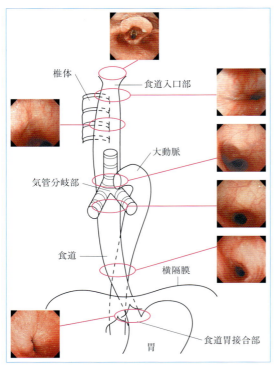

図 5　食道と周囲臓器（p.51 参照）

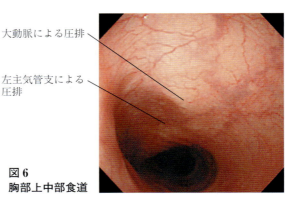

図 6
胸部上中部食道

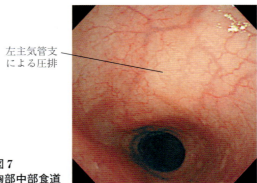

図 7
胸部中部食道

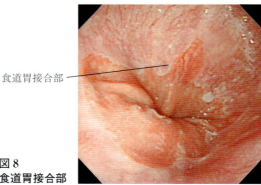

図 8
食道胃接合部

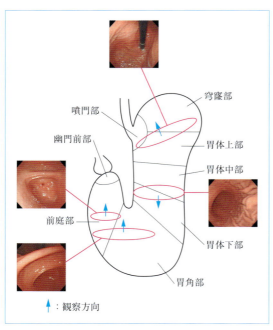

図 9　胃の内視鏡区分（p.54 参照）

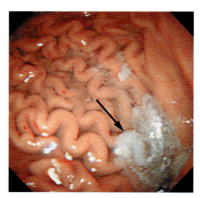

図 10
胃体上部大弯
→：進行方向

60

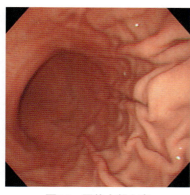
図11　胃体中部大弯

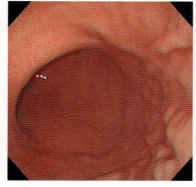
図12　胃体下部後壁（空気中等量）

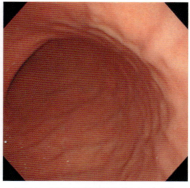
図13　胃体下部後壁（空気多量）

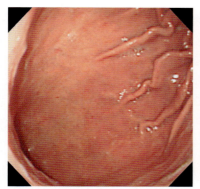
図14　胃体下部大弯（粘膜ひだの切れ目）

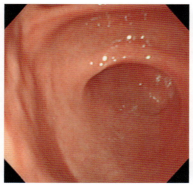
図15　近位前庭部

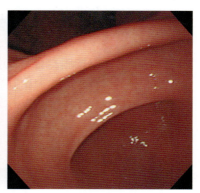
図16　胃角小弯

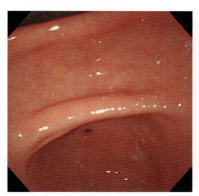
図17　近位前庭部小弯

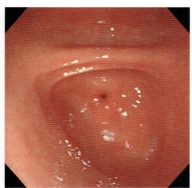
図18　遠位前庭部

総論　5　挿入観察法

61

I．総　論

て進めるが，斜視鏡ではやや up をかけて押し進め，やや down をかけて観察する．また，スコープを右側（時計回り）に回転すると後壁が，左側（反時計回り）に回転すると前壁が観察される．胃液が多量にある場合はここで吸引しておく．大弯に沿ってスコープを進め，胃体上部，中部，下部と順に観察撮影する（図11）．なかでも胃体中下部後壁は多量に送気すると接線方向となり観察が困難となるため，空気中等量の挿入時によくみておく（図12，13）．とくに直視鏡ではその傾向が強く，注意が必要である．また，胃体下部大弯の粘膜ひだの切れ目は未分化型癌の好発部位であり，スコープ軸を十分回して正面視で観察したい（図14）．スコープをやや進め，胃角部から前庭部を観察撮影する（図15）．ここで up を強くかけると胃角小弯が見える（図16）．同部は，十二指腸下降脚挿入後では擦れてしばしば発赤するため，挿入前に観察撮影しておきたい．スコープをさらに挿入し，up をかけて近位前庭部小弯（角裏）を観察する（図17）．同部は見下ろし観察では盲点となるので正面視による注意深い観察が必要である．スコープを進め，遠位前庭部から幽門を観察撮影する（図18）．

6．十二指腸球部への挿入，下行部への挿入，観察（図19）

　　幽門輪は開放しているときと閉鎖しているときがある．開放しているときは視野の中央（直視鏡），あるいは視野の斜め下方（斜視鏡）にもってきて，そのままスコープを進めると容易に通過する．閉鎖しているときは，幽門輪にスコープ先端を軽く押し付けるように

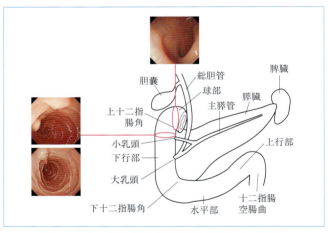

図 19　十二指腸の区分と周囲臓器（p.56 参照）

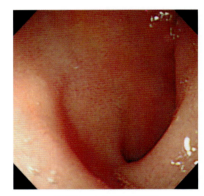

図 20　十二指腸球部

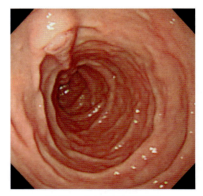

図 21　十二指腸下行部

進める．このとき，呼吸運動も利用すると進みやすい．

　幽門輪を越えると十二指腸球部に達する．この状態では球部の前面から上面が見えている．ややスコープを引きながら右に軸回転すると，球部後面から上十二指腸角が見えてくる（図20）．幽門輪直下の球部，あるいは球部後面は観察が不十分になりやすいので注意する．また，下行部の観察の後はすぐスコープが胃内に抜けてしまうので，球部は挿入時に観察しておく．

　スコープ先端が上十二指腸角を越えたところで，さらにスコープを挿入しつつ右方向に回転し，強いupアングルをかけると十二指腸下行部に達する．Vater乳頭部を十分観察して抜去する（図21）．

7．胃への引き抜き観察

　次いでスコープを胃内に引き抜く．十分送気して胃壁を伸展させ，スコープを引き抜きながら強くupをかけ，いわゆるJ-turnで，角上部小弯から噴門下部小弯にかけて順次観察撮影する（図22）．次いでupをかけたまま左右に軸回転し，U-turnにて噴門唇および穹窿部大弯前後壁を観察撮影する（図23）．turnを解除し，体部の粘膜ひだと粘膜ひだの間が開くまで十分に送気して胃壁を伸展し，スコープを引き抜きながら大弯中心に広く観察する（図24）．胃底腺領域は未分化型癌の好発部位なので，注意深い観察が必要である．さらに噴門下部後壁（図25）から分水嶺，穹窿部後壁をよく見る．強くdownをかけて噴

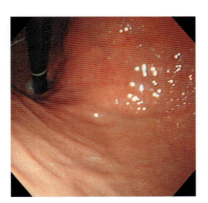

図22　胃体上部小弯（J-turn）

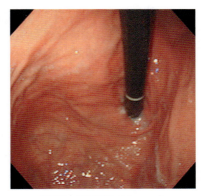

図23　穹窿部（U-turn）

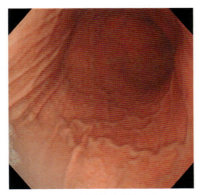

図24　胃体上部大弯

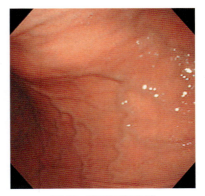

図25　噴門下部後壁

Ⅰ. 総　論

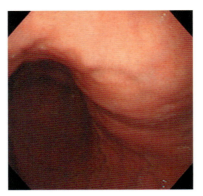

図 26　噴門直下小弯後壁

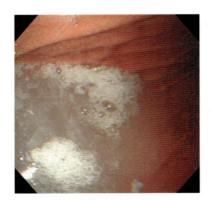

図 27　粘液湖

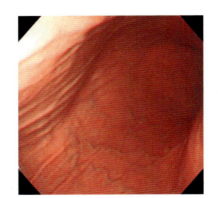

図 28　粘液吸引後

門直下小弯後壁から接合部小弯後壁を観察撮影する（図 26）．胃液を吸引して粘液湖の下に病変がないことを確認後（図 27，28），空気を吸引する．斜視鏡のときは，陰になっていた食道後壁側を中心にもう一度食道を観察し，さらに左咽頭部から喉頭部，そして挿入時には見えない右咽頭部を観察し終了する．

病的とはいえない胃の変形

胃の形はその人の体型，年齢などによりさまざまである．肥満体型の人は牛角胃（横胃）となり，胃角が不明瞭となる．一方，やせ型の人は下垂胃となりやすい．

1．蠕　　動

蠕動は，胃の長軸に直行するように生じる収縮輪で，胃の噴門側から幽門側へと進む．とくに遠位前庭部で頻繁に出現する（図 29）．鎮痙薬を使用していないときはもとより，使用していてもスコープの急速な出し入れは蠕動を引き起こしやすく，スコープを静かに動かすことが大切である．また，蠕動が生じたときは，その場でスコープをいったん止め，蠕動をやり過ごしてからスコープを動かすとよい．

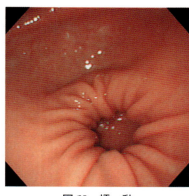
図29 蠕動

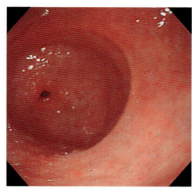
図30 前庭部大弯のひだ

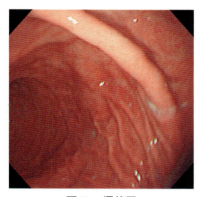
図31 瀑状胃

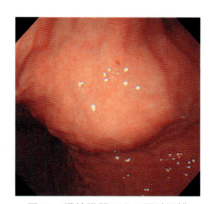
図32 隣接臓器による胃外圧排

2．前庭部大弯の横走ひだ

　高齢者や萎縮の強い胃，あるいは胆石手術後などにみられる変形で，とくに中部から遠位前庭部大弯に横走する粘膜ひだとして認められる（図30）．潰瘍病変によるひきつれでないことの確認のため，横走ひだの両側を注意深く観察する．また，横走ひだの裏側は盲点となりやすいので，よく観察する．

3．瀑状胃

　穹窿部の著明な後方への倒れ込みのため，穹窿部と胃体部の間の後壁に，胃角様の鋭角な皺襞が生じた状態を瀑状胃という（図31）．瀑状胃では，スコープを胃に挿入後，穹窿部あるいは胃体上部で送気すると，穹窿部のみ膨らんで瀑状胃が助長される．ゆえに，胃体中下部までスコープを押し込んでから送気するとよい．

4．隣接臓器による胃外圧排

　近接臓器による胃外圧排はしばしばみられる．代表的なものは，ガスで緊満した腸管，および胆汁が充満した胆嚢である．腸管による圧排は，高齢者で鎮痙薬が使えないとき，検査時間が長くなったときなどによくみられ，胃体上部後壁に多い（図32）．胆嚢による圧排は，胃角部から前庭部前壁に多い．

Ⅰ. 総 論

6. 色素内視鏡検査

中原慶太

　色素内視鏡検査は，消化管粘膜表面に各種の色素を散布することによって現れる微細な凹凸変化や色調変化，あるいは機能的変化をより詳細に観察するものである．色素散布の方法には，内視鏡直視下に散布する直接法と，検査前にあらかじめ内服させておく間接法がある．一般臨床では，通常観察を行った後に散布できる直接法が頻用されている．

色素の種類，原理，特徴

　使用される色素の種類はさまざまなものがあるが，原理から大別するとコントラスト法，染色法，反応法，その他，併用法に分類されている（表1）．これらのうち，代表的な方法について述べる．

表1　色素の種類

コントラスト法：インジゴカルミン，エバンスブルー
染 色 法：メチレンブルー，トルイジンブルー
反 応 法：コンゴーレッド，フェノールレッド，ヨード（ルゴール）
そ の 他：蛍光法（フルオレスチン）
併 用 法：ヨード・トルイジンブルー，コンゴーレッド・メチレンブルー

1．コントラスト法

　色素散布によって粘膜表面の凹部に色素が溜まることを利用したもので，病変の微細な凹凸変化を強調する方法である．色素の種類は，消化管粘膜からかけ離れた色調である青色系のインジゴカルミン（0.1〜0.2％）が代表的である．色素内視鏡検査のなかではもっとも簡易的に施行でき，通常観察ではわかりにくい模様や凹凸の異常を認識しやすくなることから，スクリーニング検査から精密検査まで臨床的に頻用されている．

2．染 色 法

　色素が粘膜組織に浸透・吸収され染色されることを利用したもので，その染色態度から粘膜組織の状態や機能を観察する方法である．

　メチレンブルー（0.2〜0.5％）：腸上皮細胞により速やかに吸収されることから，胃粘膜における腸上皮化生の存在や分布の診断に使用される．

　トルイジンブルー（2％）：食道粘膜上皮欠損部の壊死物質と結合した領域が染色され，とくに食道表在癌の深達度診断に応用されている．

3．反 応 法

　色素が粘膜組織に特異的に反応する現象を利用したものである．

コンゴーレッド（0.3～0.5％）：胃酸分泌部が黒青色に反応することから，酸分泌能の評価，機能診断に使用される．

ヨード（1.5～3％）：食道扁平上皮表面から浸透し有棘～顆粒細胞層内に存在するグリコーゲンと反応した結果，上皮が茶褐色に変化する特性を応用したものである．したがって有棘～顆粒細胞層が減少した状態，すなわち食道癌といった腫瘍性病変の存在，上皮欠損部，食道炎などの病的上皮では正常の茶褐色変化が起こらず，いわゆる"ヨード不染帯"として観察される．食道表在癌の存在診断や拡がり診断に有用な検査である．

このほか，特殊な蛍光法，各色素の組み合わせによる併用法など，多くの手技が臨床的に実施されている．このように色素内視鏡検査では，使用する色素の種類により原理や特徴がそれぞれ異なっており，目的に合った色素を適時選択することが重要である．

色素散布のコツ

すべての色素法に共通する点であるが，表面粘膜に粘液が多い状態で色素散布を行うと，まだらになったり，かえって不明瞭化したりして誤診の原因となるので，内視鏡挿入直後，管腔内をよく水洗浄し粘膜表面の粘液や泡を十分に除去したうえで，通常観察や色素散布による観察を行うことが原則である．上部消化管内視鏡検査の前処置として，蛋白分解酵素（プロナーゼ）の使用が推奨されている．食道と胃に分けて色素散布の代表的な方法やコツについて述べる．

1．食道：ヨード法

ヨード散布による反応法のおもな目的は，通常観察のみでは一見わかりにくいような食道病変の確実な拾い上げにある．とくに食道表在癌で深達度の浅いM1～M2といった病変は色調や凹凸変化に乏しく通常観察では不明瞭な場合が少なくないが，ヨード散布を行うと容易に明瞭な"ヨード不染帯"として認識可能となる（**図1**）．

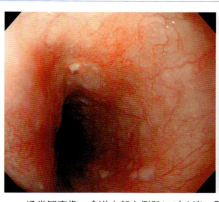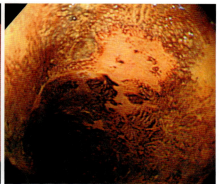

a：通常観察像．食道中部右側壁にごく淡い発赤を認めるが，認識しにくい．
b：ヨード観察像．同部位に境界明瞭なヨード不染帯を認める．

図1　色素内視鏡像（ヨード）
ヨード不染帯は不整形で，0-Ⅱb，扁平上皮癌，深達度T1a-EP（M1）である．

I. 総論

したがって，スクリーニング検査において飲酒・喫煙歴，頭頸部領域の癌患者など食道癌発生のハイリスクグループの被検者に対しては，通常観察だけでなくヨード法を積極的に行うことが推奨される．

ヨード法では一般的に1.5〜3％ヨード液（ヨウ素ヨウ化カリウム液）が使用されている．ヨード液は粘稠のため，鉗子口からのディスポーザブル注射器による直接散布を行うと鉗子口内がべとつき使用困難となる場合があるので，散布チューブで直接散布し，食道全体を均一にまんべんなく染色するのがよい．粘液除去や散布しやすい方法として，0.2mol酢酸緩衝液（pH4）で2倍希釈したヨード酢酸混合液の使用が推奨されている．

他の色素法と比較して注意する点は，散布後のヨード刺激が一過性に強い場合があることである．とくに逆流性食道炎など種々の炎症を有する症例では胸やけや不快感，気分不良をきたすこともあり，ヨード過敏症には禁忌である．あらかじめ被検者にインフォームド・コンセントのうえ，慎重に施行する．

ヨード散布直後，食道粘膜が十分に反応し茶褐色変化するのに約20〜30秒を要する．染色完了後，水洗浄を速やかに行い，食道内の余分なヨードを吸引してから食道全体を観察する．"ヨード不染帯"の鑑別疾患として，① 食道癌・異形成，② 食道炎，再生上皮，③ 食道上皮欠損（びらん・潰瘍，異所性胃粘膜）などがある．吉田らの報告によると，トルイジンブルー・ヨード二重染色法が，食道表在癌の深達度診断に有用とされている（図2）．

ヨード観察終了後，ヨード中和剤であるデトキソール®液を食道内に散布し，さらに胃穹窿部内に残存するヨード液をできるだけ吸引除去した後，検査を終了することを心がける．

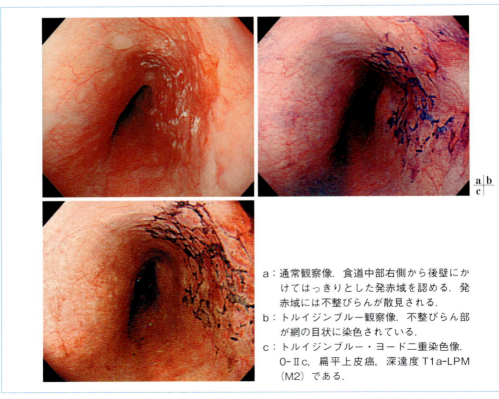

a：通常観察像．食道中部右側から後壁にかけてはっきりとした発赤域を認める．発赤域には不整びらんが散見される．
b：トルイジンブルー観察像．不整びらん部が網の目状に染色されている．
c：トルイジンブルー・ヨード二重染色像．0-IIc，扁平上皮癌，深達度T1a-LPM（M2）である．

図2　色素内視鏡像（トルイジンブルー・ヨード二重染色）

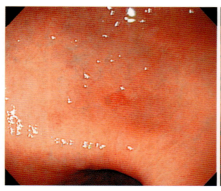
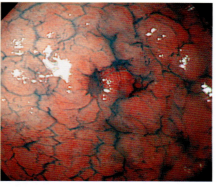

a：通常観察像．胃前庭部小弯に小さな発赤顆粒を認める．
b：色素散布像．小顆粒の周囲にわずかな色素の溜まりがあり，不整形の浅い陥凹の存在がわかる．分化型0-Ⅱc，T1a（M），10 mmである．

図3　色素内視鏡像（インジゴカルミン）

2．胃：インジゴカルミン法

　インジゴカルミン散布によるコントラスト法の目的は，胃病変の微細な凹凸変化をより強調して観察することにある．通常観察ではっきりしない病変であっても色素散布によって明瞭化しやすくなることから，スクリーニング検査における存在診断や精密検査での拡がり診断などに不可欠な検査法である（図3）．

　色素の直接散布法としては，一般的に市販の散布チューブが使用されている．散布チューブ法はチューブ先端から全体にまんべんなく一気に散布することができるので，広い範囲を観察するのに有用である．しかし，噴霧操作によって一時的に視野が霧状となったり気泡が目立ったりすることがあるため，インジゴカルミン液は消泡剤入りの水で希釈して使用するとよい．

　また，散布の際に散布チューブを長く出した状態で内視鏡先端を左右に振る動作をすると，チューブ先端で胃粘膜をこすって傷つけてしまうことがあるので，チューブ先端はあまり出しすぎないようにし，スコープまたはチューブの出し入れ操作を行いながら散布するとよい．さらに病変部は易出血性のことが多く散布刺激のみで出血することがあるので，できるだけ出血させないように工夫する必要がある．

　散布チューブを使用しない方法としては，20 mlディスポーザブル注射器を用いて鉗子口から直接散布する方法がある．注射器法は散布チューブ法よりもきわめて迅速に行えることが利点である．この際，病変部に直接当たらないように重力の反対方向側の背景胃粘膜にかけるようにすると，色素液が重力方向へ病変部を通って流れるので比較的出血を防ぐことができる．また，少しずつ色素液を流した像や局所的に溜めるような像も任意に得られる．

　一般的にインジゴカルミン濃度は，市販の0.4％溶液5 mlのアンプルを0.1〜0.2％程度に希釈して使用されている．病変形態に応じて色素濃度を段階的に変えて観察することも有用である．とくに通常観察において凹凸変化に乏しく，わずかな褪色調を主とするⅡb様病変などには，まず薄めの濃度から散布し観察してみるとよい．はじめから濃い濃度だと微妙な色調変化がかえって認識しにくくなる場合があり，水洗浄して改めて散布し直す必

Ⅰ．総　論

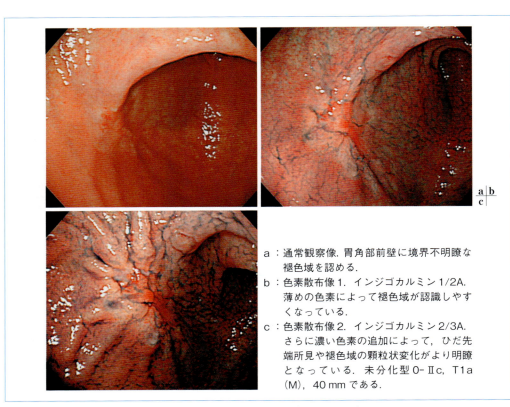

a：通常観察像．胃角部前壁に境界不明瞭な褪色域を認める．
b：色素散布像1．インジゴカルミン1/2A．薄めの色素によって褪色域が認識しやすくなっている．
c：色素散布像2．インジゴカルミン2/3A．さらに濃い色素の追加によって，ひだ先端所見や褪色域の顆粒状変化がより明瞭となっている．未分化型 0-Ⅱc，T1a（M），40 mm である．

図4　色素内視鏡像（インジゴカルミン）

要があるからである．

　色素濃度は任意の濃度で微調節が可能であり，筆者らは，希釈するインジゴカルミン量を簡易的に1/2A（2.5 ml）から2/3A（3 ml），1A（5 ml）という濃度に分け，薄めから濃くしていく段階的色素観察を行っている（**図4**）．

参考文献
1) 日本消化器内視鏡学会 監：消化器内視鏡ガイドライン（第3版）．医学書院，東京，2006
2) 日本消化器内視鏡学会 監：消化器内視鏡ハンドブック（改訂第2版）．日本メディカルセンター，東京，2017
3) 多賀須幸男：パンエンドスコピー　上部消化管検査の診断・治療．医学書院，東京，1994
4) 図説「胃と腸」所見用語集 2017．胃と腸　2017；52（5）
5) 吉田　操，門馬久美子，葉梨智子，他：食道癌の深達度診断―内視鏡像からみた深達度診断．胃と腸　2001；36：295-306

7. 拡大内視鏡観察　　（1）正常〜胃炎の胃拡大内視鏡観察

八木一芳，名和田義高，中村厚夫

　胃粘膜の状態は ① *Helicobacter pylori*（*H. pylori*）未感染の正常胃，② *H. pylori* 感染が現在も続く *H. pylori* 慢性活動性胃炎（現感染），③ 以前 *H. pylori* 感染があったが現在は陰性化した *H. pylori* 慢性非活動性胃炎（既感染）[1),2)]，および ④ 特殊胃炎（A 型胃炎など）の四つに大きく分けられる．ここでは①，②，③の胃粘膜について，その拡大内視鏡像を中心に述べる．

H. pylori 未感染・正常胃の拡大内視鏡像

　H. pylori 未感染の胃は幽門輪周囲の幽門腺粘膜および食道胃接合部より数 mm に存在する噴門腺粘膜以外は胃底腺粘膜よりなっている（**図1**）．すなわち前庭部近位側と胃体部の大部分は胃底腺粘膜から成っている．

1．胃底腺粘膜の拡大内視鏡像

　胃底腺粘膜の大部分を占める胃体部では**図2**のように微細発赤点が規則的に配列した像を認める．この微細発赤点は集合細静脈（collecting venules）であることから，われわれはこの像を regular arrangement of collecting venules（RAC）と命名している[3),4)]．RACを拡大内視鏡で観察すると**図3**のような像が観察できる[3)〜6)]．拡大観察には最大倍率で焦点の合った画像を得るために内視鏡の先端に黒色の柔らかいゴム製のフードを装着する必要がある．拡大観察は観察部位にアタッチメントを軽く接してから拡大ノブを引く．慣れ

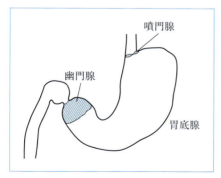

図1　*H. pylori* 未感染の胃の幽門腺粘膜，胃底腺粘膜，噴門腺粘膜の分布

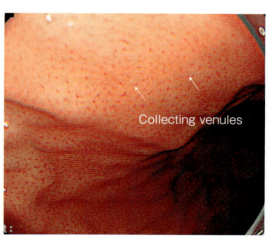

図2　RAC（regular arrangement of collecting venules）像
胃体部全体に微細発赤点が規則的に配列した像を認める．白矢印が微細発赤点として観察される集合細静脈（collecting venules）である．

Ⅰ．総論

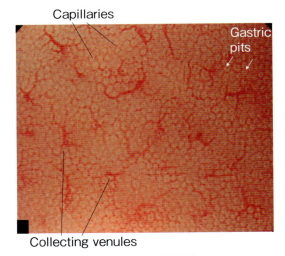

図3 RAC の拡大像
集合細静脈の周囲には毛細血管がネットワークを形成している．その中心には腺開口部（gastric pits）を認める．

ると近接しながらノブで焦点を合わせつつ拡大観察に移ることも可能である．RAC の拡大像では，ヒトデ状の血管が集合細静脈であり，その周囲にはネットワークを形成した毛細血管を認める．この血管は腺管の周囲を取り囲みながら粘膜の増殖帯付近で集合細静脈となり，粘膜を垂直に下行していく[7]．この粘膜を垂直に下行する細静脈が通常内視鏡では点として観察され，RAC として認識される．毛細血管のネットワークの中心にはピンホール状の点が観察される．これが腺開口部（gastric pits）である．組織像は炎症も萎縮もない胃底腺粘膜である．腺窩上皮には変性はなく，腺窩上皮から形成される腺開口部は狭くストレートな構造をしている．一つの腺開口部を形成する腺管の幅は 60 μm 程度である．それぞれの集合細静脈の間隔は約 350 μm である[7]．

2．*H. pylori* 未感染正常胃の幽門腺粘膜拡大内視鏡像

H. pylori 未感染の正常の胃では幽門腺粘膜は幽門輪周囲に存在する（図1）．拡大像は**図4**のように胃底腺領域とまったく異なり管状の畝を形成し，その上には微細なコイル状の血管が観察される．胃底腺粘膜と幽門腺粘膜の拡大像の違いを**図5**に示した．胃底腺粘膜は酸，ペプシンを分泌するための導管としての円形の腺開口部が密に配列し（図5a，c），腺窩上皮の腺窩は円形の腺開口部に一致する（図5a，b，d）．一方，幽門腺粘膜の腺窩は円形の開口部は形成せず，横に溝状に広がっている（図5e～h）．幽門腺領域では蠕動運動がその役割であり，粘膜の伸び縮みが必要である．そのため腺窩は腺開口部としての働きでなく，粘膜の伸縮のために畳み込まれたような構造になっている（図5e～h）．

H. pylori 慢性活動性胃炎の拡大内視鏡像

H. pylori 感染によって胃粘膜の拡大像は変化するが，とくに胃底腺粘膜では大きく変化する．ピンホールのような小さな円形の開口部は楕円やスリットや溝を形成する陥凹に変化する．また，集合細静脈は視認できなくなり，開口部を取り囲む毛細血管のネットワー

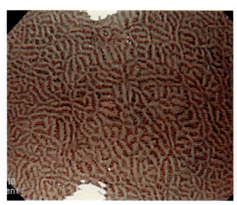

図4 *H. pylori* 未感染正常胃の幽門部拡大像

管状の畝を形成し，その上には微細なコイル状の血管が観察される．

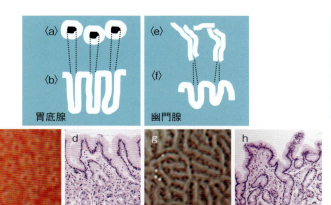

図5 胃底腺粘膜と幽門腺粘膜の違い
〔文献7）より転載〕

クも規則的な六角形のものから不整なものへ変化し，炎症の進展とともにネットワークは形成しなくなる．胃底腺が幽門腺化生に完全に変化すると管状模様に変化し，幽門腺粘膜の拡大像に類似してくる．

一方，幽門腺粘膜では正常の管状模様は炎症によって大きさや配列に不整は生ずるが，大きな変化はきたさない．

この胃粘膜の変化を A-B 分類[8)～10)] としてわれわれは報告してきた．

1．A-B 分類について

H. pylori 未感染正常胃の胃底腺粘膜を B-0，幽門腺粘膜を A-0 とし，*H. pylori* 感染の炎症による粘膜拡大像の変化を A-B 分類（**図6**）として提唱してきた．炎症により粘膜構造は矢印の方向に進展する．B は body の略であり，胃底腺領域の拡大像である．A は atrophy と antrum の略である．胃底腺領域も萎縮が完成すると幽門腺粘膜類似の構造になるため幽門腺粘膜の進展と同じ A-1 と A-2 に合流する．A-B 分類拡大内視鏡像の説明を**表**に示す．

2．A-B 分類のコンセプト

A-B 分類は単なる分類でなく，正常胃粘膜が *H. pylori* 感染により変化していくプロセスを示している[8)～10)]（**図7**）．すなわち，外分泌腺である胃底腺が十分存在する粘膜では分泌腺の導管としての円形開口部が密に存在する（図7，B-1）．炎症の過程のなかで腺窩の構造は改築され，胃底腺が消失した萎縮粘膜では溝状の胃小溝に変化する（図7，A-1）．そして最後に *H. pylori* 胃炎の終着駅として吸収臓器である小腸に類似した乳頭・顆粒状構造を呈した腸上皮化生に至る（図7，A-2）．

この変化の拡大像と組織像について詳細に説明する．胃底腺を十分保った粘膜（B-1）には円形の開口部が密に配列し（**図8a，b**），一つひとつの開口部は腺窩に一致する（**図8c，d**）．萎縮粘膜（A-1）では腺窩は横に広がる溝を形成する（**図9a～d**）．この溝構造は粘膜の伸縮に働く．A-2 では腸上皮化生の乳頭状構造とその内部の血管が拡大像に現れている（**図10a～d**）．

Ⅰ. 総　論

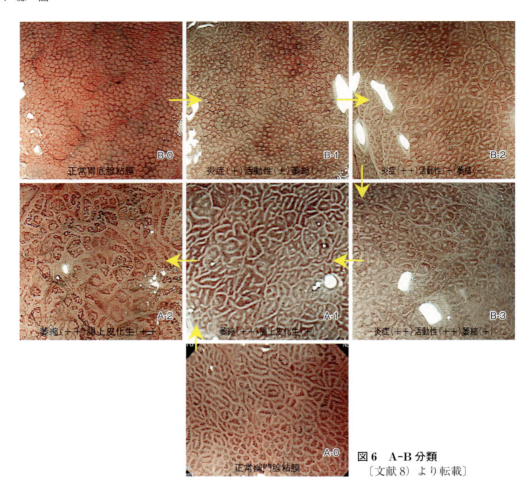

図6　A-B 分類
〔文献8) より転載〕

表　A-B 分類拡大内視鏡像の説明

内視鏡的非萎縮部の拡大像
B-0 型　RAC の拡大像．ヒトデ状の集合細静脈の周囲に毛細血管のネットワークが観察される．その中央部にはピンホール状の腺開口部が観察される．
B-1 型　円形の腺開口部が観察され，その周囲に真性毛細血管が観察される．集合細静脈は観察されない．
B-2 型　集合細静脈も真性毛細血管も観察されない．開大した楕円形の腺開口部と胃小溝を認める．
B-3 型　集合細静脈も真性毛細血管も観察されない．腺開口部は卵円形にさらに開大している．胃小溝は密になり，開口部を取り囲むようになる．萎縮粘膜への移行像である．

内視鏡的萎縮部または前庭部の拡大像
A-1 型　管状粘膜模様の拡大像である．腺開口部が溝状に変化し，連続して細長い胃小溝を形成したため生じた形態像である．細長い胃小溝は楕円状の腺開口部としての形態を残している部分もある．毛細血管はこの粘膜模様の縁に沿って走行している．
A-2 型　乳頭状または顆粒状の拡大像である．A-1 型よりさらに胃小溝が深い溝となり，形成された像である．乳頭状・顆粒状の粘膜模様の中には螺旋状走行を描く毛細血管が観察される．

***H. pylori* 非感染症例の前庭部の拡大像**
A-0 型　規則的な管状の粘膜模様である．その粘膜模様に沿って毛細血管が観察される．中央に円形や楕円形を示す white zone の周りに弧状の white zone を認める拡大像を示す症例もある．

〔文献8) より転載〕

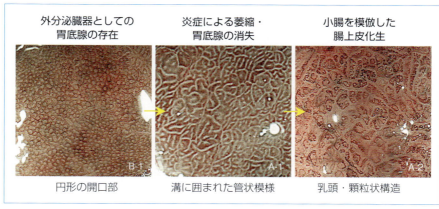

図7　A-B分類のコンセプト
〔文献8)より転載〕

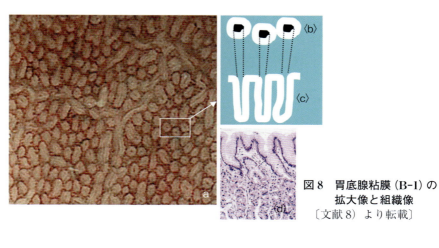

図8　胃底腺粘膜（B-1）の
拡大像と組織像
〔文献8)より転載〕

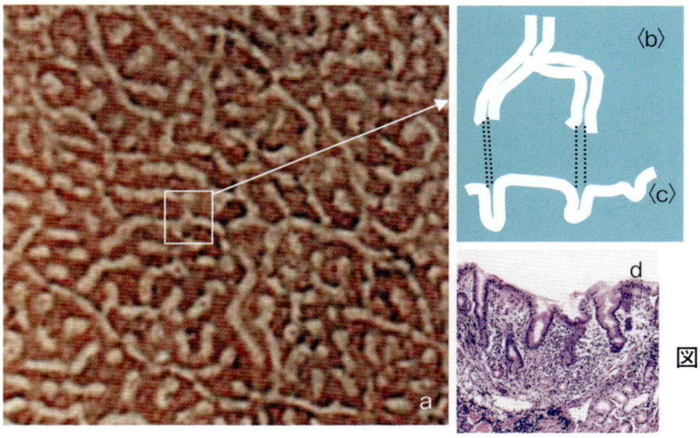

図9　萎縮粘膜（A-1）の
拡大像と組織像
〔文献8)より転載〕

H. pylori 慢性非活動性胃炎の拡大内視鏡像

　除菌などで *H. pylori* が消失すると活動性炎症が消失する．それは組織学的には好中球の消失である．リンパ球などの慢性炎症細胞浸潤は改善するが残存する．そして，好中球

総論　7　拡大内視鏡観察　(1) 正常〜胃炎の胃拡大内視鏡観察

Ⅰ. 総 論

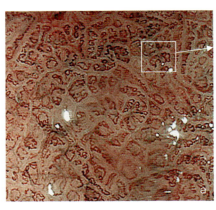
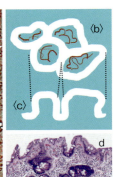

図10 腸上皮化生（A-2）の拡大像と組織像
〔文献7）より転載〕

浸潤の消失は腺窩上皮の構造を正常に近い状態に復し，それは胃底腺粘膜で著明に現れる．

除菌によって通常内視鏡で観察される胃底腺粘膜のびまん性発赤が消失することは広く知られているが，拡大内視鏡像では特徴的な変化が観察される．その変化から拡大内視鏡観察で活動性胃炎（現感染）と非活動性胃炎（既感染）を90％前後の正診率で鑑別することができる[2),11),12)]．しかし，それは胃底腺粘膜で可能であり，萎縮粘膜では活動性と非活動性の鑑別は困難である[2)]．

H. pylori 陰性化の拡大内視鏡診断と H. pylori 陰性化した慢性非活動性胃炎に特徴的にみられる内視鏡像について，以下に述べる．

1．拡大内視鏡による H. pylori 陰性化の診断

H. pylori 陽性の活動性胃炎の胃底腺粘膜は不規則な円形開口部や楕円開口部からなっているが，H. pylori が陰性化した非活動性胃炎では比較的規則的で，中心部にピンホール状の開口と，その周囲に同心円状の white zone を伴った特徴的な像が観察される（**図11，12**）．この像をわれわれはピンホール・ピットと呼んできた．この像の由来を組織学的に次のように考えている．すなわち H. pylori 陽性の活動性胃炎では腺窩上皮の基底側も内腔側もその配列が乱れ，不規則な傾向があるが，H. pylori 陰性化した非活動性胃炎では基底側も内腔側も規則的でシャープに配列している（図11）．それがNBI拡大内視鏡像でのピットのコントラストの違いに現れると考えている．

2．非活動性胃炎の色調逆転現象と中間帯の鮮明化

本邦では木村・竹本分類による萎縮領域の評価が広く普及している．それは慢性活動性胃炎の通常内視鏡像による分類であり，胃底腺が残存した非萎縮領域は発赤調で，腸上皮化生が混じた萎縮領域は白色調で血管が透見できることに基づいている．すなわち**図13**のように慢性活動性胃炎の腺境界が観察される．白矢印より近位側（大弯側）の発赤調が非萎縮粘膜で，遠方（小弯側）の白色調が萎縮粘膜である（図13）．ところが除菌などでH. pylori が消失すると，胃底腺粘膜の活動性炎症は消失し発赤調から白色調に変化する．そして萎縮領域が相対的に発赤調に見えてくることがある．**図14**は除菌後の胃の内視鏡像である．白矢印より近位側（大弯側）の非萎縮領域が白色調を呈し，遠方（小弯側）の萎縮粘膜がむしろ発赤調である．**図15**に活動性胃炎（右）と非活動性胃炎（左）を比較

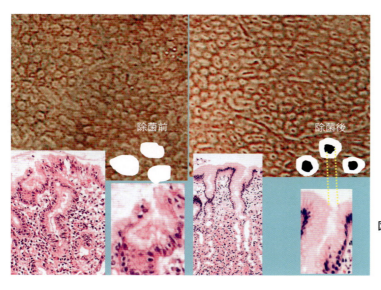

図11 除菌前後の胃底腺粘膜のNBI拡大像と組織像の対比
〔文献2）より転載〕

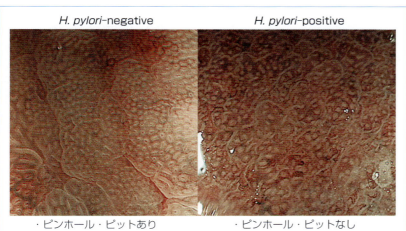

・ピンホール・ピットあり　　　・ピンホール・ピットなし
・同心円状のwhite zone　　　・不整な円形のwhite zone
・配列は規則的　　　　　　　・配列は不規則

図12 NBI拡大内視鏡像で *H. pylori* 陽性（右）と陰性（左）を鑑別する所見
〔文献2）より転載〕

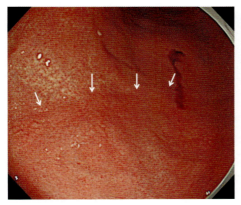

図13 慢性活動性胃炎の腺境界（白矢印）
〔文献2）より転載〕

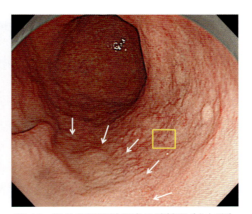

図14 慢性非活動性胃炎の腺境界（白矢印）から萎縮部位の内視鏡像
〔文献2）より転載〕

総論　7　拡大内視鏡観察　(1) 正常〜胃炎の胃拡大内視鏡観察

I. 総　論

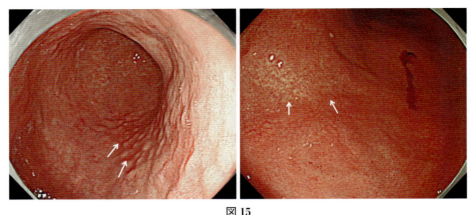

図15
左：慢性非活動性胃炎，右：慢性活動性胃炎．白矢印は腺境界．
〔文献2）より転載〕

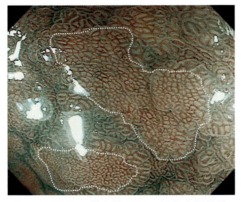

図16　図14の黄色枠のNBI拡大内視鏡像
白点線は胃底腺粘膜を表している．
〔文献2）より転載〕

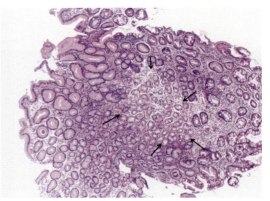

図17　図16の生検組織像
黒矢印は胃底腺．〔文献2）より転載〕

できるように並べてみた．活動性胃炎は非萎縮粘膜→発赤，萎縮粘膜→白色であるが，非活動性胃炎は非萎縮粘膜→白色，萎縮粘膜→発赤となり，色調が逆転している．この現象をわれわれは色調逆転現象と命名している[2]．この現象は*H. pylori*陰性化症例の全例に出現するわけではないが，この所見が観察された場合は0.96の陽性的中率で*H. pylori*陰性化している，と報告した[2]．

また，腺境界から萎縮側に向かって赤色粘膜の中を白い顆粒状隆起が混在しているのが観察される（図14）．この部分をNBI拡大内視鏡で観察すると（図14の黄色枠の部分），赤い部分は管状模様の萎縮粘膜の拡大像（**図16**），白い顆粒状隆起は円形開口部を伴った胃底腺粘膜の拡大像（図16の白点線部分）とわかる．この部分を生検すると腸上皮化生と胃底腺が混在して存在している（**図17**，黒矢印が胃底腺）．腸上皮化生と胃底腺が混在するこの部分は中間帯[13]である．中間帯について説明する．慢性胃炎には胃底腺粘膜が連続的に存在する領域と幽門腺・幽門腺化生や腸上皮化生が連続的に存在する領域の間に胃底腺，幽門腺化生，腸上皮化生がモザイクに存在する領域が存在し，それは中間帯と呼ばれてきた（**図18**）．中間帯は内視鏡的にも切除標本のマクロ所見でも視認できず，顕微鏡的

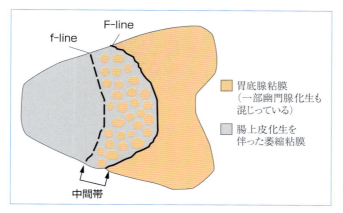

図18 組織学的な中間帯のシェーマ
内視鏡的な腺境界はF-lineに一致する．
〔文献2）より転載〕

にしか確認できないとされてきた．しかし，*H. pylori* 陰性化した慢性非活動性胃炎で，とくに色調逆転が観察できる症例では内視鏡的にこの中間帯が発赤粘膜と白色顆粒状粘膜のモザイク像として観察できる[2]．この現象をわれわれは中間帯の鮮明化と命名している[2]．この像も *H. pylori* 陰性化した慢性非活動性胃炎に特徴的な内視鏡像である[2]．

文　献

1) 春間　賢 監修：胃炎の京都分類．日本メディカルセンター，東京，2014
2) 八木一芳，味岡洋一：*H. pylori* 除菌後発見胃癌の内視鏡診断．医学書院，東京，2016
3) 八木一芳，中村厚夫，関根厚雄，他：*Helicobacter pylori* 陰性・正常胃粘膜内視鏡像の検討．Gastroenterol Endosc　2000；42：1977-1987
4) Yagi K, Nakamura A, Sekine A：Characteristic endoscopic and magnified endoscopic findings in the normal stomach without *Heliobacter pylori* infection. J Gastroenterol Hepatol 2002；17：39-45
5) Yagi K, Nakamura A, Sekine A：Comparison between magnifying endoscopy and histological, culture and urease test findings from gastric mucosa of the corpus. Endoscopy　2002；34：376-381
6) Yagi K, Honda H, Yang JM, et al：Magnifying endoscopy in gastritis of the corpus. Endoscopy　2005；37：660-666
7) 八木一芳，水野研一，中村厚夫，他：胃非腫瘍性粘膜の拡大内視鏡診断―正常，炎症，萎縮，および除菌後の胃粘膜拡大像．胃と腸　2011；46：841-852
8) 八木一芳，味岡洋一：胃の拡大内視鏡診断（第2版）．医学書院，東京，2014
9) 八木一芳，中村厚夫，関根厚雄：胃炎の拡大内視鏡診断．Gastroenterol Endosc　2007；49：1251-1257
10) 八木一芳，渡辺　順，中村厚夫，他：*Helicobacter pylori* 感染胃粘膜の拡大内視鏡観察―正常粘膜の観察所見も含めて：A-B分類．胃と腸　2007；42：697-704
11) Yagi K, Nakamura A, Sekine A：Magnifying endoscopy of the gastric body：a comparison of the findings before and after eradication of *Helicobacter pylori*. Dig Endosc　2002；14（Suppl）：S76-S82
12) Yagi K, Saka A, Nozawa Y, et al：Prediction of *Helicobacter pylori* status by conventional endoscopy, narrow-band imaging magnifying endoscopy in stomach after endoscopic resection of gastric cancer. Helicobacter　2014；19：111-115
13) 中村恭一，菅野晴夫，加藤　洋：臨床病理学的にみた腺境界―腸上皮化生のない胃底腺粘膜を境界づける線について．胃と腸　1980；15：125-136

Ⅰ．総　論

7．拡大内視鏡観察　（2）胃癌の拡大内視鏡診断アルゴリズム

八尾建史

　胃拡大内視鏡の診断体系は，研究者により異なり統一されたものが存在しなかった．2013 年から日本消化管学会ガイドライン小委員会において胃拡大内視鏡による早期胃癌診断のための統一アルゴリズムの作成が開始された．小委員会は，胃拡大内視鏡について少なくとも1編の英語原著を出版している研究者から構成された．原則は evidence based medicine（EBM）に基づくことであり，約2年間の歳月を経て，日本消化管学会，日本消化器内視鏡学会，日本胃癌学会，世界消化器内視鏡学会の4学会による承認を得た統一アルゴリズムが完成した．2015 年2月の第11 回日本消化管学会総会の国際シンポジウムで公開し，"Magnifying Endoscopy Simple Diagnostic Algorithm for Early Gastric Cancer（MESDA-G）"というタイトルの論文が『Digestive Endoscopy』に掲載された[1]．本稿では，統一アルゴリズを作成した方法と基本となったエビデンス，そして，MESDA-G に沿った胃拡大内視鏡所見の読影法について紹介する．

統一アルゴリズム作成の方法とエビデンス

1．方　法
　まず，1990 年1月から 2013 年2月まで，'gastric or stomach' and 'cancer or carcinoma' and 'magnifying or magnification or zoom' をキーワードに用い PubMed により英語論文を検索し，レビューを行った．PubMed 収載開始以前の『Digestive Endoscopy』掲載論文については，委員によりマニュアルサーチを行い，委員会で承認した論文を採用した．PubMed で検索された論文数は，169 編，マニュアルサーチによる論文は，22 編であった．
　これらの論文を対象に用い査読し，以下の組み入れ基準と除外基準を満たした論文を抽出した．

　組み入れ基準
　　・RCT studies
　　・Observational studies
　　・Case series
　　・Review articles
　除外基準
　　・Not original reports for diagnosis of early gastric cancer
　　・Case report

2．結　果
　PubMed から 57 編，マニュアルサーチによる9編の論文が抽出された．それらから，どの診断体系がもっとも汎用されているのかを求め，基本となる用語と診断体系が採用さ

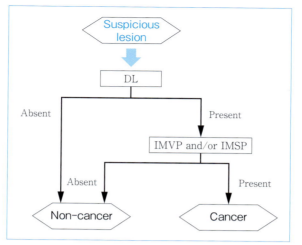

図1 Magnifying Endoscopy Simple Diagnostic Algorithm for Early Gastric Cancer（MESDA-G）
〔Muto M, Yao K, et al.：Dig Endosc　2016；28：379-393[1]より転載〕

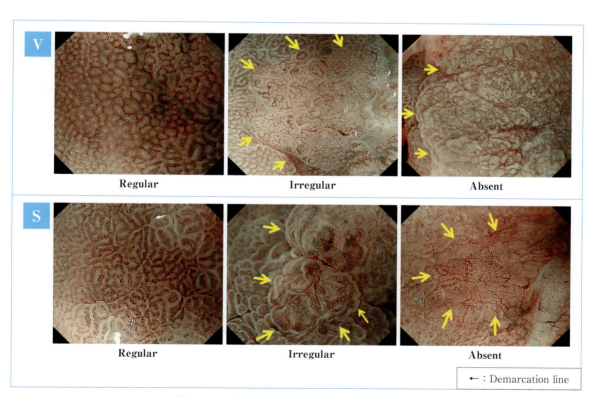

図2　VS（vessel plus surface）classification
〔Muto M, Yao K, et al.：Dig Endosc　2016；28：379-393[1]より転載〕

れた．その結果，VS（vessel plus surface）classification systemが国内外の独立したさまざまな施設から出版された22編の論文に用いられていたことが判明し，他の診断体系より圧倒的に多く引用されていた．したがって，VS classification systemとそれに用いられている用語を基準とし，早期胃癌に対する拡大内視鏡診断アルゴリズムを作成することが決

定された．

〈MESDA-G とは〉

完成したアルゴリズム Magnifying Endoscopy Simple Diagnostic Algorithm for Early Gastric Cancer（MESDA-G）を**図1**に示す．具体的には，白色光通常観察で対象病変を発見したら，拡大観察を開始する．まず，拡大観察で demarcation line の有無を判定する．demarcation line を認めなければ，非癌と診断する．demarcation line を認めたら，VS classification（**図2**）を行い，微小血管構築像 microvascular（MV）pattern を regular/irregular/absent のいずれかに判定し，表面微細構造 microsurface（MS）pattern を regular/irregular/absent のいずれかに判定する．そして，irregular MV pattern かつ，または，irregular MS pattern を認めた場合，癌と診断し，いずれも認めない場合，非癌と診断する．いたって単純化された診断アルゴリズムである．

3．アルゴリズム作成の根拠となった三つの臨床研究によるエビデンス[2]〜[4]

まずは，2011年の Narrow Band Imaging（NBI）併用胃拡大内視鏡観察の有用性を検証する多施設共同前向き試験の結果を報告した論文[2]である．本試験デザインとセッティングは，multicenter randomized controlled trial であった．白色光通常観察と比較して NBI 併用拡大内視鏡は，診断能，特異度において有意に優れていたという成績を示した．

2番目は，多施設共同前向き試験のサブ解析の結果を報告した論文[3]による．本論文では，demarcation line のみでも感度が大変高いので，demarcation line がなければ非癌と診断できること，demarcation line のみでは特異度が十分でないので，demarcation line が存在する場合は irregular MV pattern の有無を判定に加えれば十分な特異度が得られるので，irregular MV pattern が存在すれば癌と診断し，存在していなければ非癌と診断する．MESDA-G の基本となるアルゴリズムが質の高いデータを用いて提唱された．

3番目は，MV pattern に加えて MS pattern を用いた VS classification system の有用性を多施設で前向き試験を行った結果による．MS pattern を加えれば，肉眼型や大きさに関係なく高い診断能を有することが判明した．

以上の高いエビデンスに基づき MESDA-G が提唱された．すなわち，コンセンサスのみで作成したアルゴリズムではなく，システマティックレビューの結果，エビデンスに基づいて作成された客観性の高いアルゴリズムである．

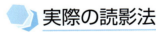 実際の読影法

1．demarcation line

まずは demarcation line の有無を判定する．demarcation line の定義は，「拡大内視鏡観察により，病変の周囲の規則的な V または S が消失した明瞭な境界線」である．また，demarcation line の内側と外側では，V または S が急峻に変化し，境界線として認識される場合のみを demarcation line ありと定義する．demarcation line の探し方は，まず，背景粘膜における慢性胃炎の V と S を把握する．病変の周辺から病変に向かって観察し，慢性胃炎粘膜の regular MV pattern と regular MS pattern が，消失している部分を探す．demarcation line がない場合（**図3**）は非癌と診断するが，ある場合は MV pattern と MS pattern について，3 step analysis を行う．

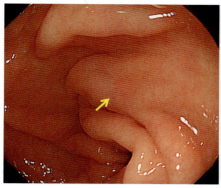
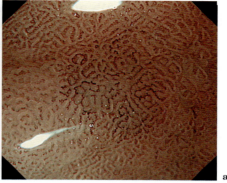

図3 Demarcation line を認めない例
a：白色光通常内視鏡所見．胃前庭部に発赤した平坦な粘膜病変を認める．
b：NBI 併用拡大内視鏡所見．背景粘膜の微小血管構築像（上皮下毛細血管網 subepithelial capillary network）は，病変に移行するに従い，徐々に拡張している．表面微細構造（腺窩辺縁上皮 marginal crypt epithelium）は，病変と背景粘膜で急峻な変化を認めない．したがって，demarcation line はなしと判定し，アルゴリズムに従い，非癌と診断する．

〔Muto M, Yao K, et al.：Dig Endosc　2016；28：379-393[1]）より転載〕

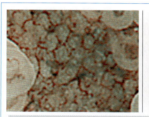 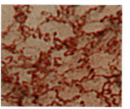

ステップ1．個々の血管の形態

正多角形	不整な多角形

ステップ2．互いの血管の形態
互いの微小血管について，形状不均一の有無・分布の対称性・配列の規則性を判定する．

1) 形状：均一 vs. 不均一	1) 形状：均一 vs. 不均一
2) 分布：対称性 vs. 非対称性	2) 分布：対称性 vs. 非対称性
3) 配列：規則的 vs. 不規則	3) 配列：規則的 vs. 不規則

ステップ3．MV pattern の判定
ステップ1, 2の結果より regular MV pattern か irregular MV pattern に判定する．

Regular MV pattern	Irregular MV pattern

内視鏡診断
アルゴリズムにより，irregular MV pattern であれば，癌と診断する．

非癌	癌

図4 MV pattern の 3 step analysis

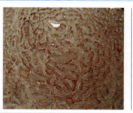 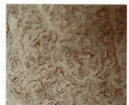

ステップ1．個々の MCE の形態

単純な弧状	複雑な弧状

ステップ2．互いの MCE の形態
互いの MCE について，形状不均一の有無・分布の対称性・配列の規則性を判定する．

1) 形状：均一 vs. 不均一	1) 形状：均一 vs. 不均一
2) 分布：対称性 vs. 非対称性	2) 分布：対称性 vs. 非対称性
3) 配列：規則的 vs. 不規則	3) 配列：規則的 vs. 不規則

ステップ3．MS pattern の判定
ステップ1, 2の結果より regular MS pattern か irregular MS pattern に判定する．

Regular MS pattern	Irregular MS pattern

内視鏡診断
アルゴリズムにより，irregular MS pattern であれば，癌と診断する．

非癌	癌

図5 MS pattern の 3 step analysis

2．MV pattern と MS pattern の 3 step analysis

　MV pattern と MS pattern について別々に行うのが原則である．MV pattern について（図4）最初のステップでは，個々の微小血管の形態を把握する．2番目のステップで，互いの微小血管の形態（形状が均一か不均一か，分布が対称性か非対称性か，配列が規則的か不規則か）を判定する．そして3番目のステップで，regular MV pattern か irregular MV pattern かを判定する．MS pattern（図5）についても同様に，最初のステップで，個々の表面微細構造の指標（おもに腺窩辺縁上皮 marginal crypt epithelium, MCE）の形態を把握する．2番目のステップで，互いのMCEの形態（形状が均一か不均一か，分布が対称性か非対称性か，配列が規則的か不規則か）を判定する．そして3番目のステップで，regular MS pattern か irregular MS pattern かを判定する．そして，irregular MV pattern と irregular MS pattern のどちらか片方もしくは両方が存在すれば，癌と診断し，それ以外を非癌と診断する．このように，VS classification の手順もシンプルに行っている．

限界と臨床的対応

　多施設前向き研究により，褪色調を呈する表面平坦型または表面陥凹型病変については，拡大内視鏡による癌・非癌の鑑別診断には限界があることが判明した（図6）[4]．これらの病変では，拡大内視鏡診断ではなく，生検組織診断により診断を確定する必要がある．それ以外の病変では，確信度が高ければ，拡大内視鏡は optical biopsy となり，生検を省略できる可能性が示唆された．また，低確信度であれば，生検を行い確定診断をするという臨床的対応（ストラテジー）を提案した（図7）．

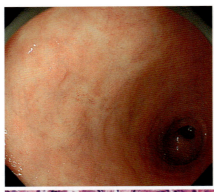
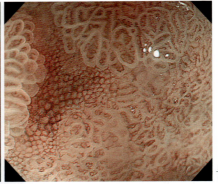
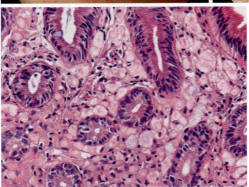

a b
c

図6　NBI 併用胃拡大内視鏡による診断限界例
a：通常内視鏡．前庭部に褪色調を呈する表面陥凹型病変を認める．
b：NBI 併用拡大内視鏡所見．高い確信度を持って本例は，VS classification：regular MV pattern plus regular MS pattern with a demarcation line と判定された．
c：生検標本の病理組織学的所見．印環細胞癌であった．

〔Yao K, et al.：Gastric Cancer　2014；17：669-679[4]より転載〕

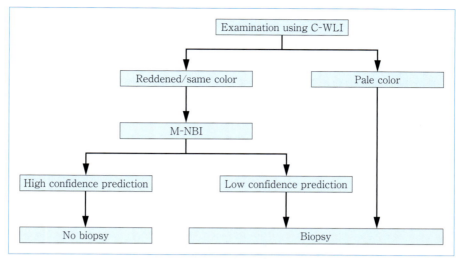

図7　拡大内視鏡による臨床的対応
〔Yao K, et al.：Gastric Cancer　2014；17：669-679[4]より転載〕

文　献

1) Muto M, Yao K, Kaise M, et al：Magnifying Endoscopy Simple Diagnostic Algorithm for Early Gastric Cancer（MESDA-G）. Dig Endosc　2016；28：379-393
2) Ezoe Y, Muto M, Yao K, et al：Magnifying narrowband imaging is more accurate than conventional white-light imaging in diagnosis of gastric mucosal cancer. Gastroenterology 2011；141：2017-2025
3) Yamada S, Doyama H, Yao K, et al：An efficient diagnostic strategy for small, depressed early gastric cancer with magnifying narrow-band imaging：a post-hoc analysis of a prospective randomized controlled trial. Gastrointest Endosc　2014；79：55-63
4) Yao K, Doyama H, Gotoda T, et al：Diagnostic performance and limitations of magnifying narrow-band imaging in screening endoscopy of early gastric cancer：a prospective multicenter feasibility study. Gastric Cancer　2014；17：669-679

コラム

除菌後発見胃癌

除菌後発見胃癌は胃炎様に見え，発見が難しく，ESD時の範囲診断も困難なことがまれでないとされている[1),2)]．われわれは胃炎様に見える癌の組織像として「癌上皮と非癌上皮のモザイク現象」および「非癌腺管の伸長現象」を報告している[2)]．

図1は胃潰瘍除菌後7年目の症例．発赤の生検より高分化管状腺癌と診断され紹介された．通常内視鏡では癌の領域を指摘するのはかなり困難である（図1a）．NBI拡大内視鏡観察で範囲診断を行った．図1bは肛門側の胃癌と非癌粘膜の境界部である．癌部は胃炎様に見えるが，背景の粘膜模様と比較するとwhite zone patternの形状不均一と方向性不同が指摘でき，さらに血管の異常から範囲診断ができた（図1b）．ESDを行った．癌部の組織像に癌腺管と非癌上皮が混在した「癌上皮と非癌上皮のモザイク現象」を認めた（図1c）．

図2は自然除菌症例である．発赤部分からの生

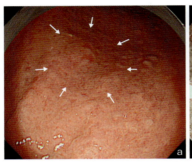
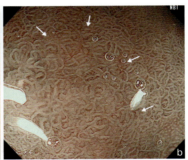
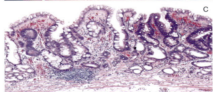

図1 胃炎様に見える癌（除菌後7年目）
a：白矢印が癌の領域．
b：aの癌の肛門側のNBI拡大内視鏡像．白矢印が癌．
c：bの組織像．癌上皮と非癌上皮のモザイク現象を認める．
〔文献2）より転載〕

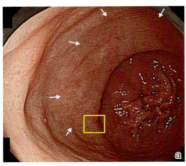
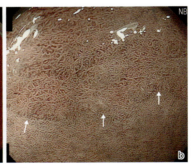
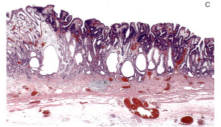

図2 胃炎様に見える癌（自然除菌症例）
a：白矢印が癌．
b：aの黄色枠のNBI拡大内視鏡像．白矢印が癌．
c：bの組織像．非癌腺管の伸長現象を認める．
〔文献2）より転載〕

検で高分化管状腺癌と診断されて紹介された. NBI拡大内視鏡観察で広い0-Ⅱb癌と判明（図2a）. 図2aの黄色枠を拡大観察すると胃炎様ではあるが周囲粘膜と模様が異なり，white zone patternに形状不均一と方向性不同を認めた（図2b）. ESD標本の図2bの部分を示す（図2c）. 非癌腺管が表層近くまで伸長している「非癌腺管の伸長現象」を認めた. それが癌を胃炎様にしていると考えられた.

■除菌後発見胃癌を診断するコツ

1. 除菌後発見胃癌は「胃炎様」に見えることが多い，という事実を知っておく.
2. 陥凹，隆起，発赤という癌の特徴所見がなくとも周囲とは異なるパターンが領域をもって存在した場合は，除菌後発見胃癌の可能性を考える[3].
3. NBI拡大内視鏡観察で周囲粘膜と異なる拡大像が領域をもっている場合，癌の領域の可能性が高い. white zone patternのわずかな方向性不同，形状不均一，white zoneの幅の不整や密度の不整を丁寧に読み，癌の「偽胃炎模様」を見破ることが大切[3].
4. 「癌上皮と非癌上皮のモザイク現象」のために癌と非癌の境界が不鮮明で線で追えないことがまれでない[2].「除菌後発見胃癌は癌の境界が不鮮明になりやすい」という事実を知っておく[3].

文　献

1) Saka A, Yagi K, Nimura S：Endoscopic and histological features of gastric cancers after successful *Helicobacter pylori* eradication therapy. Gastric Cancer　2016；19：524-530
2) 八木一芳，味岡洋一：*H. pylori*除菌後発見胃癌の内視鏡診断. 2016，医学書院. 東京
3) 八木一芳，坂　暁子，野澤優次郎，他：除菌後発見胃癌の質的診断と範囲診断のコツ―特にNBI拡大内視鏡について. Gastroenterol Endosc 2015；57：1210-1218

（八木一芳，名和田義高，中村厚夫）

I. 総　論

8. 画像強調観察

加藤智弘

　現在汎用されている電子内視鏡は，生体内に光を照射し，生体内の色情報をスコープの先端の半導体素子（charge coupled device；CCD）を通してデジタル信号として得て，その後にプロセッサで処理されモニターに画像として描出される．以下，通常光（白色光）観察を理解するうえで最低限必要な事項を挙げるが，その原理は画像強調観察（Image-Enhanced Endoscopy；IEE）の理解にも深く関係する．

　電子内視鏡で使用される通常光はキセノンランプより発生しているが，以前のハロゲンランプに比較して，長波長である赤領域が多く（赤外領域も発生），短波長である青・緑領域がやや少ない光特性がある．ただし実際の光源としての使用の際には赤外領域をカットして使用される．また，CCDの観察範囲（感受性）はヒトの目の領域にほぼ一致しているが，紫外線・赤外線にも感受性があるために，白色光観察では赤外線カットフィルターが装着されて，ヒトの肉眼と同等の画像情報を得ている．

　消化管の表面粘膜には固有の色調があるとよく誤解される．内視鏡観察のように，さまざまな種類の照射光や観察作法により，モニター画像にはきわめて多くの情報が盛り込まれていることになる．たとえば，照射光の種類により粘膜の色調は変化し，照明光の帯域が変化すると粘膜の色調だけでなく組織透過度も変化する．すなわち粘膜表層の情報だけでなく，粘膜固有層・粘膜下層の情報まで拾い上げていることになる．また，色再現には光量も関係し，測光方式（平均測光・ピーク測光）に影響されることは，日常の検査の際によく経験することである．

　モニター画像を構成するプロセスの点も重要で，現在では面順次方式と同時方式の二つの方式がある（**図1**）[1]．面順次方式はR（red：赤）・G（green：緑）・B（blue：青）の光を順次照射し，その画線信号は個別に処理されて画像化される．もう一方の同時方式では白色光を照射し，その画像信号を画像化している．どちらも色情報はデジタル信号であるために，プロセッサ内での画像処理や解析が比較的容易である特徴をもつ．この特性を利用して，照射光や観察する波長域，またその画像解析・処理方法を利用して，さまざまな内視鏡画像観察技術が開発されてきた．その代表的なものがIEEであり，いくつかは日常臨床で広く普及し，今や診断や治療の面で欠かすことはできない．

　これまで多くの内視鏡画像観察方法が開発されてきたが，現在は基本となる原理を基に整理された分類が提示されている（**表**）[2,3]．すなわち，通常観察（白色光）（Conventional Endoscopy, White Light Endoscopy），画像強調観察（IEE），拡大内視鏡観察（Magnified Endoscopy），顕微内視鏡観察（Microscopic Endoscopy），断層イメージング（Tomographic Endoscopy）と五つに大きく分類される．このうち，IEEは，① 光学法（Optical method），② デジタル法（Digital method），③ 光デジタル法（Optical-Digital method），④ 色素法（Chromoendoscopy method）に分かれる（**表**）．

　本稿では色素法を除くIEEについて概説する（色素法は別項で詳しい記述があり参考にされたい）．

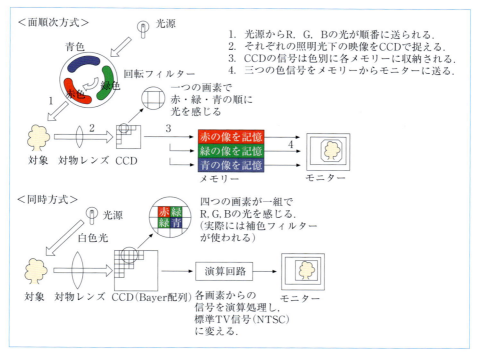

図1 面順次方式と同時方式の原理概念図
〔文献1）より転載〕

表 内視鏡観察法の目的別分類（亜分類）

1. **通常観察（白色光）** Conventional Endoscopy（White Light）
2. **画像強調観察** Image-Enhanced Endoscopy
    - 光学法 Optical method……例）紫外線観察/赤外線観察 Ultraviolet/Infra-red observation
    - デジタル法 Digital method
        コントラスト法 Contrast method……例）FICE/i-scan
        輪郭強調法 Lineation enhanced method……例）構造強調 Structure enhancement
    - 光デジタル法 Optical-Digital method
        蛍光法 Auto-fluorescent method……例）AFI/SAFE
        狭帯域光法 Narrow band light method……例）NBI
        Blue LASER Imaging……例）BLI, LCI
        赤外光法 Infra-red ray method……例）IRI
    - 色素法 Chromoendoscopy method
        染色法 Stain method……例）ルゴール Lugol*
        コントラスト法 Contrast method……例）インジゴカルミン Indigocarmine
3. **拡大内視鏡観察** Magnified Endoscopy
    - 光学法 Optical method……例）Optical zoom endoscopy
    - デジタル法 Digital method……例）Digital zoom
4. **顕微内視鏡観察** Microscopic Endoscopy
    - 光学法 Optical method……例）Endocytoscopy
    - 共焦点法 Confocal method……例）Confocal Laser Endomicroscopy
5. **断層イメージング** Tomographic Endoscopy
    - 超音波内視鏡 Endoscopic Ultrasonography
    - OCT（Optical Coherence Tomography）

*：ヨード染色

〔文献2),3）より作成〕

I. 総　論

IEE

　日常臨床で一般に内視鏡検査を行う際には，白色光（White Light）を照射光として得られる通常観察がもっとも汎用される．観察対象となる病変の性状により，適切な色素法を利用した観察〔IEE の色素法である色素内視鏡（Chromoendoscopy）〕が行われる．先人たちがこれまで築いてきた内視鏡診断学により，白色光観察や色素内視鏡により病変の真の姿にかなりのレベルまで迫ることができる．しかしながら，より精密で正確な診断を得ること，また病変の性状の客観性をもたせる目的で，さらに多くの IEE が併用され観察が行われる．一方で，白色光観察であっても，IEE の輪郭強調法などはその操作の簡便さ・有用性の点から併用されることも多い．輪郭強調法は IEE のデジタル法に分類されるが，画像のコントラストを強調するアルゴリズムを使用し処理される．

　基本となる内視鏡観察は白色光観察であることは論を待たないが，IEE 自体が独立しているわけでなく，IEE のうちいくつかは白色光観察レベルでも併用され，また IEE で得られた知見が白色光観察へフィードバックされており，実際の内視鏡診断では各々がそれぞれ独立して評価されるのではなく，互いに相補的な関係であり総合的に判断され最終診断が得られる．重要な点は内視鏡観察時に「どの方式を利用しているのか」，さらにその方式の原理を知っておくことで「何を見ているのか」を絶えず考えておくことであり，単にモニターに描出される画像のみで判断しないことである．そうでなければ，病変の真の姿を見誤る危険があり，ひいては内視鏡診断を誤ることになる．

1．光学法（Optical method）

　内視鏡で使用される照射光の光学特性を変換，あるいは白色光とは異なる光学特性を有する光源を使用し，目的とする観察対象の強調効果を得る方法である．具体的には，紫外線観察/赤外線観察（Ultraviolet/Infra-red observation）であるが，最近では使用される機会は少ない．

2．デジタル法（Digital method）

　自然光に近い白色光を対象物に照射して得られたデジタル画像（信号）を，ビデオプロセッサ内でさまざまなアルゴリズムで処理を行い，目的にかなった画像を得る技術である．このアルゴリズムには，対象物の微細な粘膜網様を強調するもの，コントラストを強調するもの，色彩を調整するものなど多岐にわたる．これらは大きくコントラスト法と輪郭強調法に分類される．コントラスト法では，FICE（Flexible spectral Imaging Color Enhancement，富士フイルム）と i-scan（HOYA/PENTAX）が代表であり，輪郭強調法では適応型構造強調処理や適応型 IHb（Index of hemoglobin：血液量指標）色彩強調処理が代表である．これらの観察方法では，元々のデジタル情報は白色光観察と同じであるが，処理をするためのアルゴリズム解析をする点で異なり，他の IEE と比較して，画像自体は明るく，目的とする画像を構成する自由度が高いという特徴がある．

1）FICE，i-scan

　コントラスト法の FICE や i-scan は，NBI 観察（後述）と画像が非常に似ているために，しばしば比較され評価されることがある．しかし，照射光を含めて，画像処理の点で

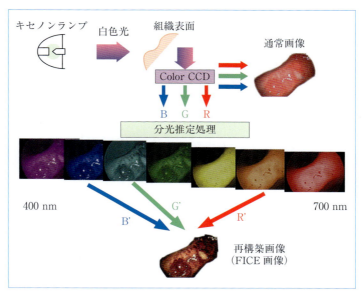

図2　FICEの原理模式図（富士フイルムより提供）

は大きく異なることから，その違いをよく理解して各々の画像を評価することが大切である．また，同じコントラスト法であっても，FICEとi-scanはその画像の構成が大きく異なることに注意が必要である．FICEは波長ごとに作られた画像（「分光画像」と呼ばれる）を選択し再構成することで，コントラストが明確な画像を得る技術である（**図2**）．一方，i-scanはSE・CE・TEの3種類からなる内視鏡画像強調機能から構成される技術である（**図3**）．すなわち，SE（surface enhancement）は観察表面の構造の強調を行う機能，CE（contrast enhancement）は低輝度の成分に色づけをすることで表面陥凹を強調する機能，TE（tone enhancement）は白色光観察から得られた情報をRGB成分に分けた後にアルゴリズム処理で画像を再構成する方法であり，消化管のさまざまな部位により最適な設定が行われる．近年のi-scan OEでは，帯域制限光を用いることで粘膜表層と深層の血管，表面微細構造の強調を行うOE（optical enhancement）機能が加えられた．

2）適応型IHb色彩強調

　本法はhemoglobin（Hb）量が多い粘膜の赤みをより赤く，Hb量の少ない粘膜の赤みを減少させて白く強調するアルゴリズムである．

3．光デジタル法（Optical-Digital method）

　白色光以外の照射光を用いて得られたデジタル情報を，ビデオプロセッサ内でさまざまな処置を行い，画像強調を得る方法である．狭帯域光法・赤外光法・蛍光法がある（表）．実際の臨床では，狭帯域光法としてNBI（Narrow Band Imaging），BLI（Blue LASER Imaging），LCI（Linked Color Imaging），赤外光法としてIRI（Infra-red ray Imaging），蛍光法としてAFI（Auto-fluorescence Imaging）がある．

1）NBI

　NBI（オリンパス）では観察光の分光特性を狭帯域すなわち短波長側にシフトし，病変の視認性や表面の微細構造や微小血管の観察を行う目的で使用される（**図4**）．照射光として415 nmと540 nmの二つの波長を使用する．血中内の酸化型Hbは光を吸収し熱を発生

Ⅰ. 総 論

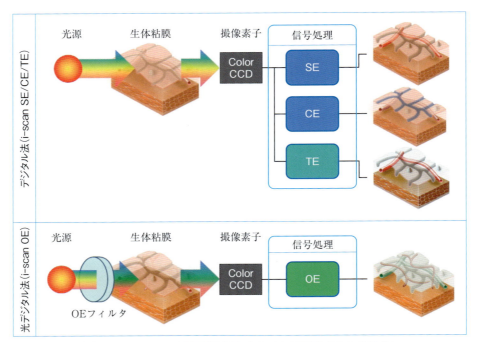

図3 i-scan-OE の原理模式図（HOYA/PENTAX より提供）

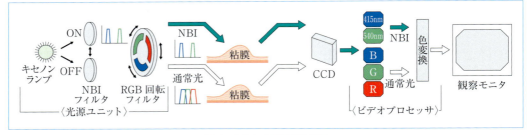

図4 NBI の原理模式図
（オリンパスより提供）

する特性を有するが，その吸収領域のピークが 415 nm と 540 nm であり，NBI の照射光の大部分が赤血球 Hb に吸収され黒茶色に観察され，結果として血管が黒茶色に描出される．

NBI を使用した内視鏡診断はすでに多くの重要な知見が報告され，日常臨床でも欠かすことができない．実際の観察では，拡大内視鏡との併用により表面微細構造（微細粘膜模様）や微小血管を評価でき，とくに上皮性由来の腫瘍性疾患の診断・鑑別について多くの重要な情報を得ることができる．このように多くの長所がある一方，短所として，画像がやや暗くなり，管腔の広い臓器での観察が不得手であること，表面微細構造・微小血管の観察では高解像度でズーム搭載の拡大内視鏡との併用が実質必須であり，この場合には観察時での呼吸変動や拍動による影響を受けやすく，やや煩雑であること，などの点に注意する．

NBI は，食道癌における日本食道学会拡大内視鏡分類（IPCL；intra-epithelial papillary capillary loop パターンに注目した分類），Barrett 粘膜の診断，胃癌での粘膜微小血管構築像・粘膜表面微細構造の診断，大腸腫瘍性病変の NBI 分類など，消化管腫瘍性病変の正確

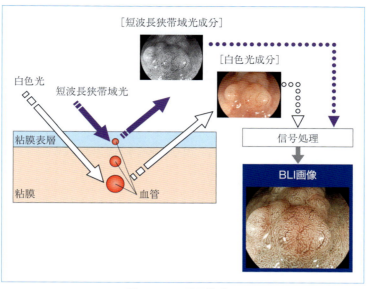

図5　BLI原理模式図
（富士フイルムより提供）

な内視鏡診断には今や欠かすことのできない観察方法となっており，日常臨床での診断治療に非常に役立っている．詳しくは該当疾患の各項目を参照されたい．

2）BLIとLCI

　癌の内視鏡診断に重要な手掛かりとなる粘膜表層の粘膜表面微細構造と微小血管構造の2点を評価するために開発された技術である．すでに同様の目的でNBI systemが臨床に導入されているが，本技術はまったく異なる方法でデジタル情報を得て処理することで評価をしている．すなわち，2種類の半導体レーザーに発光体を組み合わせた照明と富士フイルム独自の画像処理アルゴリズムを組み合わせることで，白色光観察だけでなく，狭帯域光観察機能（BLI；Blue LASER Imaging）による観察が可能である（図5）．二つの半導体光源の一つである白色光用レーザー（中心波長450 nm）は蛍光体を発光させて通常の観察に適した光を得るために，レーザー光と蛍光が混合されて白色光として照射される．もう一つの狭帯域光観察レーザー（BLI用レーザー；中心波長410 nm）は短い波長であることを利用して，粘膜表層の表面構造（凹凸など）や微小血管の情報を得ている．実際には，BLIでは上記の二つの半導体レーザーによる照射で得られた信号を組み合わせることで，従来に比較して明るく鮮明な粘膜表面の構造と血管の画像を得ることができる．BLIレーザーの410 nm付近の短波長の光は血管に吸収されやすく，浅い層，すなわち表面微小血管像を鮮明に得ることができるが，白色光に含まれる540 nmはより長波長であることから深層血管で410 nmと同様に血管に吸収されやすくなり，これらを組み合わせることで結果として表面微小血管の浅層と深層を区別して表示できる．とくに，近接から拡大観察でより鮮明に画像を得るために，そのアルゴリズムを調整している．なお，BLI-brightモードはBLIモードより白色光の比率を高めることで，おもに中遠景〜近接の観察を目的としたモードである（図6）．

　LCIとはLinked Color Imagingの略である．内視鏡観察では，健常部の粘膜と炎症や腫瘍による表面の色の違いがわずかであることにしばしば遭遇するが，この現象が内視鏡観

I. 総論

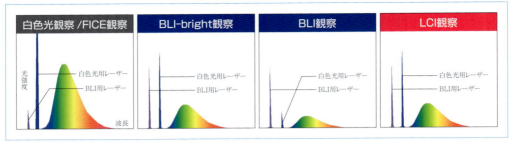

図6　四つの観察法の波長の違い
（富士フイルムより提供）

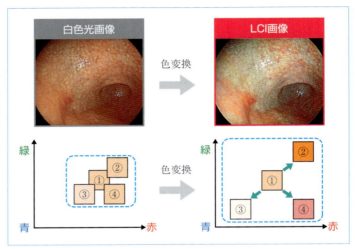

図7　LCI 原理模式図
（富士フイルムより提供）

察で重要なポイントの一つとなる色判定の決定を難しくしている．LCI では白色光（White Light Imaging；WLI）で得られた粘膜の色の差を定量化し，その色差を算出，関係を損なうことがないようにより色差を大きくすることで，白色光画像よりさらに色分布を広げている．これにより，内視鏡画像の色判断に必須な粘膜の色の差がより認識されやすくなる（図7）．

3）AFI

　AFI（オリンパス）は自家蛍光電子内視鏡である．もともと，生体組織に対して赤色励起光を照射すると非常に微弱ではあるが自家蛍光が発生することが知られている．自家蛍光に関連し影響する生体側の因子については，組織内蛍光物質（collagen, porphirins, porphrin 誘導体, flavin, flavoproteins, NADH, NADPH など）・組織の炎症・血流・線維化など多岐にわたることが知られている．そのなかで，腫瘍での AFI 診断においては，腫瘍組織のもつ特異的自家蛍光の特徴を検出することで，その診断を行うことを目的としている．たとえば，大腸腫瘍での自家蛍光スペクトラムに関する検討により，腫瘍組織は健常組織に比較して全体に減弱すること，緑色部ピークでの蛍光強度の減弱が赤色部ピークに比較して大きくなる傾向があるなどの性質がある．

　実際の AFI では白色光を使用した通常観察と，自家蛍光観察用の二つの CCD がスコー

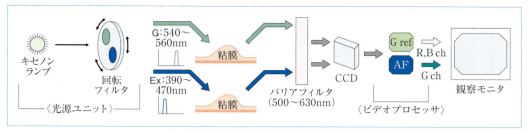

図8 AFIの原理模式図
（オリンパスより提供）

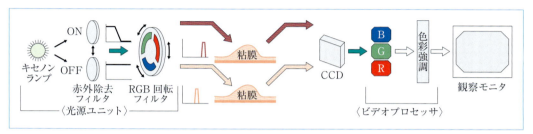

図9 IRIの原理模式図
（オリンパスより提供）

プ先端に装着されており，観察モードにより手元のスイッチで簡単に即座に切り替え可能である．自家蛍光観察時には，光源のキセノンランプからの白色光を分光し，青色励起光（390〜470 nm）と緑色光（中心波長550 nm）を順次照射，スコープ先端のCCDにより順次，自家蛍光と反射画像を取得する．反射画像を得る際に，微弱な自家蛍光を検出するために，照射光（励起光）をカットするためのフィルター（barrier filter）を通す．フィルターを通って得られた自家蛍光画像をGチャンネルに，緑色反射光画像をR/Bチャンネルに割り当てて，自家蛍光像（490〜625 nmで検出）と緑色反射光画像の合成像として表示している（**図8**）．モニターには大腸の正常組織はgreen調に，大腸の腺腫や癌などの腫瘍性病変はmagenta調に観察される（図6）．現在，大腸に限らず，消化管のさまざまな部位において，各病変についての詳細な検討が行われ，多くの知見が報告されつつあり，そのいくつかは日常臨床で応用されている[4]．しかしながら，自家蛍光に関与する因子については上記のとおり，粘膜表層だけでなく，粘膜固有層由来のさまざまな物質や，同部位の炎症・線維化などの病態に影響される．したがって，AFI画像の解釈についてはまだ未知の部分も多く，今後の解析が待たれるところである．

4）IRI

一般に長波長の光ではより深部の情報を得ることができるが，IRI（オリンパス）は長波長である近赤外線により生体深部を映像化する技術である．805 nmと940 nmの2波長赤外線電子スコープが市販され臨床で使用可能である．805 nm付近の光はモニターに黄色として，また940 nm付近の光は青色に表示され，結果として比較的モノトーンのコントラストのない黄色から青色の画像となるが，この状態では診断に有用とはいい難い．しかしながら，ICG（indocyanine green）を使用したうえでのIRI観察を行うと，805 nmの光はICGに吸収されてしまうが，940 nmの光は残るためにこれが青色に描出され，結果として粘膜下層の血管情報を観察可能となる（**図9**）．

Ⅰ．総　論

　　深層の粘膜下層レベルの血管情報は，他の画像観察法では観察できず，この IRI 観察の大きな利点といえる．臨床ではまだ研究段階ではあるが，胃腺腫と早期胃癌の鑑別，内視鏡治療の際の術前の出血予測・術後の後出血の予測，また食道静脈瘤に対する硬化療法に応用されることがある．

その他

　　厳密には IEE ではないが，まだ研究中ではあるものの将来有望な内視鏡観察法のいくつかを挙げておく．詳細は該当する各項目や文献を参照にされたい．

　　顕微内視鏡観察は内視鏡を行いながら同時に光学顕微鏡レベル，すなわち病理組織学的な診断に迫ろうとする内視鏡観察法である．これには光学法の Endocytoscopy（オリンパス），共焦点法の Confocal Laser Endomicroscopy（CLE）[5] がある．CLE のうち，Integrated type は HOYA/PENTAX より（現在は発売中止），probe type は Mauna Kea Technologies より市販されている．国内では一部の医療機関で probe type の CLE と Endocytoscopy が臨床応用されているが，とくに Endocytoscopy では内視鏡的異型度診断（ECA 分類；Endocytoscopic atypia classification）が試みられている[6),7)]．

　　病変の垂直方向への診断能としては断層イメージングがあり，超音波内視鏡（Endoscopic ultrasonography；EUS）と OCT（Optical Coherence Tomography）がある．前者の EUS は日常診療に幅広く使用されているが，後者の OCT はまだ研究段階である．しかし，OCT は消化管を含めて管腔臓器の壁構造を従来とは異なる作法で評価する点で有望視されている．

文　献

1）丹羽寛文：通常観察（白色光）．臨牀消化器内科　2009；24：11-18
2）Tajiri H, Niwa H：Proposal for a consensus terminology in endoscopy：how should different endoscopic imaging techniques be grouped and defined? Endoscopy　2008；40：775
3）田尻久雄，丹羽寛文：内視鏡観察法の分類と定義．Gastroenterol Endosc　2009；51：1677
4）Matsuda T, Saito Y, Fu K, et al：Does Autofluorescence imaging videoendoscopy system improve the colonoscopic polyp detection rate?—A pilot study. Am J Gastroenterol 2008；103：1926-1932
5）Kiesslich R, Galle PR, Neurath MF（eds）：Atlas of Endomicroscopy. Springer, Heidelberg, Germany, 2008
6）Inoue H, Sasajima K, Kaga M, et al：Endoscopic *in vivo* evaluation of tissue atypia in the esophagus using a newly designed integrated endocytoscope：a pilot trial. Endoscopy 2006；38：891-895
7）工藤進英，池原伸直，若村邦彦，他：大腸腫瘍性病変に対する Endocytoscopy．胃と腸 2008；43：969-977

9. 超音波内視鏡 (EUS)

長南明道

EUS 機器

1. 機種，走査法，描出法

EUS の機種は専用機（図 1a）と細径超音波プローブ（図 1b）に大別される．専用機は先端に超音波探触子を有する内視鏡で，探触子が大きいため，鮮明な画像が得やすい．低周波数・高周波数切り替え式が一般的で，種々の病巣に対応可能である．一方，内視鏡径が太く先端硬性部が長いため操作性が劣り，病巣の部位によっては走査が困難である．それに対し，細径超音波プローブは内視鏡の鉗子口より挿入し，走査できるため，病巣の部位の制約もほとんどない．しかし，探触子が小さいため，至適に走査できる範囲も狭く画質は劣る．また，高周波数対応のため，潰瘍性変化を伴う病巣，あるいは厚みのある病巣の深部では減衰してしまう．

EUS の走査方式は内視鏡の長軸に直交し，360°走査されるラジアルセクタ式と内視鏡長軸に平行し，約 60°走査されるリニア式がある．リニア式は画像が良好であるが，全周性の走査が時に困難であり，走査が簡便なラジアルセクタ式が一般に普及している．

また，描出法には，管腔内に脱気水を満たしてその中で走査する脱気水充満法と，探触

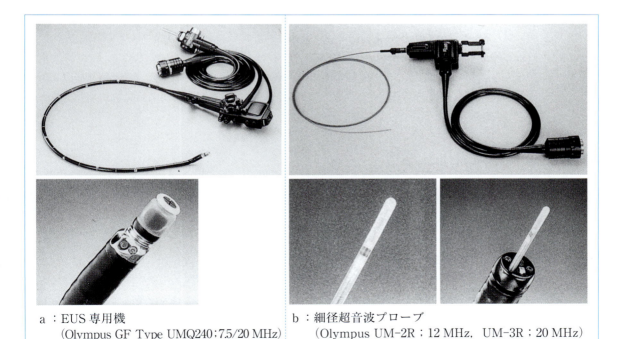

a：EUS 専用機
　（Olympus GF Type UMQ240；7.5/20 MHz）

b：細径超音波プローブ
　（Olympus UM-2R；12 MHz，UM-3R；20 MHz）

図1　超音波内視鏡

I．総　論

子の周囲のバルーンに脱気水を満たしてバルーンを病巣に押し当てながら走査するバルーン圧迫法がある．

2．描出のコツ

病巣の大きさ，部位，性状に応じて，専用機と細径超音波プローブを使い分ける．観測装置の基本的な設定（ゲイン，コントラスト，STC，周波数など）は，目的に合わせて至適の調節を心がける．また，脱気水充満法が基本となるが，粘膜ひだの間の病巣の診断，病巣の硬さの判定，あるいは脱気水充満が困難なときは随時バルーン圧迫法を併用する．

胃は管腔が広く，脱気水も貯留しやすい．原則として粘膜～粘膜筋板に主座を有する病巣では細径超音波プローブを用い，粘膜下層以深に主座を有する病巣には専用機を選択する．また，潰瘍性変化を伴わない，小さく，丈の低い，あるいは浅い病巣では細径超音波プローブを用い，潰瘍性変化を伴う病巣，範囲の広い病巣，丈の高い，あるいは深い陥凹を伴う病巣などには専用機を選択するとよい．部位的には，噴門部大弯，幽門前部，近位前庭部小弯，胃体部大弯の粘膜ひだの間の病巣は通常の専用機による描出が困難であり，バルーン圧迫法や細径超音波プローブを選択するとよい．

食道は管腔が狭いため，狭窄をきたすような進行癌ではスコープの通過が不能となる．また，細径超音波プローブでは貯水が困難であり，2チャンネルスコープやT字管を用いた連続注水法，ソフトバルーンを用いる方法などが報告されている．

消化管壁の基本層構造

EUSによる壁層構造は5層構造を基本とする．すなわち，高エコーの第1層は境界エコー＋粘膜固有層（M層）表層，低エコーの第2層は粘膜固有層（M層）深層＋粘膜筋板（MM層），高エコーの第3層は粘膜下層（SM層），低エコーの第4層は固有筋層（MP層），高エコーの第5層は漿膜下層（SS層）＋漿膜層（S層）＋境界エコーに相当する．

時として第2層と第3層の間に高エコー層が1層認められる．これはM層とMM層の境界エコーに相当し，その外側の低エコー層がMM層に相当する．また，第4層内にも高エコー層を1層認めることがある．これは筋層間の境界エコーあるいは筋層間結合織である（図2）．

各種疾患のEUS診断

1．粘膜下腫瘍と外圧排のEUS診断

粘膜下腫瘍の質的診断および外圧排との鑑別はEUSのもっともよい適応である．以下，代表的疾患について概説する．

1）嚢胞性疾患

嚢胞は第2層（M層）から第3層（SM層）にかけて存在する境界明瞭な無エコー域として描出され，触診で柔らかい（図3）．リンパ管腫も同様の像を呈するが，内部に隔壁をもつことが多い．また，粘膜下異所性胃腺も第2～3層内の多房性無エコー域として描出されるが，腺管密度の高いところでは部分的に高エコーの充実性腫瘍としてみられる．

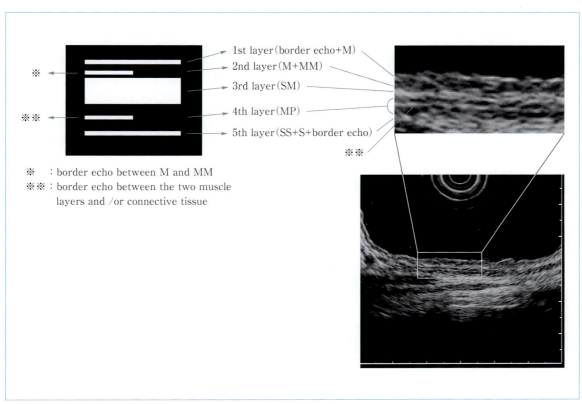

図2　正常消化管壁の基本層構造[1]

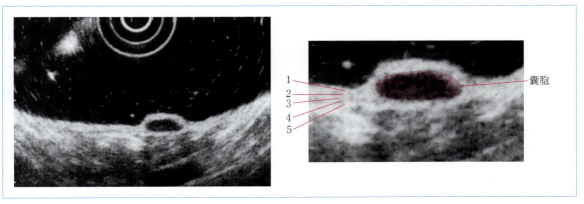

図3　胃嚢胞のEUS像

2）脂肪腫

脂肪腫は第3層（SM層）と交通する柔らかい高エコー均一の腫瘤として描出され，特徴的である（**図4**）．境界は明瞭で表面は平滑である．

3）迷入膵

迷入膵は第3層（SM層）から第4層（MP層）に主座をおく，境界やや不明瞭な紡錘形の腫瘤として描出される（**図5**）．触診では弾性を有する．内部エコーは低エコーであるが，筋原性腫瘍よりはややエコーレベルは高く，不均一なことが多い．また，腫瘤部で第4層

I. 総論

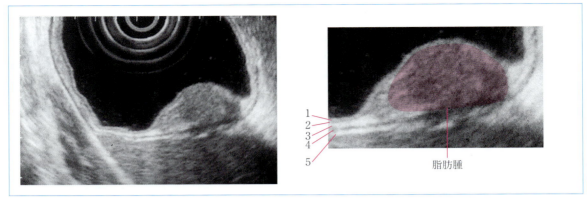

図4　胃脂肪腫のEUS像

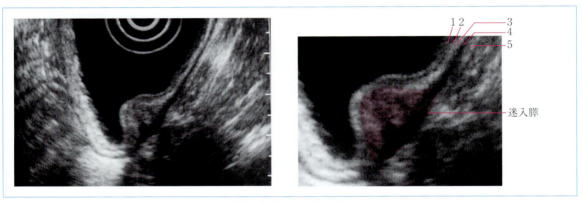

図5　胃迷入膵のEUS像

は肥厚し，2相性を示す．さらに腫瘤内部に導管による無エコー域を混じることがある．

4）筋原性腫瘍・神経原性腫瘍

　筋原性腫瘍では平滑筋腫と平滑筋肉腫〜GIST（gastrointestinal stromal tumor）の鑑別が問題となる．固有筋層由来の筋原性腫瘍は，第4層と交通する腫瘤として描出される．平滑筋腫の内部は均一低エコーで，腫瘍表面は平滑かつ周囲組織から画然と境される（**図6**）．一方，平滑筋肉腫〜GISTは基本的には低エコーを呈するが，さまざまな程度に高エコー部分を混じえる．また，時として内部に大きな無エコー域を認めることがある．さらに，腫瘍表面は結節状を呈することが多い（**図7**）．しかし，両者の鑑別は臨床上困難なことも少なくない．さらに，神経原性腫瘍も筋原性腫瘍と同様のEUS像を呈する．

5）外圧排

　外圧排の診断は，消化管壁の5層構造が保たれていることを証明すればよいので一般的には容易である．しかし，胃体上部前壁では胃壁が薄いうえに，肝臓と接しているため，層構造の分離が不十分となり，時として粘膜下腫瘍との鑑別が困難なこともある．肝嚢胞，肝血管腫，腸管ガス，緊満した胆囊などによる圧排が多い．

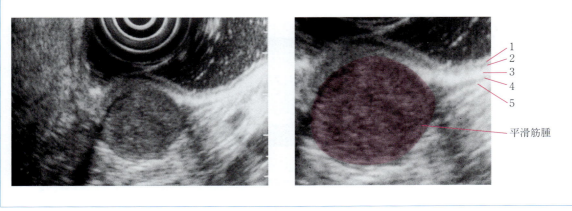

図6 胃平滑筋腫のEUS像

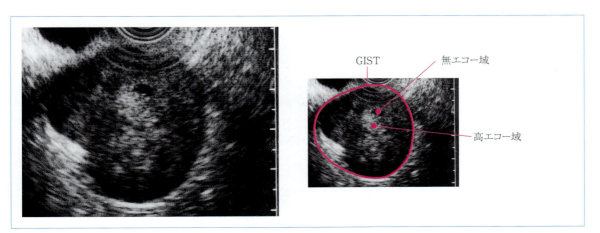

図7 胃GISTのEUS像

2．胃癌のEUS診断

1）早期胃癌の深達度診断

EUSによる深達度は，癌巣によって破壊される最深部の層をもって診断される．しかし，早期胃癌では消化性潰瘍，あるいは潰瘍瘢痕（UL）を伴う病巣が多いにもかかわらず，癌のエコーレベルとULのエコーレベルがほぼ同一であるため，分離できないことが多い．そのためUL（+）早期胃癌では癌の深達度診断が困難であり，各種のパターン分類が試みられてきた．図8にわれわれのパターン分類を示す．

① UL（−）早期胃癌の深達度診断

癌巣内に潰瘍性線維化巣を伴わないUL（−）型では，第3層（SM層）以深に変化を認めないものをM癌，第3層が画然と破壊されるが第4層以深が保たれるものをSM癌と診断する．

ただし，Ⅰ型では，隆起内で粘膜筋板が杯状に挙上し，これに伴ってEUS上，SM層も隆起内で挙上する．ゆえに，挙上した第3層に不整を認めないものをM癌，画然とした破壊を認めるものをSM癌と診断する．

UL（−）病巣の診断能は概して良好であるが，Ⅰ型など丈の高い病巣では，SM浸潤の

Ⅰ. 総論

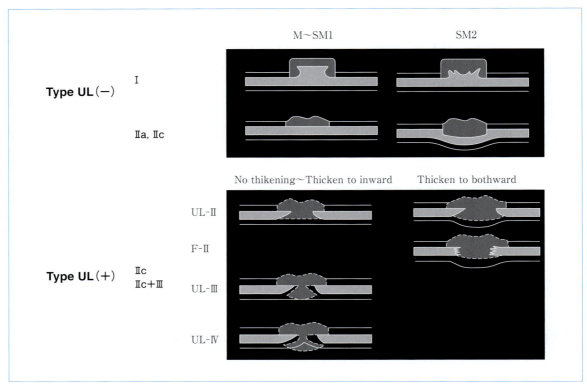

図8　EUSによる早期胃癌の深達度診断[1]

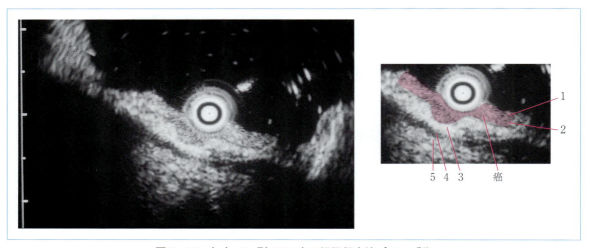

図9　UL（－）Ⅱc型SM2癌の細径超音波プローブ像

診断が困難なことも多い．また，リンパ濾胞，粘膜下嚢腫などと癌浸潤の鑑別に注意を要する．
　図9はUL（－）Ⅱc型早期胃癌の細径超音波プローブ像である．第3層上縁の画然とした破壊を認め，深達度SM2と診断する．組織学的にも，浸潤は0.8mmと小さいが画然とSM層に浸潤した癌であった．

②UL（＋）早期胃癌の深達度診断

　はじめに，粘膜内（M）にとどまるUL（＋）早期胃癌についてみてみる．まず，ULに伴う線維化巣によって，ULの深さに関わらず，第3層先端が胃内腔側に先細り状に収束途絶する（線維化巣はULの深さに応じた扇状の低エコー域としてみられる）．そして，胃

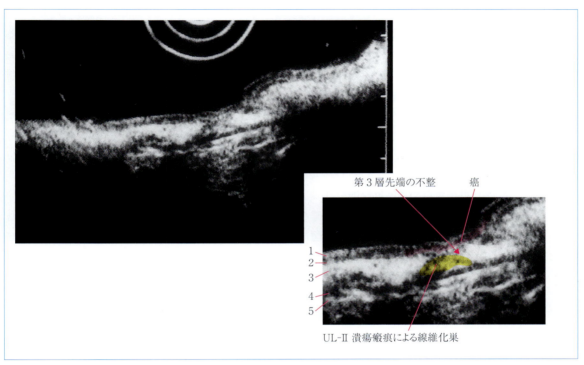

図10　UL-Ⅱ（＋）Ⅱc型SM1癌のEUS像

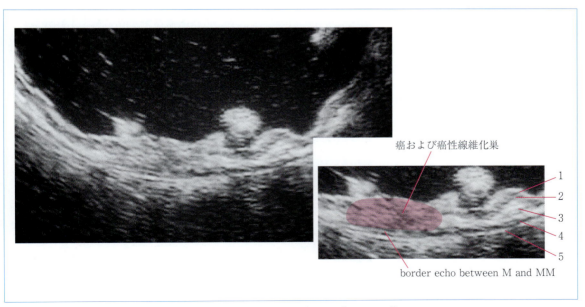

図11　F-Ⅱ（＋）Ⅱc型SM2癌のEUS像

Ⅰ. 総　論

壁の肥厚がないか第2層の肥厚程度の変化にとどまるものを，深達度Mと診断する．
　一方，SM層に深く浸潤するUL（＋）早期胃癌では，第4層は保たれるが胃内外への紡錘状の軽度の壁肥厚を認めることが特徴である．また，F-Ⅱ内外突出型（SM層の強い線維化巣内をびまん性に浸潤するSM2癌）でも同様に胃内外への軽度の壁肥厚を認める．
　UL（＋）早期胃癌の診断能はUL（－）早期胃癌に比べ低下する．なかでも開放性潰瘍を伴う病巣の診断は困難なことも多い．
　図10はUL-Ⅱ（＋）Ⅱc型早期胃癌のEUS像である．第4層は保たれ，第3層は先細り状に途絶している．第3層先端の不整はあるが，壁肥厚はみられず，深いUL-Ⅱ潰瘍瘢痕を伴うM～SM1癌と診断する．組織学的には深いUL-Ⅱ潰瘍瘢痕を伴う0Ⅱc型で，深達度は0.3 mmのSM微小浸潤癌であった．
　図11はF-Ⅱ（＋）Ⅱc型早期胃癌のEUS像である．第4層は保たれているが，第3層は不整に途絶し，胃壁は胃の内外に軽度肥厚している．深いF-Ⅱ線維化巣を伴うSM2癌と診断する．組織学的にもSM層深部に及ぶ線維化巣内にびまん性に癌浸潤を伴う0Ⅱc型で深達度SM2であった．

2）進行胃癌の深達度診断

　進行胃癌は，EUS上，境界明瞭な腫瘍を形成する腫瘤型と，第4層の著明な肥厚が主体をなす壁肥厚型に大別される（**図12**）．深達度は腫瘤型，壁肥厚型いずれにおいても，破壊が第4層にとどまり，第5層が保たれているものをMP癌，第5層が不明瞭かつ平滑なものをSS癌，第5層が不明瞭で凹凸不整なものをSE癌，さらに他臓器との境界が不明瞭なものをSI癌と診断する．
　進行癌では，癌浸潤が少ない場合はSS，SE，SIのそれぞれの鑑別は難しいことが多く，

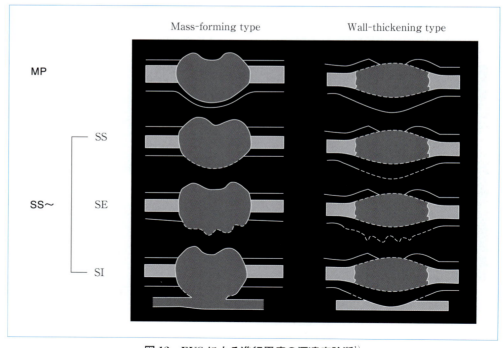

図12　EUSによる進行胃癌の深達度診断[1]

深達度SS〜とまとめて表記することも多い．また，バルーン圧迫法を併用すると診断しやすくなる．

3．食道癌の EUS 診断

食道癌は UL を伴わないため，UL（−）胃癌の診断基準が適用される．すなわち，深達度は癌巣によって破壊される食道壁の層構造の最深部をもって判定される．

M1〜M2 では EUS 上，壁の層構造の変化がほとんど現れない．M3〜SM1 になると第2層の肥厚，MM の断裂，あるいは第3層上縁の小さな破壊像として描出される．SM2〜SM3 では第3層の画然とした破壊像として描出される．

進行癌では第4層が破壊されているものは MP 癌，第5層が不明瞭あるいは不整なものは AD 癌，他臓器と境界不明瞭なものは AI 癌と診断する．

食道表在癌の EUS 深達度診断能は概ね良好であるが，M3〜SM1 でやや低下する．癌浸潤と鑑別すべきものとして，MM 近傍のリンパ組織の増生，SM 層の大きな食道腺，脈管などの存在に注意する．

文　献

1）長南明道，三島利之，松田知己：超音波内視鏡による消化管癌の深達度診断．日消誌　2004；101：755-761

II　診断のプロセス

形態を表現する用語

三宅直人，長南明道

　病変を診断するためには，病変の存在部位，個数（単発か多発か），大きさ，高さ（隆起か平坦か陥凹か），形態（病変全体の形状や辺縁の性状など），表面性状，色調などを詳細に観察する必要がある．

　隆起性病変の診断にはまず，上皮性病変か非上皮性病変かを鑑別することが重要である．その鑑別は隆起の立ち上がり（なだらかか急峻か）や表面性状（隆起が正常粘膜で覆われているか否か）によってなされる．また，上皮性病変であれば炎症性病変か腫瘍性病変か，良性か悪性かを次に鑑別する．

　陥凹性病変の診断には陥凹の深さ，陥凹の色調，陥凹底の性状（凹凸の有無，大きさなど），陥凹辺縁の性状，陥凹周囲のひだの所見により良悪性の鑑別をすることが重要である．

　また，診断の根拠となる所見にはさまざまなものがあり，それを表す用語の意味をよく理解し使用する必要がある．ここでは形態を表現する用語を，隆起性病変と陥凹性病変に分けてあげ，おもなものを解説する．

隆起性病変を表現する用語

① 形状を表現する用語	半球状	芋虫状	桑実状	たこいぼ状	臼歯状
	平盤状	無茎性	亜有茎性	有茎性	牛眼像
② 表面性状を表現する用語	平滑	粗糙	顆粒状	結節状	絨毛状
	乳頭状	無構造	白苔	びらん	臍形成（delle）
	潰瘍	血管透見の不整や消失			
③ その他の用語	架橋ひだ	巨大ひだ	クッションサイン		

【用語解説】

●無茎性（sessile），亜有茎性（semipedunculated），有茎性（pedunculated）

　山田らは胃の隆起性病変をその形態より分類した．山田分類では，隆起の起始部が滑らかで明確な境界を形成しないものをⅠ型とし，隆起の起始部に明確な境界線を形成しているがくびれを認めないものをⅡ型とした．Ⅰ型とⅡ型を無茎性と呼ぶ．Ⅲ型は隆起の起始部に明らかなくびれを形成しているが茎の認められないものであり，亜有茎性と呼ぶ．Ⅳ型は明らかな茎を有するものであり，有茎性と呼ぶ．

●たこいぼ状隆起（varioliform of erosive gastritis）

　頂部にびらんによる陥凹を伴う隆起のこと．前庭部によくみられ，壁状に連なって観察される．びらん性胃炎に認められる所見．

●牛眼像（bull's eye appearance）

　標的の中心円（黒点）を bull's eye という．これに似て，頂部に陥凹を有するドーナツ

Ⅱ．診断のプロセス

状の隆起をさす．多くは消化管壁に脈管性に転移した悪性腫瘍により，消化管壁が粘膜下
腫瘍様に隆起し，頂部に陥凹を伴った場合に使われる．

●臍形成（delle）

　隆起表面に認められる臍状のくぼみのこと．非上皮性腫瘍の隆起に認められる，びらん
などのくぼみに用いられる．

●架橋ひだ（bridging fold）

　おもに非上皮性腫瘍に認められる所見であり，隆起の周囲から隆起表面に向かいなだら
かに移行するひだのこと．粘膜下層以深に存在する腫瘍や炎症で形成された隆起によっ
て，周囲粘膜が隆起表面に引っ張られてできるひだを表す．

●巨大ひだ（giant fold）

　十分に送気した状態でも伸展しない，太く蛇行したひだのことを呼ぶ．Ménétrier病，
Borrmann 4型癌や悪性リンパ腫などで認められる．その鑑別には表面性状，胃壁の伸展
性，易出血性の有無やびらん，潰瘍の有無などの所見を加味して行う．

●クッションサイン（cushion sign）

　生検鉗子などによる触診所見の一つ．非上皮性腫瘍の鑑別のために用いられ，鉗子によ
る圧迫で腫瘍が柔らかくくぼむ所見．脂肪腫，リンパ管腫や血管腫など柔らかい腫瘍で認
められる．

陥凹性病変を表現する用語

① 形状を表現する用語	円形	類円形	線状	地図状	塹壕状	星芒状
	不整形	平皿状	アフタ			
② 陥凹底の性状を表現する用語	平坦	凹凸不整	顆粒	結節	島状隆起	白苔
	びらん	潰瘍	無構造	血管透見の不整や消失		
③ 陥凹辺縁（境界）の性状を表現する用語	明瞭	不明瞭	不整	鋸歯状	ひげ状	
	棘状	蚕食像				
④ 陥凹周囲のひだの性状を表現する用語	集中	先細り	中断	棍棒状肥大	融合	
⑤ その他の用語	耳介様	周堤隆起	台状挙上			

【用語解説】

●塹壕状（trench）

　戦場での塹壕に類似した形態をさす．多くは塹壕潰瘍（trench ulcer）という用語で用い
られ，胃体部小弯から前後壁に存在する縦走潰瘍を示す．

●アフタ（aphtha）

　円形もしくは類円形の小びらんや小潰瘍のことで，周囲に紅暈を伴う白色斑．軽微な炎
症性変化であり，種々の炎症性疾患の初期像でも認められる．

●島状隆起，島状粘膜残存（islet-like nodule）

　浅い陥凹底に存在する島状に取り残された粘膜のこと．通常は5 mm前後で複数認めら
れることが多い．上皮性悪性腫瘍でしばしば認められ，良悪性の鑑別に重要である．

●蚕食像（encroachment, moth-eaten appearance）

　上皮性悪性腫瘍すなわち癌に認められる所見であり，良悪性の鑑別に重要な所見であ

る．蚕が葉を食べる時にできるような，不整な辺縁を表す所見であり，腫瘍の表面露出部と正常粘膜（非腫瘍部もしくは腫瘍の表面非露出部）との境界に認められる．虫食い像とも呼ばれる．

●ひだ集中（fold convergence）

粘膜下層や固有筋層の線維化により生じる周囲粘膜からのひだの集中を表す．ひだ集中のみでは良悪性の鑑別はできず，集中するひだの所見（蚕食，肥大，融合など）で良悪性の鑑別を行う．

●ひだの先細り（tapering of the fold）

集中するひだ先端が中心部に近づくに従って細くなること．良性病変では中心に向かって滑らかに細くなるが，悪性病変では突然の先細り（やせと呼ぶ）が認められる．

●ひだの中断（abrupt ending, abrupt cessation of the fold）

集中するひだが陥凹の辺縁で明確な段差を有して途絶すること．悪性腫瘍に認められる所見であり，途絶した部位が粘膜層における腫瘍浸潤の境界に相当する．

●ひだの棍棒状肥大（clubbing, club-like thickening of the fold）

集中するひだが太まっていること．良性潰瘍が急速に治癒し再生上皮の増殖が強い場合でも認められるが，悪性病変の場合は粘膜下層以深への浸潤を強く示唆する所見である．

●ひだの融合（fusion of the folds）

集中するひだの先端が融合する所見で，棍棒状肥大と同じく良性病変でも認められる．悪性病変では不均一に腫大融合し硬く，棍棒状肥大とともに粘膜下層以深への浸潤を強く示唆する所見である．

●周堤隆起（ulcer mound, marginal swelling）

陥凹を取り囲むように存在する隆起のこと．良性潰瘍の周囲にみられる周堤は柔らかい．悪性病変の周囲にみられる周堤は硬く，粘膜下層以深への浸潤を強く示唆する．

●台状挙上

十分に送気し胃壁を伸展した状態で，陥凹部を含め病変全体が周囲粘膜より隆起して認められる形態．粘膜下層以深に浸潤した悪性病変に認められる所見．

Ⅱ．診断のプロセス ［咽頭］

［咽頭］

隆　起

青山育雄，森田周子，武藤　学

　中・下咽頭領域の内視鏡観察では，唾液や粘液の付着が観察の妨げとなるうえに，咽頭反射や解剖学的に複雑な形態をしていることから慎重なスコープ操作が必要とされる．また，その観察の困難さから上部消化管内視鏡検査時には詳細な観察は避けられる傾向にあった．しかし，近年，field cancerization 現象の概念が定着し，咽頭部領域の観察の重要性が指摘されている．実際に食道癌患者の約8％に頭頸部表在癌が認められることも報告[1]され，頭頸部領域の病変に接する機会は増えつつある．

　表に中・下咽頭領域に認められるおもな隆起性病変を示す．日常診療のスクリーニング内視鏡検査において発見される頻度が高いものとして嚢胞，炎症性隆起などがあり，悪性腫瘍との鑑別が必要である．悪性腫瘍は大部分が扁平上皮癌である．

表　中・下咽頭領域のおもな隆起性病変

上皮性病変	非上皮性病変
腫　瘍　　上皮性悪性腫瘍　　疣状癌　　扁平上皮癌　　移行上皮癌　　類基底細胞癌　　Neuroendocrine cell carcinoma　　Spindle cell carcinoma　**非腫瘍**　　乳頭腫　　炎症性ポリープ	硬口蓋の隆起　囊胞　血管腫　悪性リンパ腫

咽頭における隆起性病変の鑑別診断のポイント

　咽頭での長時間の観察は患者の苦痛を伴うため，短時間で必要な情報を観察し鑑別診断をつけなければならない．咽頭隆起性病変を見つけた場合は，まず上皮性病変，非上皮性病変の鑑別を行う．病変部が周囲粘膜と同様の性状の粘膜に被覆されているかどうかにて判断され，隆起の立ち上がり方や血管透見像が周囲粘膜と同様に観察されるかどうかが参考になる．

非上皮性腫瘍

　隆起部が周囲粘膜と同様の性状の粘膜に被覆されている場合は，非上皮性腫瘍を疑う．咽頭は軟骨による凹凸が隆起性病変のように見えることがあるが，遠景像で観察すれば左右対称の構造物であることから鑑別できる．非上皮性腫瘍は嚢胞病変の頻度が高いが，上皮性悪性腫瘍のなかには粘膜下腫瘍様の発育形態をとるものもあり，急激に増大するものや，いびつな凹凸が目立つものには注意が必要である．

112

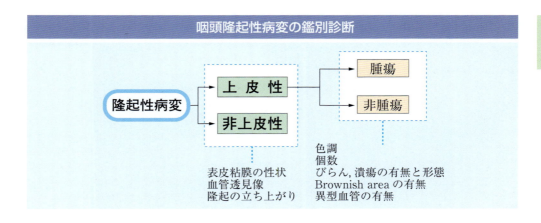

上皮性悪性腫瘍

　上皮性病変と判断された病変では，腫瘍/非腫瘍の鑑別が重要なポイントになる．進行癌は，隆起のいびつさに加え，不整なびらんや壊死性滲出物の付着を伴うことから比較的容易に診断できる．しかし，咽頭癌の初期病変は粘膜のわずかな発赤や凹凸，白色混濁，正常血管網の消失，角化など微細な変化を示すのみであることから白色光での表在性癌の発見は従来困難であった．近年，Narrow Band Imaging（NBI）などの画像強調内視鏡（image enhanced endoscopy；IEE）の登場により，咽頭表在癌が発見される機会が増加している．とくに，NBIによる扁平上皮癌の検出は，brownish area（BA）と呼ばれる茶褐色の領域を見つけることで病変を指摘することができる[2),3)]．

　BAは，粘膜自体が周囲の非腫瘍性粘膜と比べ明らかな色調変化をしている場合が多く，BAが観察されれば，周囲の粘膜と境界が明瞭であるかを観察することが重要である．次にBA内の血管を観察するために拡大観察を行う．拡大観察では，扁平上皮癌であれば，大きさや形態，配列が不均一で上方（内腔側）へ発育する異型微小血管の増生を確認できる．領域性のあるBAと血管の異常の両所見を確認することで，高い精度で「癌」と診断することができる[1)〜4)]．

上皮性良性腫瘍

　病変の領域性がはっきりしない，血管異型が目立たない病変は非癌病変である確率が高い．乳頭腫，炎症性隆起などの頻度が高い．

文　献
1) Muto M, Minashi K, Yano T, et al：Early detection of superficial squamous cell carcinoma in the head and neck region and esophagus by narrow band imaging：A multi center randomized controlled trial. J Clin Oncol　2010；28：1566-1572
2) Muto M, Ugumori T, Sano Y, et al：Narrow band imaging combined with magnified endoscopy for the cancer at the head and neck region. Dig Endosc　2005；17：S23-S24
3) Muto M, Nakane M, Katada C, et al：Squamous cell carcinoma *in situ* at oropharyngeal and hypopharyngeal mucosal sites. Cancer　2004；101：1375-1381
4) Muto M, Katada C, Sano Y, et al：Narrow band imaging：a new diagnostic approach to visualize angiogenesis in superficial neoplasia. Clin Gastroenterol Hepatol　2005；3：S16-S20

Ⅱ．診断のプロセス ［咽頭］

硬口蓋外骨症

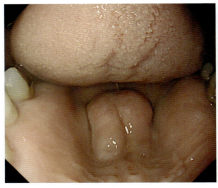
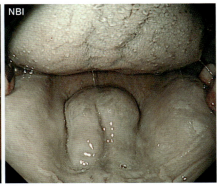

（特徴的所見）
- 硬口蓋正中に，正常の粘膜に被膜された隆起を認める．
  - 非腫瘍性の骨増殖とされ，外側に発育する骨隆起である．その存在自体が問題になることは少ない．
  - 年齢的には，幼少期に認められることはほとんどなく，加齢とともに出現し，隆起が著明になってくるのは 40 歳以降といわれている．

喉頭蓋嚢胞

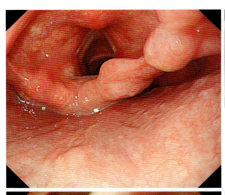
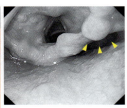
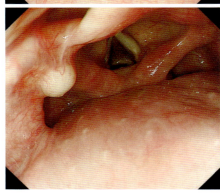
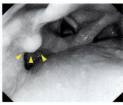

（特徴的所見）
- 上図：なだらかな立ち上がりを示す表面平滑な隆起性病変（矢頭）を右披裂ひだ上に認める．
- 下図：左披裂喉頭蓋ひだ上に表面平滑な白色隆起（矢頭）が認められる．
- いずれも周囲粘膜と同様の血管像が透見され非上皮性腫瘍と診断される．

114

咽頭嚢胞

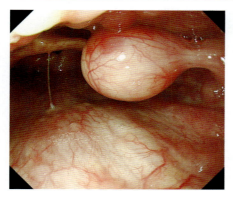

（特徴的所見）
- 中咽頭側壁から立ち上がる正常粘膜に被覆された隆起性病変を認める．

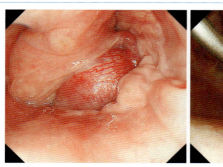
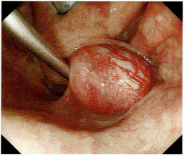

参考症例

粘膜下腫瘍様の形態をきたした spindle cell carcinoma

右梨状陥凹から輪状後部にかけて表面平滑な粘膜下腫瘍様の隆起性病変を認める．表面には怒張した血管が網目状に発達している．

血管腫

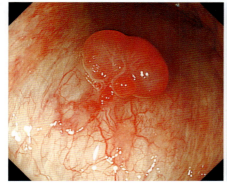
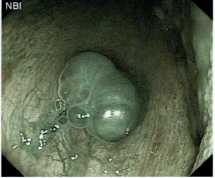

（特徴的所見）
- 中咽頭後壁に透明感のある発赤隆起を認める．
- 表面は平滑で軟らかい．

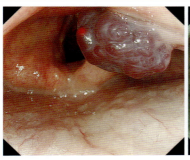
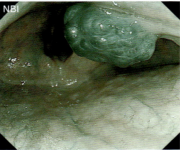

参考症例

血管腫

上の症例に類似する形態．中咽頭右前壁より立ち上がる隆起性病変．
表面は平滑で暗赤色の色調を呈している．

咽頭隆起

Ⅱ．診断のプロセス　［咽頭］

炎症性ポリープ

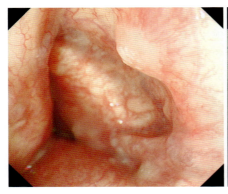
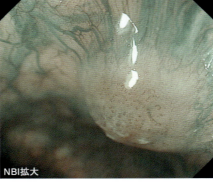

（特徴的所見）
- 右梨状陥凹に褪色調の小隆起を認める．
- NBI観察にて病変部は淡いbrownish areaとして視認されるが周囲との境界は不明瞭であり，咽頭癌を疑わせるような血管の異型を認めず，炎症性ポリープと考えられる．

参考症例

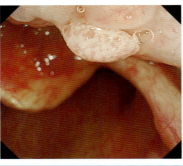
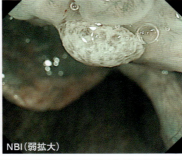

炎症性ポリープ

　上の症例に類似する形態．舌根部に白色びらんを伴う隆起性病変を認める．
　NBI観察においても異型血管が確認されない．

乳頭腫

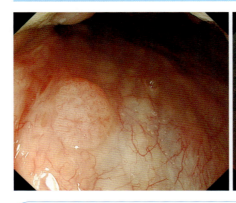
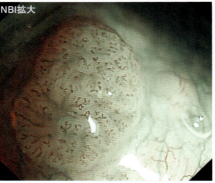

（特徴的所見）
- 中咽頭後壁に，松笠様の隆起を認める．
- NBI拡大観察では各小隆起内にとどまる血管の延長傾向を認めるが口径不同は認めない．

参考症例

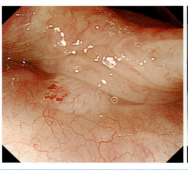
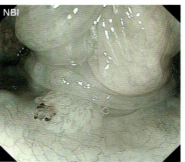

乳頭腫

　下咽頭後壁に乳頭状に伸びるイソギンチャク様の隆起性病変を認める．
　NBI観察では延長した血管像が視認されるが拡張はみられない．

乳頭腫

咽頭隆起

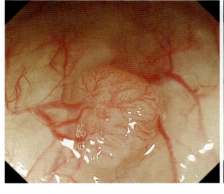
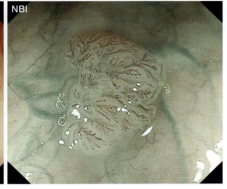

（特徴的所見）
- 中咽頭後壁のイソギンチャク様の隆起性病変.
- NBI観察では延長した血管像が視認されるが拡張はみられない.

0-Ⅱa型下咽頭癌〔表在癌：上皮内癌〕

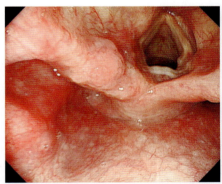
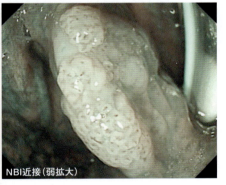
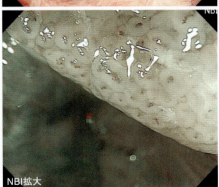

（特徴的所見）
- 左披裂ひだに軽度褪色した隆起性病変が観察されるが, 全体像の把握は困難である.
- 近接しNBI拡大観察を行うと蛙の卵様の小隆起集簇像を認め, 小隆起内には異型血管が確認される.

Ⅱ．診断のプロセス　［咽頭］

0-Ⅱb型下咽頭癌〔表在癌：上皮内癌〕

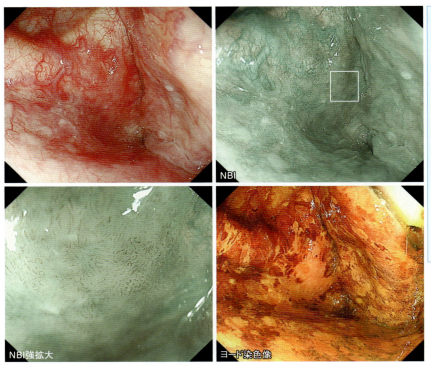

（特徴的所見）
- 左梨状陥凹部にカンジダ様のこまかい白苔を一部伴う発赤平坦病変を認める．
- NBI観察では発赤部に一致し，brownish areaが認められ，配列が不均一で不規則に蛇行した微小血管の増生が確認される．
- ヨード染色（治療時）では病変部は不染帯として認識される．背景粘膜にはまだら不染帯が目立つ．

0-Ⅱa＋Ⅰ型下咽頭癌〔表在癌：上皮下層浸潤癌〕

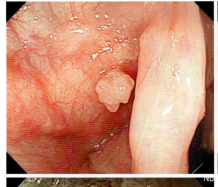
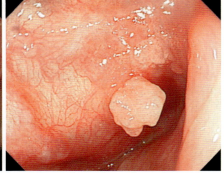
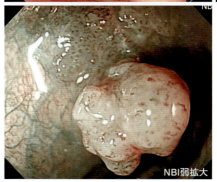

（特徴的所見）
- 左梨状陥凹部にやや褪色調の結節隆起と，周囲に広がる発赤粘膜および凹凸不整な褪色調平坦隆起病変を認める．
- 隆起周囲粘膜の血管透見は消失している．
- NBI弱拡大像では，病変内の異型血管が確認され，周囲に広がる丈の低い隆起内にも異型血管の増生が視認できる．

0-Ⅱa＋Ⅰ型下咽頭癌〔表在癌：上皮下層浸潤癌〕

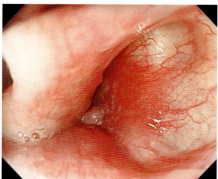
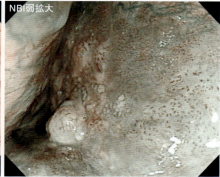

（特徴的所見）
- 右梨状陥凹部にやや褪色調の結節隆起と，周囲に広がる発赤平坦粘膜および褪色調平坦隆起病変を認める．
- NBI弱拡大像では，隆起周辺に広がる brownish area と異型血管が視認される．
- 隆起の一部が結節状であり上皮下層浸潤癌と判断される．

Ⅰ型中咽頭癌

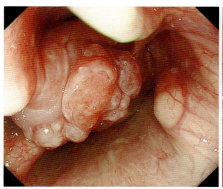
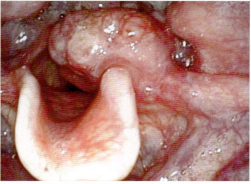

（特徴的所見）
- 中咽頭側壁から伸びるカリフラワー状の隆起性病変（Ⅰ型食道癌様）を認める．
  ◆本症例は経鼻スコープで見ると有茎性病変であることが視認可能であった．

参考症例

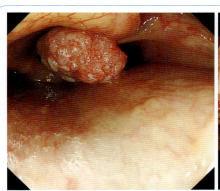
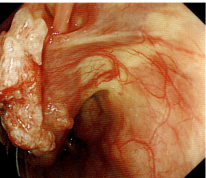

咽頭癌（表在癌：上皮下層浸潤）

中咽頭右側壁より発育する有茎性の咽頭癌．茎部には厚みが乏しい．

咽頭隆起

Ⅱ．診断のプロセス　［咽頭］

1型下咽頭癌

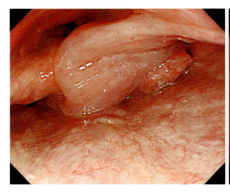 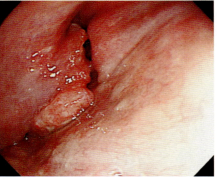

（特徴的所見）
- 右梨状陥凹部に隆起性病変を認める．
- 近接で観察すると喉頭側に表面構造の不整な隆起の拡がりが確認された．
- 肛門側の隆起には不整な陥凹を伴い上皮下層～筋層への浸潤が疑われる．

0-Ⅱa＋Ⅱc型下咽頭癌

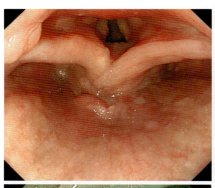 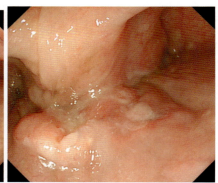

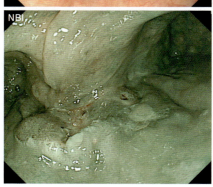

（特徴的所見）
- 下咽頭輪状後部に，不整陥凹を伴う隆起性病変（0-Ⅱa＋Ⅱc型食道癌様）．
- 腫瘍立ち上がり部に正常上皮がみられる．
- NBI観察では腫瘍立ち上がり部に正常上皮が視認される．
- 上皮下に腫瘍が浸潤し隆起を形成している所見と考えられる．

0-Ⅱa＋Ⅱc型下咽頭癌

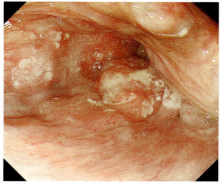
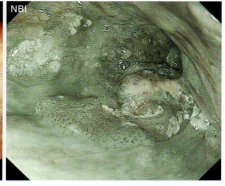

（特徴的所見）
- 左梨状陥凹部に，不整な白苔の付着した扁平隆起が広がっている．
- 病変部に一致し血管透見像が消失している．
- NBI観察では隆起部に一致し，ドット状の異型血管が視認される．

1型中咽頭癌

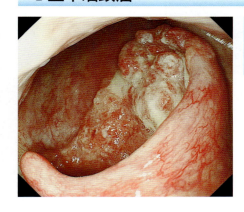

（特徴的所見）
- 中咽頭右扁桃部．壊死滲出物の付着を伴う不整な結節状〜顆粒状の隆起を認める．

咽頭隆起

Ⅱ．診断のプロセス　[咽頭]

喉 頭 癌

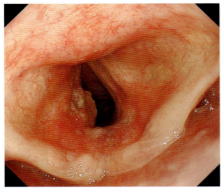
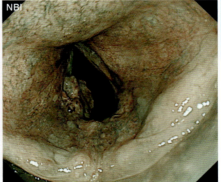

(特徴的所見)
- 左声門部に不整な隆起性病変を認める．

喉 頭 癌

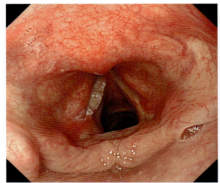
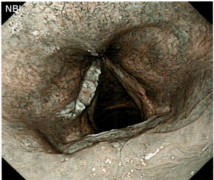

(特徴的所見)
- 左声門部に異常角化を伴う白色調の隆起性病変を認める．
  ◆生検にて扁平上皮癌が確認された．

[咽頭]

陥　凹

菊池大輔, 飯塚敏郎, 貝瀬　満

　咽喉頭領域は骨や軟骨, 気管などにより覆われているため, 陥凹を呈する病変は非常に少ない. 陥凹性病変を見つけた際, 第一に腫瘍性病変か否かを鑑別する. 白色光観察では, 陥凹の形態, 深さ, 辺縁隆起の有無, 色調, 正常血管網の透見などに着目し観察を行うべきである. NBI拡大で血管構造を観察することで, より客観的に診断することが可能である. 腫瘍性病変では, 拡張・蛇行・口径不同・形状不均一の所見を有する異型血管が出現し, 四徴がすべて認められれば癌と診断することができる. 個々の血管の構造に加えて, 血管の配列の規則性も重要であり, 癌では血管の配列の規則性が消失している.

腫瘍性病変

　表在咽頭癌と同じ扁平上皮癌である表在食道癌では, 表面陥凹型（0-Ⅱc型）がもっとも多い肉眼形態である. しかし表在咽頭癌では0-Ⅱc型の病変は13%（11/84）と非常に少ないと報告[1]されている. 病理学的に表在性の腫瘍性病変は, 上皮内に病変が限局する上皮内腫瘍性病変と間質浸潤を伴う上皮下層浸潤癌に分けられる. そして上皮内腫瘍性病変は, 異形成（dysplasia）と上皮内癌（carcinoma in situ）に分けられる. 白色光では, 辺縁隆起や陥凹内隆起など凹凸を伴う病変は上皮下層浸潤癌の可能性が高い. NBI拡大では表在食道癌と同様にループ構造[2]に着目し, ループ構造の消失した異型血管を認めると上皮下層浸潤癌の可能性が高い[3]. しかし炎症細胞浸潤により基底膜が不明瞭な病変もあり, 上皮下層浸潤の有無の病理学的判定は時に難しい[4]. また上皮下層浸潤した際の浸潤距離の測定方法や, 浸潤距離と転移リスクの関連性はまだ一定の見解がなく今後の課題といえる.

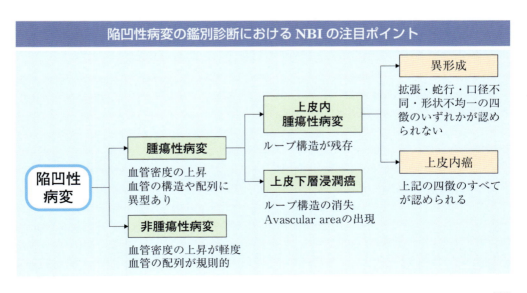

非腫瘍性病変

　非腫瘍性病変のなかでもっとも頻度が高いものはリンパ濾胞である．扁平隆起の内部の陥凹として認識される．NBI で brownish area として認識されることが多く，表在癌との鑑別を要する．多発し同様の病変が他部位にも存在することが多く，かつ NBI で血管密度の上昇が軽度で血管の構造や配列の規則性が保たれていることより鑑別可能である．

文　献

1) 門馬久美子，藤原純子，加藤　剛，他：中・下咽頭表在癌の内視鏡診断．胃と腸　2010；45：203-216
2) Oyama T, Inoue H, Arima M, et al：Prediction of the invasion depth of superficial squamous cell carcinoma based on microvessel morphology：magnifying endoscopic classification of the Japan Esophageal Society. Esophagus　2016；14：105-112, Epub 2016 Apr 6
3) Kikuchi D, Iizuka T, Yamada A, et al：Utility of magnifying endoscopy with narrow band imaging in determining the invasion depth of superficial pharyngeal cancer. Head Neck　2015；37：846-850
4) 井下尚子，飯塚敏郎，貝瀬　満，他：下咽頭癌の病理診断と問題点．消化器内視鏡　2016；28：58-63

扁桃陰窩

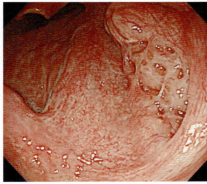
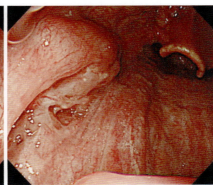

(特徴的所見)
- 扁桃陰窩に存在する口蓋扁桃の開口が小陥凹として認識される．
- 正常な組織であり，左右両側に存在することが多い．
- 膿栓といわれる白色構造物が存在することがある．

リンパ濾胞

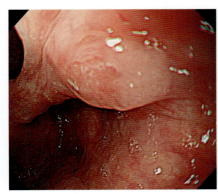
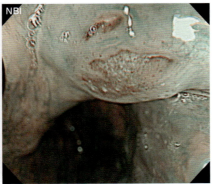

(特徴的所見)
- 右梨状陥凹に 10 mm 大の扁平隆起の内部にわずかな発赤調の陥凹が認められる．
- 隆起部の表面は平滑で，頂部に陥凹を伴う．
- 陥凹部は NBI で brownish area として認識される．内部の血管に異型は乏しい．
  - ◆ リンパ濾胞は梨状陥凹や舌根部に好発する．多発することが多く，左右対称に存在することも多い．
  - ◆ 隆起の頂部の浅い陥凹として認識され，ヨードでは淡染となる．

咽頭陥凹

II. 診断のプロセス ［咽頭］

0-Ⅱc型中咽頭癌〔表在癌；上皮下層浸潤癌〕

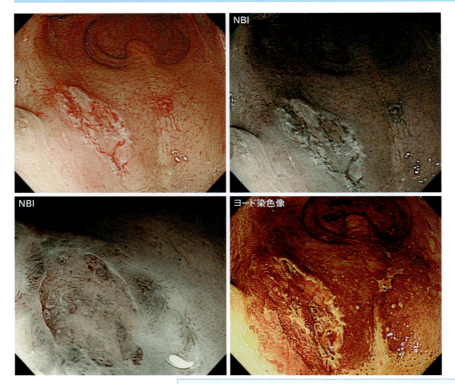

（特徴的所見）
- 中咽頭軟口蓋の右側に20mm大の陥凹性病変が認められる．
- 角化物に覆われた領域は血管の視認性が不良である．
- 拡大観察でループ構造の消失した拡張した血管が認められ，上皮下層浸潤癌が疑われた．
- ヨード染色では明瞭な不染を呈し，陥凹が顕在化する．
  ◆病理学的には上皮下層浸潤癌で，腫瘍の厚みは1,800μmであった．

憩　室

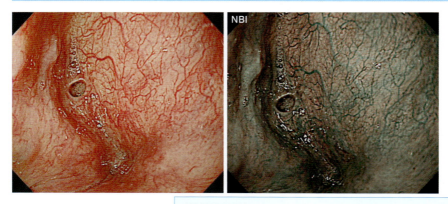

（特徴的所見）
- 下咽頭右梨状陥凹に3mm大の陥凹あり．境界明瞭で，陥凹内の上皮と周辺の上皮に差異は認められない．
- 食物の貯留，炎症の併発などにより症状を呈する可能性がある．

[咽頭]

色　調

菊池大輔，飯塚敏郎，貝瀬　満

　咽喉頭領域の病変は，色調の変化を契機に発見されることが多い．凹凸を伴わない色調変化のみの病変を発見するためには，粘液や唾液などがないきれいな視野で，適切なセデーション下に観察をするべきである．そして観察する部位を画一化することで見落としのリスクを軽減できる．

　まず白色光観察で適切に色調変化を拾い上げることが重要であり，そして色調別に鑑別するべき病態を熟知する必要がある．拾い上げ診断には NBI が有用[1]であり，小さな発赤調の病変は brownish area として認識されることが多い．NBI に拡大内視鏡を併用することで質的診断が可能となる．微小血管を観察することによる診断は，同じ扁平上皮に覆われた食道に類似している．拡張・蛇行・口径不同・形状不均一の四徴を認め，血管密度が上昇[2]していると，癌と診断することが可能であり，癌が浸潤するにつれて血管構造の異型は強くなる[3]．

発 赤 調

　咽頭喉頭の表在癌の半数以上は発赤調の色調を呈している[4]．腫瘍性病変，炎症性病変や血管性病変などを鑑別する必要があるが，病変の境界が不明瞭なもの，多発するものは炎症性病変の可能性が高い．腫瘍性病変と比較して炎症性病変では血管の構造や配列の規則性が保たれており，かつ血管密度が低い．

　明瞭な境界を有する単発の発赤調の病変では腫瘍性病変を念頭におくべきである．非拡大 NBI でドット状の血管の増生，メッシュ状の avascular area を認めた際にはより強く表在癌を疑う必要がある[5]．疑わしい病変を認めた際には拡大観察を行い，個々の血管の詳細な観察を行うと質的診断がより確かなものになる．angioectasia では，口径不同の乏しい明らかに太い径の血管が増生している．

白 色 調

　表在咽頭癌そのものは発赤調を呈していても，角化物に覆われるような病変は白色調の色調を呈する．角化異常を呈する症例は，食道咽頭の扁平上皮癌の高リスク群といわれており，口腔内に角化異常を認めた際には注意深く咽頭喉頭領域から観察をする必要がある．角化した領域では NBI での血管診断は困難であり，角化を伴わない領域を見つけて拡大観察をする必要がある．

　鑑別するべき病態に，口腔内カンジダ症，glycogenic acanthosis，乳頭腫などがある．いずれも隆起性の病変であるが，単発か否か，白色調病変内に色調の異なる領域が存在するか否か，表面が平滑か否か，乳白色か否かなどに着目し鑑別する．これらの病変は，NBIでは血管構造が視認されないもしくは規則的であり癌との鑑別は比較的容易である．ま

II．診断のプロセス　［咽頭］

た，放射線治療や内視鏡治療後の瘢痕は，平坦で白色調を呈する．放射線治療後瘢痕では勾玉状の拡張した血管が認められ，内視鏡治療後瘢痕では口径不同を伴わない拡張した血管が認められる．

正色調

白色光観察で色調変化や凹凸を伴わない病変の際に注目するべき所見は，正常血管網の消失である[4]．このような病変を白色光で発見することは決して容易ではなく，唾液や粘液のないきれいな視野での観察は必須である．このような病変に対してもNBIを使用することで病変の視認性は向上するが，周囲粘膜とのわずかな差を見つける姿勢がないとNBIを使用しても容易に見落としをしてしまう．発赤調の病変のように濃い brownish area としては認識されないが，淡い brownish area とドット状の血管増生で病変の存在を疑うことが可能である．拡大観察を行い，増生した微小血管の構造や配列の規則性，血管密度に着目し異形成か癌かを鑑別する．

黒色調，青色調

黒色調を呈する病変ではメラノーシスがもっとも頻度が高い．NBIより白色光のほうがより明瞭であり，拡大観察をしても異型血管の増生は認められない．メラノーシスを有す

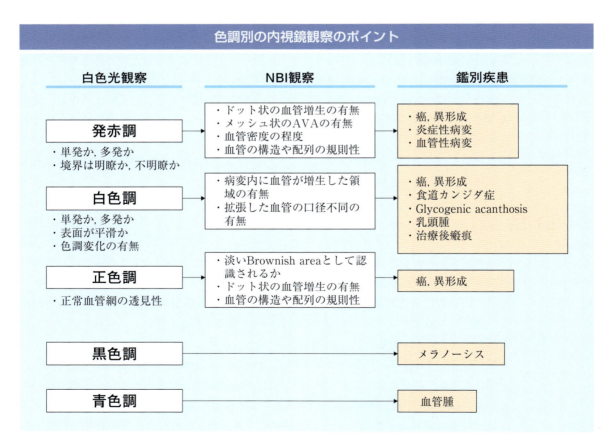

色調別の内視鏡観察のポイント

る症例は，咽頭・食道領域の扁平上皮癌の高リスク症例である．角化異常と同様，口腔咽頭内にメラノーシスを有する症例では注意深い咽頭からの内視鏡観察が必要である[6]．血管腫は青色調のことが多いが，色調の変化より隆起した形態で気づかれることが多い．

文　献

1) Muto M, Minashi K, Yano T, et al：Early detection of superficial squamous cell carcinoma in the head and neck region and esophagus by narrow band imaging：a multicenter randomized controlled trial. J Clin Oncol　2010；28：1566-1572

2) Kikuchi D, Iizuka T, Hoteya S, et al：Vascular density of superficial esophageal squamous cell carcinoma determined by direct observation of resected specimen using narrow band imaging with magnified endoscopy. Dis Esophagus　2017；30：1-5

3) Kikuchi D, Iizuka T, Yamada A, et al：Utility of magnifying endoscopy with narrow band imaging in determining the invasion depth of superficial pharyngeal cancer. Head Neck 2015；37：846-850

4) 門馬久美子，藤原純子，加藤　剛，他：中・下咽頭表在癌の内視鏡診断．胃と腸　2010；45：203-216

5) Yoshimura N, Goda K, Tajiri H, et al：Diagnostic utility of narrow-band imaging endoscopy for pharyngeal superficial carcinoma. World J Gastroenterol　2011；17：4999-5006

6) Yokoyama A, Mizukami T, Omori T, et al：Melanosis and squamous cell neoplasms of the upper aerodigestive tract in Japanese alcoholic men. Cancer Sci　2006；97：905-911

Ⅱ．診断のプロセス　［咽頭］

0-Ⅱb 型下咽頭癌〔表在癌：上皮内癌，発赤調〕

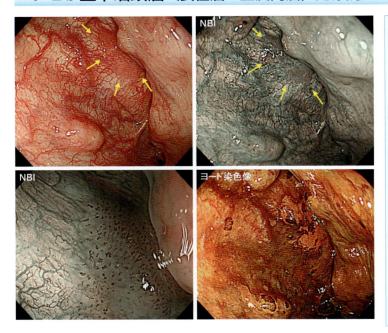

（特徴的所見）
- 下咽頭左梨状陥凹に発赤調の領域を認める．
- 角化や凹凸は認められないが，背景の正常血管網の透見が消失している．
- NBI で brownish area として認識できる．
- 拡大観察するとループ構造の保たれた異型血管が認められる．
- ヨード染色で明瞭な不染を呈する．
  - ◆下咽頭癌でもっとも多い色調変化は発赤である．まずは小発赤に気をつけて観察するべきである．左梨状陥凹は唾液が溜まりやすい部位であるので，反射などを起こさないように適宜吸引除去してから観察する．

0-Ⅱb+Ⅱa 型下咽頭癌〔表在癌：上皮下層浸潤癌，発赤調〕

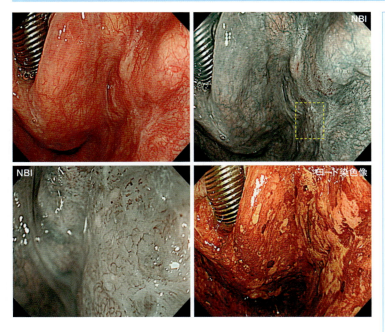

（特徴的所見）
- 下咽頭右梨状陥凹に角化した扁平隆起を伴う発赤調の領域を認める．
- NBI で brownish area として認識できる．
- 角化した扁平隆起部（黄色線）の拡大観察ではループ構造の消失した血管と，avascular area が認められる．病理学的には同部位に一致して上皮下層浸潤が認められた．浸潤部の腫瘍の厚みは 650 μm であった．
- ヨード染色で約 25 mm 大の不染を呈する．
  - ◆咽頭癌の深達度に日本食道学会分類を応用することが可能と考えられる．
  - ◆ループ構造の消失した血管や avascular area を認めると上皮下層浸潤をきたしている可能性が高い．

0-Ⅱb型中咽頭癌〔表在癌：上皮下層浸潤癌，正色調〕

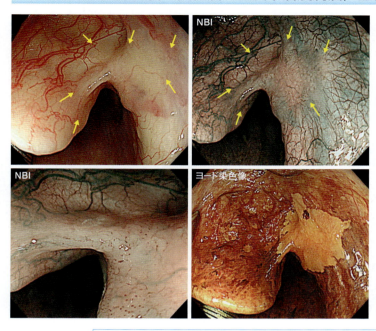

（特徴的所見）
- 喉頭蓋谷から中咽頭右側壁に色調変化を伴わないが，正常血管網の透見が消失した領域が認められる．
- NBI でわずかな brownish area として認識できる．
- 拡大観察すると病変の辺縁ではループ構造の保たれたドット状の血管が増生し，一部で avascular area が認められる．病理診断では上皮下層浸潤を呈する癌であり，浸潤距離は 300 μm であった．
- ヨード染色で約 15 mm 大の明瞭な不染を呈する．

◆咽頭癌は時に色調変化を伴わないことがあり，NBI での brownish な変化はごくわずかである．このような病変を的確に見つけるには正常血管網の走行に着目するべきである．
◆急峻に血管網が途絶する領域はなんらかの厚みのある病変の存在を疑うべきである．

0-Ⅱa型中咽頭癌〔表在癌：上皮内癌，白色調〕

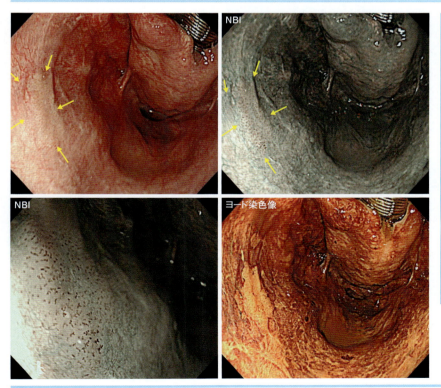

（特徴的所見）
- 中咽頭左側壁に白色調の扁平隆起性病変が認められる．正常の血管網の血管透見が消失している．
- NBI でわずかな brownish area として認識できる．
- 拡大観察すると，ドット状の血管が増生している．ループ構造は保たれている．病理学的には上皮内癌であった．
- ヨード染色で約 12 mm 大の明瞭な不染を呈する．

咽頭色調

131

0-Ⅱa 型中咽頭癌〔表在癌：上皮下層浸潤癌，白色調〕

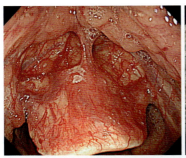
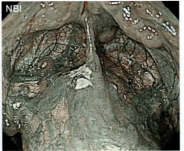
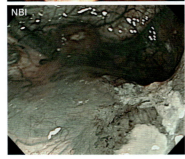
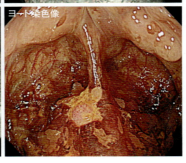

（特徴的所見）
- 中咽頭喉頭蓋谷に白色角化物を伴う扁平隆起性病変が認められる．角化物を伴わない領域はわずかな発赤領域として認識される．
- 角化した領域は NBI でも白色調である．
- 角化した領域に血管構造は認められない．角化を伴わない領域ではループ構造の消失した拡張した血管が認められ，上皮下層への浸潤が疑われる．病理学的には上皮下層浸潤癌（800μm）であった．
- ヨード染色では境界明瞭な不染として認識される．pink color sign 陽性であった．

◆錯角化や異常角化に気がつき病変を発見することが時にある．角化物を伴う領域では血管の視認はできない．付着していない部位を見つけて NBI 拡大観察し，血管異型を評価するべきである．

0-Ⅱb 型中咽頭癌〔表在癌：上皮内癌，発赤調〕

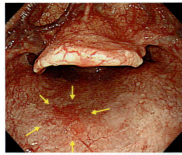
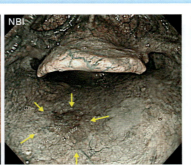
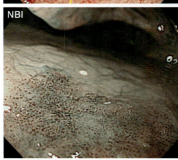
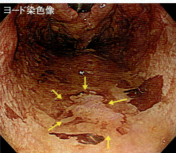

（特徴的所見）
- 中咽頭後壁に発赤調領域が認められる．凹凸や角化物は伴わない．発赤した領域に一致して正常血管網の透見が消失している．
- NBI では brownish area として認識され，白色光より指摘しやすくなっている．
- 拡大観察をするとループ構造の保たれたドット状の血管が増生している．avascular area は認められない．病理学的には上皮内癌であった．
- 中咽頭後壁から上咽頭は正常粘膜であってもヨードの染色性が不良なことがある．pink color sign が陽性な部位に一致し上皮内癌が検出された．

◆中咽頭後壁に限局的な発赤を認めることがある．NBI 観察でより病変を指摘しやすくなるが，拡大観察をすると質的診断をより客観的にできる．
◆配列と構造の規則性が失われたドット状の血管が高密度に認められたときは癌を疑う．

咽頭炎〔発赤調〕

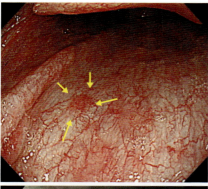
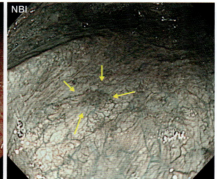
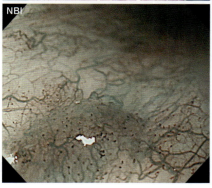

（特徴的所見）
- 中咽頭後壁に限局的な発赤調領域が認められる．背景の正常血管網は視認できる．
- NBIではbrownish areaとして認識される．白色光同様に背景の正常血管網は視認できる．
- 拡大観察をするとわずかに拡張した血管が認められるが，その密度は低く，配列や構造の規則性は保たれている．生検で炎症性変化であった．

◆血管の構造だけでなく，血管密度，血管の配列に着目することで炎症性病変と腫瘍性病変が鑑別できる．

Angioectasia〔発赤調〕

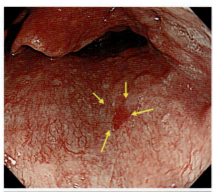
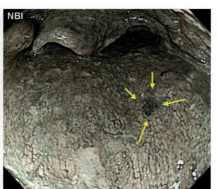
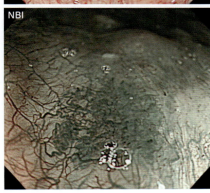

（特徴的所見）
- 中咽頭後壁に限局的な発赤調領域が認められる．発赤が非常に強く，境界明瞭である．
- NBIではbrownish areaとして認識される．
- 拡大観察をすると口径不同を伴わない拡張した血管が増生している．

咽頭色調

Ⅱ．診断のプロセス　［咽頭］

カンジダ症〔白色調〕

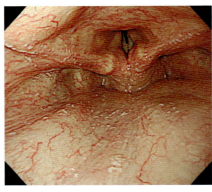
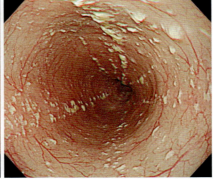

（特徴的所見）
- 下咽頭に白色調の不整形の不揃いな小隆起が集簇している．
- 食道にも同様の隆起が多発し，カンジダ症と診断された．
  ◆ カンジダ症は口腔，咽頭領域にも出現することがある．大小不同で不整な形態の厚みのある白色調の隆起として認識される．
  ◆ ステロイド使用，免疫抑制状態の可能性がある．

Glycogenic acanthosis〔白色調〕

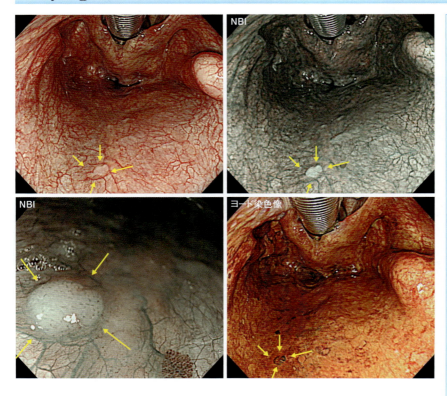

（特徴的所見）
- 中咽頭後壁に表面が平滑な白色調の扁平隆起を認める．
- NBIでも白色光同様に白色調の領域として認識される．非拡大では血管構造は視認しづらい．
- 拡大観察すると，異型の乏しい血管がごくわずかに認められる．
- ヨード染色を行うと濃染し，glycogenic acanthosisと診断できる．ヨードで濃染が多発しており，同様の病変と考えられる．
  ◆ 咽頭内に5mm前後の白色調の扁平隆起を複数認めることがある．
  ◆ 内部は異型の乏しい血管が少数認められる．

乳頭腫〔白色調〕

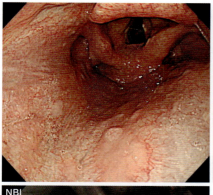
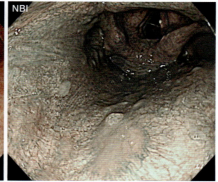
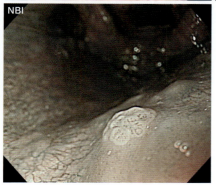

（特徴的所見）
- 中咽頭後壁に 5 mm 大の白色調の隆起性病変を認める．
- 小隆起が集簇したイソギンチャク様の構造で，構造の内部に異型の乏しい血管が認められる．

メラノーシス〔黒色調〕

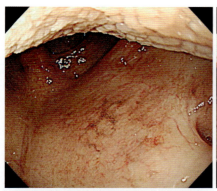
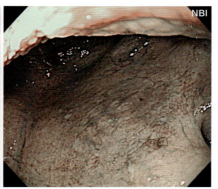
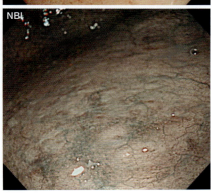

（特徴的所見）
- 軟口蓋右側に 15 mm 程度の黒色調の領域が認められる．
- NBI での視認性の向上はなく，拡大しても血管の増生は認められない．
  - ◆ 口腔内から咽頭内にメラノーシスや錯角化を伴う症例は，咽頭・食道の扁平上皮癌の高リスク群である．このような症例では注意深く口腔咽頭から内視鏡観察を行うべきである．

咽頭色調

135

隆　起

[食道]

島田英雄，幕内博康，千野　修

　食道は，ひだや皺襞の目立たない，ほぼ均一な直線状の管腔臓器であるため，隆起性病変の存在診断は容易な領域である．しかし，内視鏡施行医としては，隆起性病変の拾い上げのみではなく，質的診断を行うことが要求される．そして，治療を必要とする疾患に対しては，低侵襲で治療効果の高い方法を適切に選択しなければならない．

　食道の隆起性病変にはどのような疾患があるのか（**表**），また隆起性病変を発見した際には，どのような手順で鑑別診断を行うかについて解説する．

上皮性悪性腫瘍

　食道の隆起性病変で，治療対象として一番に挙げられるのは食道癌である．隆起型の食道癌については，それぞれの隆起形態の特徴からいくつかに分類されている．

　0-Ⅱaは軽度隆起型で，一見平坦にみえるが，ごく軽度に隆起している癌であり，高さの目安として約1mmまでとされている．白色調の隆起は，カンジダ様にもみえる所見であり，角質化傾向も強く，上方に発育する．

　0-Ⅰは表在隆起型で明らかに高さや大きさを容易に認識できる病巣であり，存在診断は容易であり見逃されることは少ない．

　1型は隆起型で進行癌であり，分化度の高い扁平上皮癌に認めることが多い．

　また食道で認められる特徴的な隆起として粘膜上皮下に発育の主座を有する腫瘍があ

表　食道の隆起性病変

Ⅰ．上皮性悪性腫瘍	Ⅰ．上皮性良性病変
扁平上皮癌	乳頭腫
類基底細胞癌	腺腫
癌肉腫	炎症性ポリープ
腺癌	
腺扁平上皮癌	Ⅱ．非上皮性良性腫瘍
神経内分泌腫瘍	平滑筋腫
その他	顆粒細胞腫
	血管腫
Ⅱ．非上皮性悪性腫瘍	脂肪腫
平滑筋肉腫	その他
悪性リンパ腫	
その他	
Ⅲ．その他の悪性腫瘍	
悪性黒色腫	
その他	

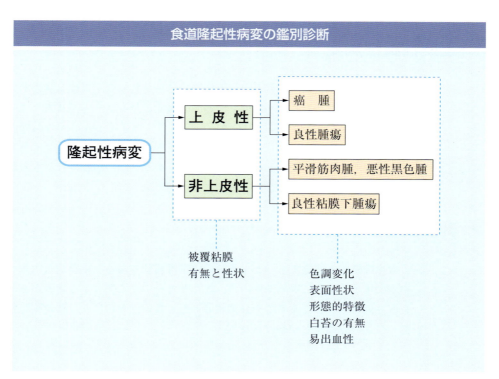

る．隆起部全体が正常粘膜で被覆されるものはきわめてまれで，中央で腫瘍が露出するものが一般的である．神経内分泌細胞癌（neuroendocrine carcinoma），類基底細胞癌（basaloid carcinoma），腺様嚢胞癌（adenoid cystic carcinoma），低分化型扁平上皮癌（poorly differentiated squamous cell carcinoma）などの組織型が含まれる．

　癌肉腫（carcinosarcoma）は間葉系性格を有する紡錘型ないしは，多形性腫瘍細胞を伴う癌腫とされる．隆起型を呈し，基部辺縁に 0-Ⅱc 様の上皮内伸展を認め扁平上皮癌が存在する．また表面が厚い白苔で覆われる所見も特徴的である．

非上皮性悪性腫瘍

　食道の悪性粘膜下腫瘍はきわめて少ない．粘膜下腫瘍でも非常に大きくなるものや，中央 delle を伴うことや，浸潤性発育を示すことが悪性を示唆する所見である．
　平滑筋肉腫が頻度の高い疾患として挙げられる．その他悪性リンパ腫や，脂肪肉腫等が挙げられる．GIST（gastrointestinal stromal tumor）は，間葉系細胞に由来する腫瘍であり，食道 GIST はきわめて少ない．免疫染色で特異的に KIT が陽性となり，CD34 も 70％程度で陽性となる．悪性度判定は腫瘍径，核分裂像や腫瘍被膜破裂所見などによる．

その他の悪性腫瘍

　悪性黒色腫は，隆起性病変が多く，上皮に被覆されていて光沢がある．メラニン色素により特徴的な黒色調を呈すが，メラニン色素のないものもある．

上皮性良性病変

　上皮性良性病変は，日常の内視鏡検査で発見されても，正確な診断がなされないままに見過ごされることも多い．臨床で遭遇する病変としては，① 乳頭腫，② 腺腫や ③ 逆流性食道炎に随伴し，胃接合部にみられる炎症性ポリープ（sentinel polyp）などが挙げられる．
　乳頭腫は，下部食道に認められることが多く，ヒトパピローマウイルスとの関連についての報告もある．水浸させることでイソギンチャク状に観察されるものと，小さな隆起に小結節状変化を伴うものとがある．

非上皮性良性腫瘍

　食道の粘膜下腫瘍でもっとも多いのは平滑筋腫である．粘膜筋板由来の発生と固有筋層由来の場合がある．壁内や壁内外，また壁外を中心に発育する症例がある．勾玉状に食道を取り囲む形状となるものや分葉状の形態も多い．そのほか，顆粒細胞腫，脂肪腫，血管腫，リンパ管腫などが挙げられる．

0-Ip型表在癌〔T1b-SM1，高分化扁平上皮癌〕

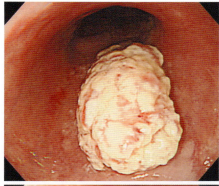
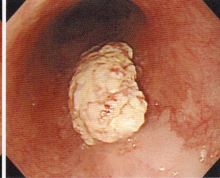
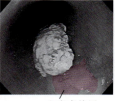
上皮内伸展

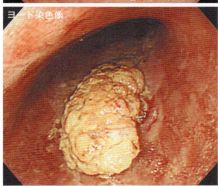
ヨード染色像

(特徴的所見)
- 明らかに高さを認識できる隆起でありポリープ型の形態を呈している．
- 腫瘍高よりも腫瘍径の大きいことが推測される．
- 表面は白苔が付着し小結節状で凹凸不整である．
- 口側に上皮内伸展の所見を認める．
- ヨード染色を行うと，腫瘍辺縁の上皮内伸展の領域が明らかになる（下図）．

◆病理診断ではT1b-SM1，高分化扁平上皮癌であった．

0-Is型表在癌〔T1b-SM3，中分化扁平上皮癌〕

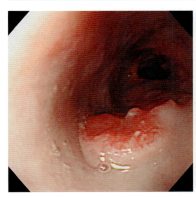
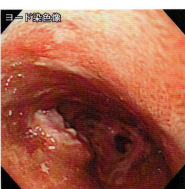
ヨード染色像

(特徴的所見)
- 0-Isは，無茎で，高さより基部の広さが目立つ病巣である（本例は旧分類の0-Iplに相当する）．
- 辺縁はわずかに正常粘膜で縁取られて，台形状の隆起を呈している．
- 頂部は発赤を伴い，比較的平坦である．
- ヨード染色を行うと腫瘍辺縁は染色され台形の腫瘍頂部は不染となる．

食道 隆起

Ⅱ．診断のプロセス　［食道］

0-Ⅰs 型表在癌〔T1b-SM2，低分化扁平上皮癌〕

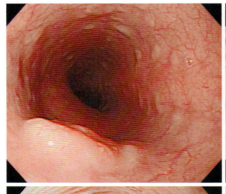
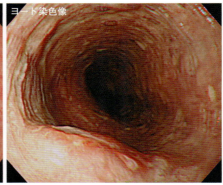
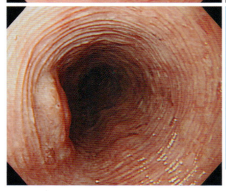

（特徴的所見）
- 病巣のほとんどが正常上皮に被覆されており，丘状の形態であるが，粘膜上皮下に浸潤増殖する腫瘍である（旧分類の 0-Ⅰsep に相当する）．
- 頂上に短軸方向に走行する陥凹が認められる．
- ヨード染色を行うことで腫瘍表面も染色され，粘膜上皮下に主座のあることがより明らかとなる（右図）．
- 食道粘膜の畳目模様が腫瘍辺縁部で消失する（下図）．
  ◆ 粘膜下層に浸潤する低分化の扁平上皮癌であった．

0-Ⅱa 型表在癌〔T1a-LPM，扁平上皮癌〕

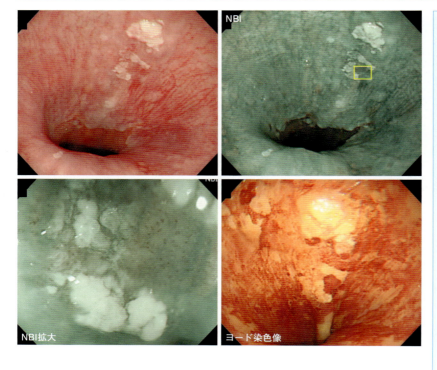

（特徴的所見）
- 白色の小さな顆粒状隆起として観察される．
- 角質化傾向と上方発育が目立つ病巣である．
- 食道カンジダ症が鑑別として挙げられる．
- 角質化により異型血管の増生がとらえられず，NBIで顆粒状隆起は白色を呈する．
- ヨード染色で辺縁部に 0-Ⅱb を認める．
  ◆ 赤色調の 0-Ⅱa では，浸潤傾向を示す症例もある．
  ◆ 0-Ⅱb の併存を認める症例も多い．
  ◆ ER 後の病理組織診断で壁深達度は T1a-LPM であった．

1型進行癌〔T2, 扁平上皮癌〕

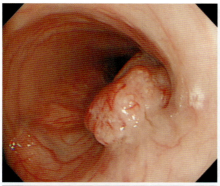
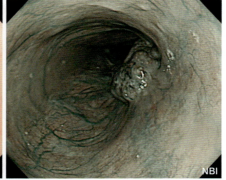
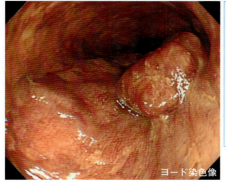

(特徴的所見)
- 限局性の隆起性病変であり，扁平上皮癌では発赤色調で表面が分葉形態を示すことが多い．
- NBI観察では，隆起部は茶褐色調とならず正常粘膜で被覆が推察される．
- ヨード染色で隆起部も染色され正常上皮で被覆され，上皮内伸展の所見は認めない．
  ◆特殊型を疑う所見であるが病理組織は扁平上皮癌であった．

1型進行癌〔T2, 癌肉腫〕

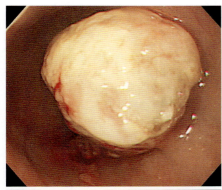
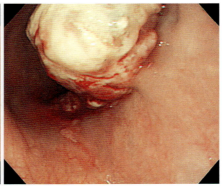
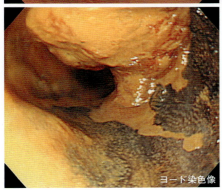

(特徴的所見)
- ポリープ状の形態を呈し，表面性状は比較的均一で白苔に覆われている．
- 1型の形態を示す症例には特殊型が多いが，本例は旧分類でのいわゆる癌肉腫（so-called carcinosarcoma）である．
- 基部は亜有茎性の状態であることが観察される（右図）．
- ヨード染色を行うと，基部より上皮内伸展の範囲が不染部として観察される（下図）．

食道 隆起

Ⅱ．診断のプロセス ［食道］

1型進行癌〔悪性黒色腫〕

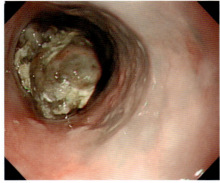
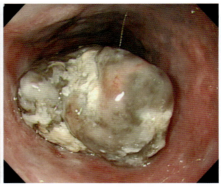

（特徴的所見）
- 基部からの立ち上がりは明瞭で，塊状に増殖し分葉している．
- 色調はその名のとおり黒色を呈し，白苔の付着を認める．周囲には黒色調を呈する部分（junctional activity）を認める．
- 1型の食道癌で癌肉腫ときわめて類似した形態を呈するのが悪性黒色腫である．しかし比較的まれな疾患であり，色調より鑑別できる．

参考症例

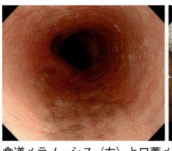
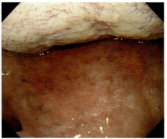

食道メラノーシス（左）と口蓋メラノーシス（右）
　悪性黒色腫では墨汁様の深い黒味を呈するが，メラノーシスでは散在性に淡い斑状の黒色調を呈することが多い．
　口蓋，咽頭，食道メラノーシスは，食道癌ハイリスク群に対する内視鏡検査時に，しばしば遭遇する所見である．食道癌のリスク因子とされる所見である．

壁内転移

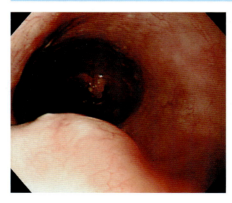

（特徴的所見）
- 粘膜下腫瘍様にみえるが，頂部では粘膜は消失し癌が露出していることが多い（本例は正常粘膜で覆われている）．
- 進行食道癌でとくに脈管侵襲が高度な症例で，壁内転移をきたしやすい．

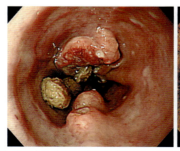
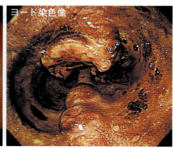

ヨード染色像

◆肛側にある主病変（3型，T3）と壁内転移を示す．
◆主病変より連なる壁内転移の所見を認める（左図）．
◆ヨード染色を行うと，正常粘膜で覆われている形態的特徴が観察される（右図）．

乳頭腫

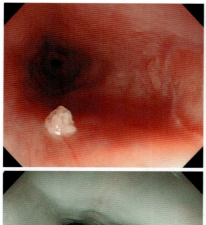
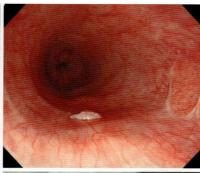

(特徴的所見)
- 乳頭腫は，筆先のように先端が細まった白色の隆起性病変として観察される．洗浄水をかけると筆先がほぐれるように，また送気により容易に形態が変化する．
- 水浸による動的観察ではイソギンチャク状と表現される．
- NBIでは白色調で，拡大観察では乳頭状の形態がより強調され羊歯状に伸びる特徴的な血管の所見が観察される．

食道隆起

炎症性ポリープ〔食道胃接合部〕

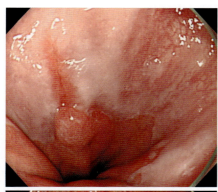
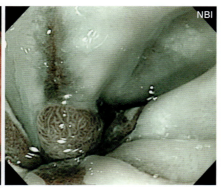
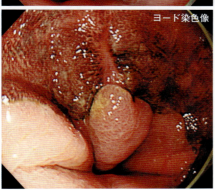

(特徴的所見)
- 粘膜傷害（mucosal break）の肛門側の食道胃接合部に赤色調の隆起病変として観察される．
- 逆流性食道炎に伴う変化である．NBIでは，粘膜傷害領域と隆起表面の粘膜模様が強調される．
- ヨード染色を行うと縁取る範囲が濃染される．
  - ◆PPI（proton pump inhibitor）の投与により，通常，食道炎が治癒するとポリープも自然に消退する．

Ⅱ．診断のプロセス　［食道］

食道平滑筋腫〔典型例〕

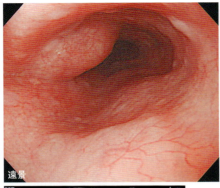
遠景

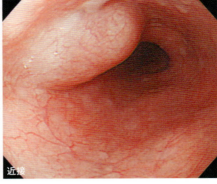
近接

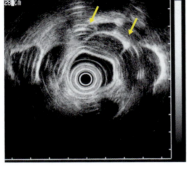

(特徴的所見)
- 食道粘膜下腫瘍を認めた際にまず思いつくのが食道平滑筋腫である．
- 上切歯列より28〜30 cmの左側に辺縁はなだらかに立ち上がり，表面は正常粘膜で完全に覆われており，典型的な粘膜下腫瘍の所見である．

◆EUSでは大動脈と近接する低エコー腫瘤（矢印）として認められる．
◆層構造所見から固有筋層由来と診断し，胸腔鏡での核出術を施行した．

食道平滑筋腫〔腫瘍増大傾向を認める〕

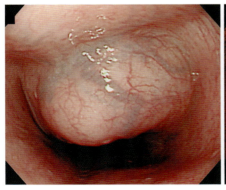

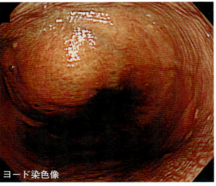
ヨード染色像

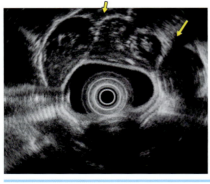

(特徴的所見)
- 上切歯列から32〜36 cmの部位に認める粘膜下腫瘍である．
- 腫瘍により食道内腔の狭窄を認める．
- 正常粘膜に覆われ，粘膜には怒張した血管が透見できる．
- ヨード染色を行っても粘膜面に異常は認めない．

◆EUSの所見から低エコーの腫瘤（矢印）は三つに分葉した形態を呈する．
◆固有筋層由来の平滑筋腫と診断した．

GIST

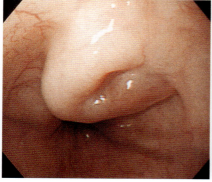
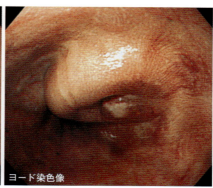
ヨード染色像

（特徴的所見）
- 下部食道に正常粘膜に覆われ，わずかな中心陥凹を伴う，ドーナツ状の粘膜腫瘍を認める．
- 辺縁の立ち上がりは比較的，急峻である．
- なだらかな立ち上がりを示すことの多い平滑筋腫とは形態が若干異なる．
- ヨード染色所見からも全体が正常粘膜で覆われている（右図）．

◆生検組織の免疫組織学的診断から GIST と診断した．
◆食道 GIST はまれな疾患である．

顆粒細胞腫

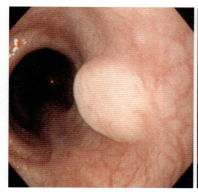
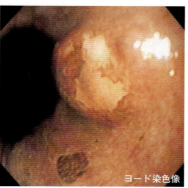
ヨード染色像

（特徴的所見）
- 中央がわずかに陥凹して大臼歯様の形態，黄白色調，白色調の色調を呈している．
- 食道顆粒細胞腫は平滑筋腫との内視鏡的な鑑別が難しい症例も多い．
- ヨード染色で淡染部を認めたが，悪性の所見は認めなかった（右図）．

参考症例

平滑筋腫

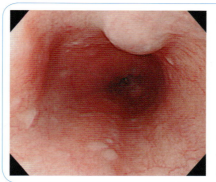

小さな平滑筋腫との鑑別は難しいこともある．
黄白色調の目立たないものや，中央にわずかな陥凹を伴わない症例では，平滑筋腫と食道顆粒細胞腫の鑑別が難しい症例も多い．

Ⅱ．診断のプロセス　［食道］

脂肪腫

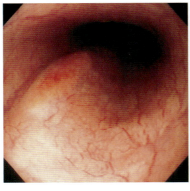
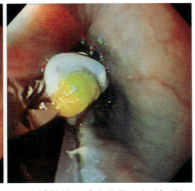

（特徴的所見）
- 病変は中部食道にあり，正常粘膜より透見できる脂肪腫により黄白色の色調を呈しており特徴的である．
- 有茎性で数cmに及ぶ症例がある．
- 本疾患の好発部位として頸部食道が知られている．

◆内視鏡的切除を施行したが，粘膜下に黄色調の腫瘍を認める．

血管腫

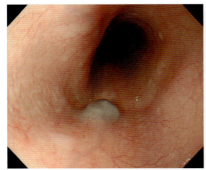
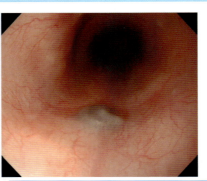
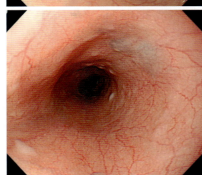

（特徴的所見）
- 色調は特徴的な青色調を呈する．
- 柔らかく，送気にて容易に形状の変化を認める（上2枚は同一症例．送気により頂部が柔らかく変形している）．
- 食道静脈瘤とは異なり食道胃接合部からの連続性はなく，食道内に孤立性に散在して認めることが多い．
- 通常，治療の適応はないが，出血を示唆する所見があれば内視鏡的硬化療法を行う．

参考症例

食道静脈瘤

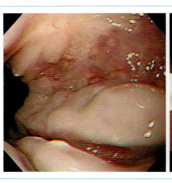
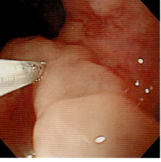

F2でRC signを認める食道静脈瘤である（左図）．吐血があり来院した症例で硬化療法を施行した（右図）．
血管腫と異なり食道胃接合部まで連続した隆起であり緊満感を伴う．

Column

鉗子触診（隆起）

　内視鏡所見から得られる上皮性腫瘍の特徴は，色調変化や形態的変化である．また，消化管内の空気量を調節し，過伸展や弱伸展における形態変化の有無を評価することで深達度診断の一助にもされている．しかし，粘膜下腫瘍では，正常上皮で被われているため，これら所見による評価は難しく，鉗子触診からいくつか情報を得ることができる．

■硬度に関する情報

　第一は，粘膜下に存在する腫瘍の硬度であり，粘膜が押されるのみで腫瘍の変形がなく，感触が弾性硬であれば充実性腫瘍の存在が示唆される．粘膜を通して腫瘍が変形しクッションサイン（図）が認められれば，血管性病変や囊胞性疾患，脂肪腫などが疑われる．また，食道胃静脈瘤に対する内視鏡的硬化療法後の治療評価にも応用できる．とくに胃静脈瘤に対する硬化療法では，硬化剤の血管内注入により血栓形成後も，ポリープ状の形態が消失しにくい症例を経験する．軽く圧迫し硬度を確認することで，血栓化の指標となる．

■可動性に関する情報

　第二は可動性の評価であり，多くは充実性腫瘍が対象となる．鉗子で軽く押す操作により，腫瘍が容易に粘膜下で可動すれば固有筋層より浅層にあり，内視鏡治療の適応となりうる．可動性がなく被覆粘膜のみが擦れるようであれば，内視鏡的治療は困難と判断される．超音波内視鏡が普及し，質的診断や深達度に関する診断が飛躍的に進歩した今日においても，直視できない領域に関する簡便な評価法として有用な手法であると考えている．

（島田英雄，幕内博標，千野　修）

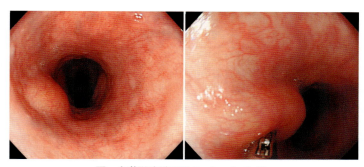

図　食道脂肪腫でのクッションサイン

陥　凹

[食道]

有馬美和子，都宮美華

　病変が非腫瘍性の変化か，腫瘍性変化かの鑑別が必要となる．そのためには，陥凹辺縁および陥凹面の性状，陥凹内を覆う粘膜の性状，陥凹の部位と個数などの所見を参考にする．食道癌，とくに表在食道癌の深達度診断には陥凹の深さ，陥凹内の凹凸や厚み，陥凹辺縁の性状に注意し，管腔内の空気量や角度を変えて観察する．**表**に食道陥凹性病変の一覧を示した．

食道陥凹性病変の鑑別

1．非腫瘍性病変

　非腫瘍性の陥凹性病変のうち遭遇する頻度の高いものとして，憩室と異所性胃粘膜，および逆流性食道炎が挙げられる．病変の存在する部位も考慮して診断することが必要である．異所性胃粘膜は，食道入口部直下の頸部食道と食道胃接合部（EGJ）直上の下部食道が好発部位である．頸部食道では左右壁に広範な発赤した陥凹面として存在することも多い．単発，多発，大きさなどさまざまではあるが，類円形で境界明瞭な陥凹で，均一な発赤面を呈することが特徴である．時に，胸部食道にみられることもある．拡大内視鏡を用いれば，発赤面が胃粘膜パターンからなることが観察できる．逆流性食道炎（食道潰瘍）はEGJに近いほど変化が強く，口側に向かうに従って炎症の程度が軽微になる．びらん性の変化は辺縁が毛羽立った，縦走傾向のある陥凹として観察され，上皮欠損した潰瘍部は白苔の付着を伴う．びらん・潰瘍は炎症の程度が高度になるに従って1条〜数条となり，長軸方向に長さも伸長し，互いに癒合して樹枝状・地図状に拡がる．薬剤性・腐食性食道炎は，生理的狭窄部など薬剤が停滞しやすい部位に，多発性にびらん・潰瘍を生じることが多い．ベーチェット病やクローン病など全身性疾患に伴う食道潰瘍では，アフタ様のびらんや深い潰瘍が多発して認められることが多く，縦隔瘻から膿瘍形成を伴う場合もある．

表　食道の陥凹性病変

非腫瘍性病変	薬剤性食道炎	放射線性食道炎
憩室	腐食性食道炎	食道異物などによる外傷性食道炎
Zenker憩室	感染症	瘻孔形成
Rokitansky憩室	ヘルペス食道炎	食道気管瘻
横隔膜上憩室	サイトメガロウイルス食道炎	食道気管支瘻
異所性胃粘膜	食道結核　など	食道縦隔瘻
食道炎・食道潰瘍	全身性疾患に伴う食道潰瘍	**腫瘍性病変**
逆流性食道炎	ベーチェット病	食道癌
熱傷	クローン病　など	食道悪性リンパ腫

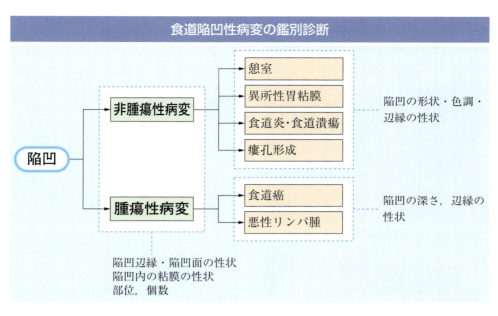

2．腫瘍性病変

　表面陥凹型（0-Ⅱc型）食道癌は，食道表在癌の各病型のなかでもっとも頻度が高く，深達度は粘膜癌（T1a）から粘膜下層癌（SM）まで広く分布する．粘膜癌の陥凹は非常にわずかで，伸展すると段差がほとんどわからなくなる程度の陥凹である．陥凹面は淡い発赤を呈することが多く，境界は鮮明ではあるが，不整形であることが特徴である．深達度が深くなるに従って，陥凹面内に顆粒状の隆起や結節，一段深い陥凹面を伴うようになる．陥凹辺縁の粘膜が低い周堤様に盛り上がり，陥凹面全体が分厚い病変は，小さくてもSM浸潤していることを示唆する所見である．

偽憩室症

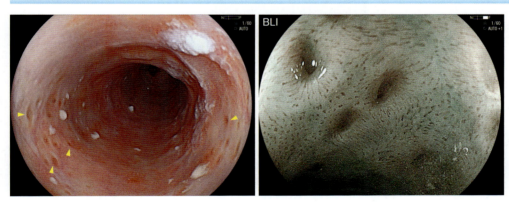

（特徴的所見）
- 左：背景粘膜は白濁肥厚し，血管透見像が消失した食道炎を有するなか，ピンホール状の微小陥凹が多数認められる．縦走傾向があり，大小さまざまで，所々カンジダによる白色物が付着しているものも観察される．
- 右：Blue Laser Imaging（BLI）併用拡大観察で陥凹を観察すると，食道腺開口部と思われる部位に一致して上皮下に向かって陥凹が認められた．

Ⅱ．診断のプロセス ［食道］

Zenker 憩室〔咽頭食道憩室〕

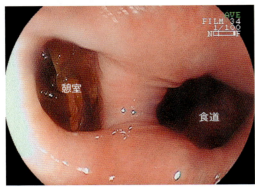

（特徴的所見）
- 圧出性の咽頭食道憩室である．
  - ◆食道入口部の背側にあるため，憩室の入口部が狭い場合には見逃されていることもある．
  - ◆囊状に深い憩室を形成し，食物残渣が貯留していることもよくみられる．

Rokitansky 憩室

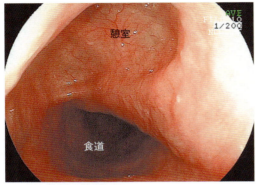

（特徴的所見）
- 牽引性の傍気管支憩室である．
- 肺門部のリンパ節炎が食道へ波及し，癒着・牽引して生じる．
- 陥凹内は健常粘膜で覆われる．
  - ◆憩室内の食道壁は薄いため，隣接する臓器の色調が透見されることが多い．

逆流性食道炎

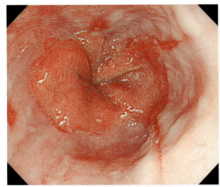
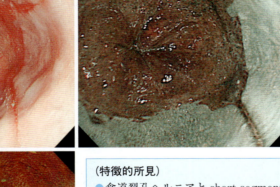

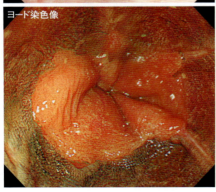

（特徴的所見）
- 食道裂孔ヘルニアと short segment Barrett's esophagus（SSBE）を伴い，食道粘膜は食道炎の影響で血管透見像が消失し，白色混濁している（左上）．
- 粘膜境界（squamocolumnar junction：SCJ）から口側へ向かう3条の線状発赤を認め，8時方向には斑状発赤が認められる（左上）．
- NBI では線状，斑状発赤が brownish area となって，強調されて観察される．
- ヨード染色では線状発赤は毛羽様の淡染を示している．

150

逆流性食道炎・食道潰瘍

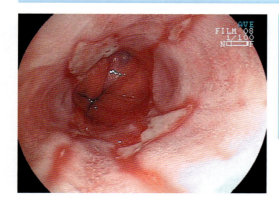

（特徴的所見）
- 食道裂孔ヘルニアを伴い，EGJ から連続した食道側に数条の長い発赤びらんを認める．
- EGJ 直上と線状びらんの一部に潰瘍形成が認められ，白苔が付着している．
- 周囲粘膜は炎症の波及によって白濁・肥厚が著明なため，発赤びらん面の陥凹が際立って観察される．

逆流性食道炎・食道潰瘍

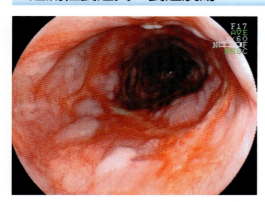

（特徴的所見）
- 全周性の食道びらん・潰瘍の症例で，発赤びらんと白苔を伴った食道潰瘍とが地図状に拡がり，取り残された扁平上皮は白色肥厚して，島状に観察されている．

腐食性食道炎の潰瘍瘢痕

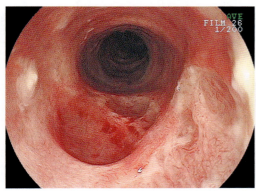

深掘れした潰瘍瘢痕

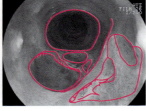

（特徴的所見）
- 小児期にアルカリ性の薬剤を誤飲した既往のある症例で，深掘れした潰瘍瘢痕が多発して認められる．

食道陥凹

Ⅱ．診断のプロセス　［食道］

0-Ⅱc型早期癌〔T1a-EP〕

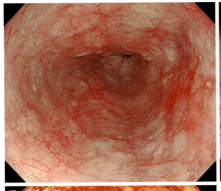
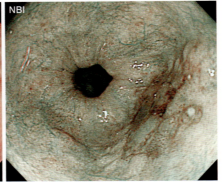
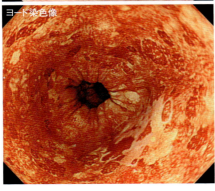

（特徴的所見）
- 胸部下部食道，右側壁の0-Ⅱc型食道癌．
- 血管透見像の中断した，不整形の発赤面として認識される．
- 非常に浅い陥凹で，管腔内の空気量を減らすと段差がわかるが，伸展するとわからなくなる程度の陥凹で，陥凹内は平滑である．
- NBIではbrownish areaとなり，ヨード染色では不染となる．

0-Ⅱc型早期癌〔T1a-LPM〕

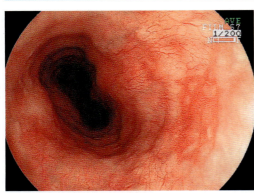
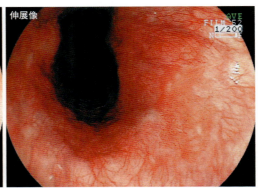
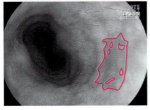

（特徴的所見）
- 頸部食道，右側前壁に認められた0-Ⅱc型食道癌．
- 血管透見像の中断した，1cm大の淡い発赤面として認識される．
- 非常にわずかな陥凹で，管腔内の空気量を減らすと段差がわかるが，伸展するとわからなくなる程度の陥凹である．
- 陥凹内はほぼ平滑で，内部に小さな島状の扁平上皮の取り残しが観察される．

0-Ⅱc 型早期癌〔T1a-LPM〕

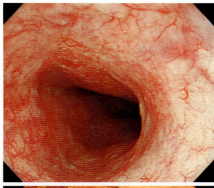
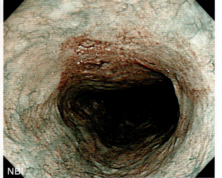
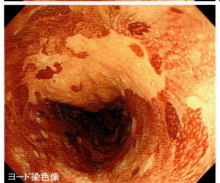

（特徴的所見）
- 胸部下部食道，前壁側の 1/2 周を占める 0-Ⅱc 型食道癌．
- 浅い陥凹面の内部には，微細顆粒状隆起による軽度の肥厚が認められる．
- NBI では brownish area となり，ヨード染色では不染となる．

0-Ⅱc 型表在癌〔T1b-SM2〕

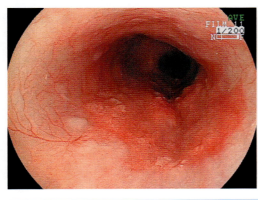
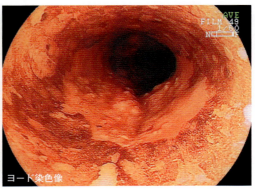

（特徴的所見）
- 胸部中部食道，後壁側の 1/2 周を占める 0-Ⅱc 型食道癌．
- 病変の辺縁部は平滑な浅い陥凹面からなるが，中央部に立ち上がり不明瞭な結節状の肥厚が認められる．

食道 陥凹

Ⅱ. 診断のプロセス ［食道］

0-Ⅲ型表在癌〔T1b-SM2〕

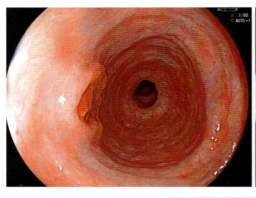
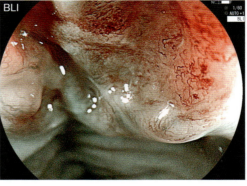

（特徴的所見）
- 胸部上部食道，左側壁の 10 mm 大の 0-Ⅲ型食道癌．病変は小さいが，辺縁隆起を形成し，やや深い陥凹面を作っている．
- BLI 併用弱拡大像では，辺縁隆起のなかに日本食道学会分類 type B2 血管が観察される．

0-Ⅲ型表在癌〔T1b-SM2〕

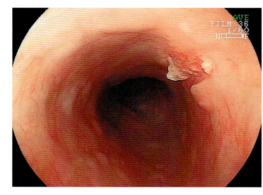
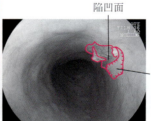

陥凹面
辺縁隆起

（特徴的所見）
- 胸部上部食道，前壁側の 10 mm 大の 0-Ⅲ型食道癌．
- 病変は小さいが，辺縁隆起を形成し，やや深い陥凹面を作っている．

2型進行癌〔T3〕

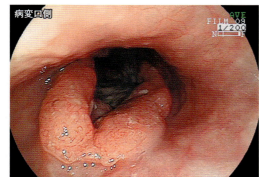

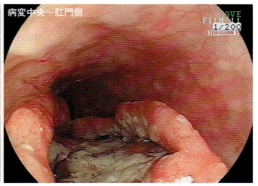

（特徴的所見）
- 胸部中部食道，後壁側の2型食道癌．深い癌性潰瘍を形成し，その周囲を高い周堤が囲んでいる．

3型進行癌〔T4〕

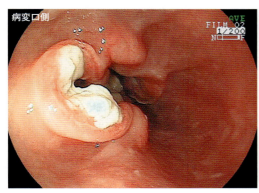

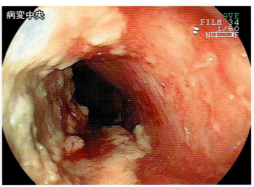

（特徴的所見）
- 境界不明瞭な周堤の内部は壊死組織とともに深い癌性潰瘍を形成し，内腔の狭小が認められる．

悪性リンパ腫

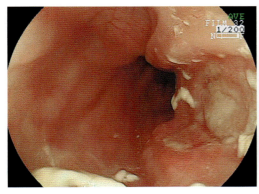

（特徴的所見）
- 周堤の辺縁部まで扁平上皮に覆われ，立ち上がりがなだらかな周堤を示す潰瘍性病変で，このような病変が多発して認められた．食道内にはカンジダによる白色の付着物を伴っていた．比較的軟らかい腫瘍で，食道内腔の伸展性は保たれていた．

[食道]

びらん・潰瘍

郷田憲一

　食道を内視鏡で観察する際，まず付着した唾液や粘液を除去することが重要である．当科では，全例にプロナーゼ®（20,000単位）を検査前に服用させたうえで，内視鏡を挿入する．咽頭反射が治まるのを待って，切歯より25 cm前後の位置で約40 mlのガスコン®水で食道内を洗浄し，良好な視野を確保しつつ，慎重な内視鏡観察を行っている．

　食道は細く直線的な管腔臓器であるが，三つの生理的狭窄部や気管支などによる壁外性圧迫部があり，その観察には注意を要する（図）．第一生理的狭窄部の食道入口部は，送気しつつ注意深く内視鏡を挿入すると挿入時に観察可能である．しかし，反射が強い場合には，内視鏡抜去時に送気しつつ，少しずつ引きながら観察する．第二生理的狭窄部の大動脈や左主気管支による壁外性圧迫部の肛門側は陰となり，死角となりやすいため，送気量の調節とスコープの上下・回転操作により，スコープを常に管腔の中心に保持し，良好な視野を確保するよう心がけるべきである．squamocolumnar junction（SCJ）とその近傍の観察に際し，SCJが呼吸性に移動することを利用する．食道下部括約筋の収縮が強く，観察が困難な際は，深呼吸させると，良好な視野を確保できる場合がある．

　食道病変に対する内視鏡観察は，胃や大腸と同様に距離を変えて（遠景〜近接像），さま

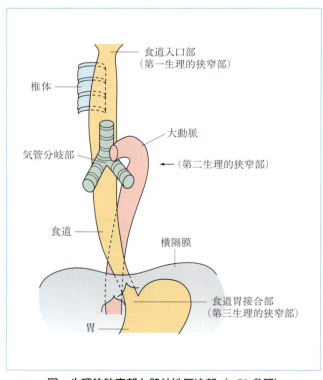

図　生理的狭窄部と壁外性圧迫部（p.51参照）

ざまな角度（正面〜側面像）から行うことが基本である．しかし，胃や大腸に比し，食道は直線的であるため，病変が接線方向になる傾向がある．よって，正面視あるいはそれに近い視野を確保するためには，空気量の調節，蠕動を利用した動的な観察を試みたり，内視鏡先端にフードを装着するなどの工夫が必要である．

具体的な観察項目は，大きさ，色調，病変数，びらん・潰瘍の形態や辺縁隆起の有無とその性状，伸展不良（壁硬化）や壁肥厚像などである．また，良悪性の鑑別には，ヨード染色所見が重要であることはいうまでもない．

良性か悪性か

食道におけるびらんと潰瘍は，胃の概念に準じているが，臨床上，厳密な区別は困難である．内視鏡検査では，より陥凹が深く，厚い白苔を示すものが食道潰瘍として扱われる．食道のびらん・潰瘍性病変は，良性（おもに炎症性）か悪性（腫瘍性）か，おおよそ二つに分類される．さらに悪性であれば，上皮性か非上皮性かの鑑別を進めていく必要がある．良性のびらん・潰瘍の場合，食道のもつ解剖学的あるいは組織学的な臓器特異性を十分に理解したうえで，鑑別診断を進めていくことが重要と考える．食道のびらん・潰瘍性病変に遭遇した際の鑑別すべき良性疾患（**表1**）と，悪性（腫瘍性）病変を含めたフローチャートを次頁に示す．

1．良性病変（おもに炎症性）

解剖学的に食道は，消化管の起点となる管腔臓器であるため，嚥下されたものは，まずここを通過する．細菌，ウイルス，真菌などの病原微生物，飲食物（アルカリ・酸の飲用も含む）や内服された薬剤に対し，最初に曝露されるため，それらの影響をもっとも顕著に受ける．全身性あるいは多臓器疾患，感染症に付随して，食道にも同様の病変を合併する場合がある．したがって，まずは病歴を詳細に聴取することが重要である．そのうえで臨床症状や内視鏡所見の経時的変化に注意しつつ，内視鏡検査を施行することが的確な診断への近道となろう．また，食道は胃と接合するため，胃酸逆流に起因する逆流性食道炎が問題となる．さらに食道扁平上皮癌に限らず，頭頸部・胸部の悪性腫瘍に対する放射線照射によっても食道炎をきたす場合があり，注意を要する．

さらに組織学的に，食道粘膜は表皮と類似した扁平上皮であることから，皮膚疾患のなかには高率に食道病変を併発する場合がある．よって，皮膚疾患患者で上部消化管症状を有する際は，積極的に内視鏡検査を施行すべきである．また，扁平上皮は消化液分泌能をもつ胃などの円柱上皮に比し，酸やアルカリに抵抗性が低く，腐食されやすいという特徴もある．アルカリや酸の飲用はもとより，腐食性物質を含有し，食道内に停滞した異物や薬剤などに対しては，急性期ばかりでなく，処置後も注意深く経過を観察する必要がある．

このように食道のもつ解剖学的あるいは組織学的な特徴に十分に配慮しつつ，診断と治療を進めていくことが肝要であろう．

炎症性の食道病変を中心に，原因論的に分類し，その特徴的内視鏡像を含め，**表2**にまとめた．

Ⅱ．診断のプロセス ［食道］

表1 食道のびらん・潰瘍性病変（良性）

胃食道逆流症
・逆流性食道炎

全身性または他臓器疾患
・膠原病関係（強皮症：全身性硬化症，SLE，ベーチェット病）
・皮膚疾患関連（天疱瘡，類天疱瘡，中毒性表皮壊死症，急性汎発性膿疱性細菌疹）
・炎症性腸疾患（クローン病，潰瘍性大腸炎）
・アミロイドーシス ・Zollinger-Ellison 症候群

化学的原因
・腐食性（アルカリ，酸物質の飲用）・食道異物（乾電池：アルカリ・リチウムなどの誤飲・停滞）
・薬剤性〔NSAIDs，抗生物質（テトラサイクリン系），塩化カリウム製剤，経口避妊薬〕

物理的原因
・放射線性（食道癌，頭頸部癌，肺癌，乳癌，悪性リンパ腫などに対する放射線治療）
・経鼻胃管留置・食道異物〔義歯，薬剤包装（PTP：press-through-package），魚骨などの誤飲による機械的損傷〕
・熱傷性（熱い飲食物：お茶，コーヒー，餅，ラーメン）

感染症
・ウイルス性（CMV，HSV）・細菌性（結核，梅毒）

特発性
・急性壊死性食道炎

SLE；systemic lupus erythematosus，NSAIDs；nonsteroidal anti-inflammatory drugs，
CMV；cytomegalovirus，HSV；herpes simplex virus

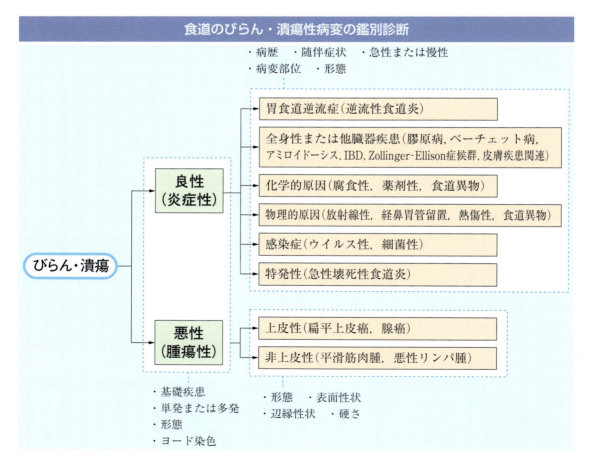

表2 食道びらん・潰瘍性病変（良性）の特徴・内視鏡像

胃食道逆流	逆流性食道炎	下部食道より縦襞に沿って，線状，樹枝状に浅いびらん・潰瘍を認める．類円形の深い潰瘍を形成した場合，腫瘍性病変との鑑別が問題となる．ヨードで濃染される再生上皮で縁取りされ，辺縁の腫瘍性変化に乏しいことが鑑別点となる．
全身性または他臓器疾患	〔膠原病関係〕	
	強皮症（全身性硬化症）	固有筋層における膠原線維の増生と筋組織萎縮に起因する消化管の拡張と蠕動の低下．50〜90%に食道病変を認め，管腔拡張，食道裂孔ヘルニア，逆流性食道炎などがみられる．
	RA, SLE, PN	びらん・潰瘍性病変を示すことがあるが，きわめてまれ．
	ベーチェット病	好発部位は腸管（回盲部）であり，食道はまれ．潰瘍形態は，回盲部と類似．円形〜卵円形，辺縁鋭利で打ち抜き様潰瘍（punched-out ulcer）を呈する．
	アミロイドーシス	十二指腸・小腸にもっとも高頻度で，食道はまれ．serum amyloid A protein（SAA）を前駆蛋白とした続発性（AA型）では，黄白色調微細顆粒状隆起やびらん・潰瘍を伴った粗糙な粘膜が特徴的．
	Zollinger-Ellison症候群	膵腫瘍（gastrinoma）による高ガストリン血症が原因で，著明に増加した胃酸分泌による，高度の逆流性食道炎．
	〔皮膚疾患関連〕	
	天疱瘡・類天疱瘡	両者はそれぞれ，表皮細胞間接着分子（天疱瘡），表皮基底膜部（類天疱瘡）に対する抗体を認める自己免疫性水疱症である．食道病変を伴う頻度は高く，食道上部から下部まで皮疹同様の水疱が多発し，水疱蓋が剥離した円形びらんが散在する．時として血豆様を呈し，食道粘膜剥離をきたすことがある．
	中毒性表皮壊死症	熱傷様を呈する皮膚所見と同様に，食道全体に剥離した粘膜が白色模様物質の付着として認められる．場合によって部分的に潰瘍を形成する．
	急性汎発性膿疱性細菌疹	食道全体にわたりびまん性に，皮疹同様の小膿疱が多発する．
	〔炎症性腸疾患〕	
	クローン病	頻度は低い．小さな打ち抜き様の円形びらんが多発．辺縁隆起が強いことと縦列傾向を認める場合があることが特徴的とされる．
	潰瘍性大腸炎	きわめてまれ．アフタ性びらんや潰瘍の多発，びらんの介在を伴う小ポリープの集簇などの食道病変の報告がある．
化学的原因	腐食性	アルカリ，酸のような組織障害性の高い洗剤・漂白剤などの飲用による．内視鏡挿入時に口腔内のびらん・水疱形成に注意する．重症なら広範囲に深い潰瘍を形成し，穿孔や瘢痕性狭窄をきたす．
	食道異物	多くは小児・高齢者の誤飲による．第1〜2狭窄部とその近傍に好発する．ボタンあるいはコイン型乾電池の場合，内部のアルカリ物質が流出すると，電池の接する部位に重篤な潰瘍を生じる．
	薬剤性	原因薬剤として，アスピリンなどのNSAIDsやテトラサイクリン系抗生物質，塩化カリウム製剤（欧米では経口避妊薬）などが代表的で，最近ではダビガトラン（抗凝固剤）・クリゾチニブ（抗がん剤）起因性食道炎の報告がある．多くはそれらの不適切な内服（水なし服用など）による．第2狭窄部に好発し，カプセル製剤では多発性，錠剤は単発性・左右対称性のびらん・潰瘍を形成する．
物理的原因	放射線性	照射野にほぼ一致して，全周性に高度の浮腫や易出血性を伴った粘膜剥離やびらん・潰瘍の形成がみられる．
	熱傷性	熱い飲食物（お茶，コーヒー，餅，ラーメン）による．食道中部〜下部に多い．発赤や浮腫性の変化（時に水疱形成）が主体の食道炎で軽症の場合が多い．潰瘍は浅く，穿孔例の報告はない．
	食道異物	第1狭窄部とその直下の入口部に好発．義歯，薬剤包装（PTP），魚骨による機械的裂傷，穿孔．
感染症	〔ウイルス性〕　CMV	通常，2〜3cm大の大きな打ち抜き様潰瘍で，周囲粘膜に浮腫はないか軽度で，血管透見像が保たれている場合が多い．また，潰瘍底に白苔が見られない場合も多いのも特徴的とされる．
	HSV	3〜5mm大の小さなクレーター様の多発潰瘍．これらが癒合したり，偽膜を伴っている場合がある．
	〔細菌性〕　結核	二次性がほとんど．中部食道の前壁に好発し，不整な潰瘍に粘膜下腫瘍様を呈する辺縁隆起が特徴的とされる．
	梅毒	びらん・潰瘍性病変を示すことがあるが，きわめてまれ．

SLE：systemic lupus erythematosus, RA：rheumatoid arthritis, PN：polyarteritis nodosa, NSAIDs：nonsteroidal anti-inflammatory drugs, CMV：cytomegalovirus, HSV：herpes simplex virus

Ⅱ．診断のプロセス　［食道］

2．悪性（腫瘍性）病変

　わが国では，食道の腫瘍性病変の大部分は，上皮性の扁平上皮癌であり，腺癌は1割にも満たない．びらん・潰瘍を伴った非上皮性腫瘍に至っては，平滑筋肉腫や悪性リンパ腫などの報告はあるものの，きわめてまれである．近年，新しい画像技術であるNBI（Narrow Band Imaging）拡大内視鏡検査が臨床応用され，食道表在癌診断における有用性が数多く報告されるようになった．本稿では，びらん・潰瘍を伴った扁平上皮癌，腺癌症例について，良性のびらん・潰瘍性病変との内視鏡的鑑別点を中心に，NBI拡大内視鏡像を含めた実際の内視鏡像をもとに解説したい（p.161～166参照）．

逆流性食道炎〔Grade C〕

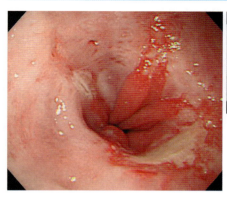
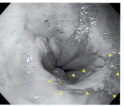

（特徴的所見）
- 食道胃接合部に類円形の潰瘍（矢頭）を伴った逆流性食道炎を認める．
- 1時と11時方向には，逆流性食道炎に典型的な縦ひだに沿った粘膜傷害（mucosal break）がみられる．
- 本症例の場合，類円形潰瘍は発赤調の再生上皮で縁取られ（辺縁の再生上皮は，ヨード染色で，毛羽様濃染像を呈する），辺縁隆起はなく，壁肥厚所見も認められないことなどが，腫瘍性病変との鑑別点となろう．

◆本症例のごとく，縦ひだに沿っていないびらん・潰瘍を認めた場合，時に腫瘍性病変との鑑別が問題となる．

◆腫瘍性病変の辺縁隆起については，Barrett腺癌症例（p.166）の内視鏡像を参照していただきたい．

逆流性食道炎〔Grade D〕

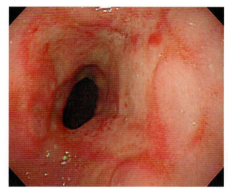

（特徴的所見）
- 食道胃接合部より連続して，全周性の潰瘍性病変を認める．
- 辺縁は発赤調の再生上皮で縁取られ，周囲上皮には白色混濁・肥厚の所見（矢印）を認める．
- 潰瘍底は比較的浅く平滑であり，全周性潰瘍病変であるにもかかわらず，壁肥厚・伸展不良の所見に乏しく，内腔はおよそ保たれていることが，腫瘍性病変との鑑別点となろう．

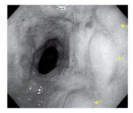

◆問診で胸やけや呑酸（口腔内への酸逆流）などの随伴症状の有無を聴取することが重要である．

逆流性食道炎〔Grade D，Zollinger-Ellison症候群に併発〕

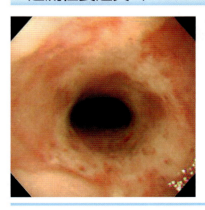

（特徴的所見）
- 全周性の浅い潰瘍性病変を認め，Grade Dに相当する高度の逆流性食道炎である．

◆胃・十二指腸潰瘍や胃体部大弯のひだ腫大（Zollinger-Ellison症候群に起因する高ガストリン血症による胃底腺組織の過形成）を伴う，高度かつ難治性の逆流性食道炎に遭遇した場合，血清ガストリン値の上昇や膵腫瘍（gastrinoma）の有無に注意する．

Ⅱ．診断のプロセス ［食道］

多発性食道潰瘍〔クローン病に併発〕

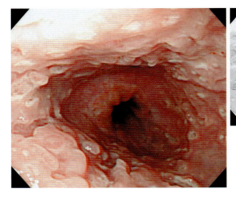
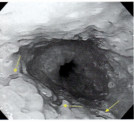

（特徴的所見）
- 類円形から不整形の多発性打ち抜き様潰瘍を認める．
- 多発潰瘍は縦列し，一部には癒合傾向も認められる．
- 5時から9時方向（矢印）を主体に，縦走潰瘍の形成がみられる．
- 介在する非潰瘍部の上皮は，浮腫状で血管透見像は消失している．

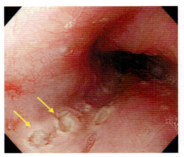
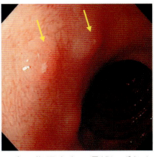

◆口側には，癒合しかけた縦列する2個の小潰瘍（矢印）がみられ，縦走潰瘍への進展が示唆される．

◆十二指腸病変：頂部にびらんを伴った微小隆起（矢印）が縦列傾向を示している．

食道潰瘍〔ボタン型電池誤飲・停滞による〕

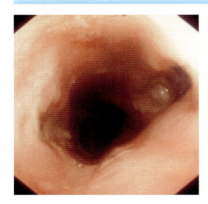

（特徴的所見）
- 約48時間停滞したボタン型電池を内視鏡的に摘出した5日後の内視鏡像．
- 電池と接触した部位に一致して，左右対称性に縦長の深掘れ潰瘍の形成を認める．

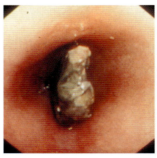
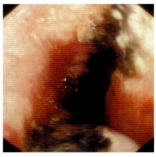

◆緊急内視鏡像：第二生理的狭窄部に停滞したボタン型電池を認める．

◆内視鏡的摘出直後の内視鏡像：腐食が進む前であるためか，5日後に比し潰瘍は浅い．

薬剤性食道潰瘍〔化学的原因〕

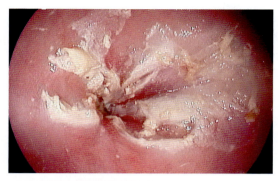

(特徴的所見)
- 嵌頓した錠剤を内視鏡的に摘出した直後の内視鏡像．薬剤（錠剤）と接していた縦ひだに沿って放射状に，白苔を伴ったびらん・潰瘍を認める．
- 著明な浮腫と瘢痕・線維化を伴っているため，全周性狭窄をきたしている．
  - ◆病歴聴取（常用薬剤の種類，就寝前・水なし服用の有無など）が重要である．
  - ◆剤形により，形成される潰瘍の形態が異なる（p.159，表2参照）点にも留意する．

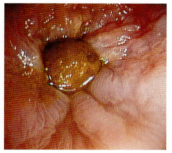

同一症例（狭窄部に嵌頓した円形の錠剤）
◆患者は30歳，女性で，経口避妊薬を常用．

参考症例

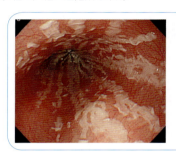

剥離性食道炎

ダビガトラン（プラザキサ®）内服開始4カ月後，胸やけ出現時の内視鏡像．中～下部食道にかけて放射状に膜様付着物を認める．

食道潰瘍〔サイトメガロウイルス感染による〕

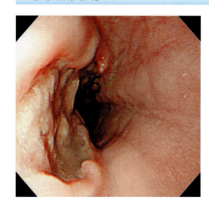

(特徴的所見)
- 中部食道に約1/3周性，7 cm長の打ち抜き様の深掘れ潰瘍を認めた．
- 巨大な潰瘍性病変のわりには，伸展不良所見に乏しく，内腔は保たれている．
- 壁肥厚所見や潰瘍底の凹凸不整は軽度で，白苔も薄くきれいであることなどが，腫瘍性病変との鑑別となる．

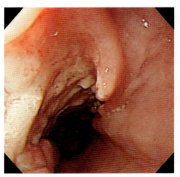

◆潰瘍底と辺縁部：辺縁隆起は目立たず，潰瘍底の白苔付着は軽度．

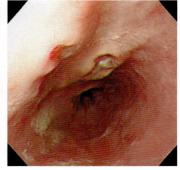

◆口側の食道病変：多彩な形態の深掘れ潰瘍を認めた．

Ⅱ. 診断のプロセス ［食道］

0-Ⅱc＋Ⅱa型早期癌〔T1a-EP, 扁平上皮癌〕

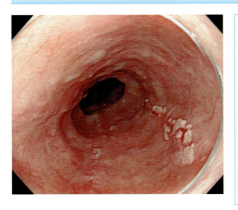

（特徴的所見）
- 食道胃接合部から伸びる4時方向の淡い線状発赤部に, 大小不揃いの白色調顆粒状変化の目立つ, 20 mm長の縦に細長い不整形の発赤陥凹（びらん）がみられる.
- 6時と9時方向にも, 長い線状発赤を認め, 逆流性食道炎の存在は明らかである.
- 逆流性食道炎によるびらん・潰瘍部辺縁には, 一般的に再生上皮が認められるが, 本症例では, 上皮欠損部辺縁の再生上皮がみられない.
- また, 大小不同でさまざまな形状の白色顆粒状隆起を伴っており, 通常の逆流性食道炎では, このような顆粒状変化は認められない.

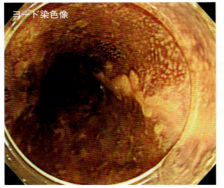

◆ヨード染色像：発赤線状びらんと白色調顆粒部は, ともにヨード不染を呈した.

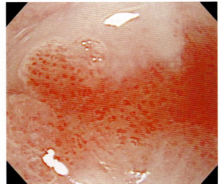

◆拡大内視鏡像：病変内の発赤陥凹部に, 拡張した上皮乳頭内毛細血管ループ（intra-papillary capillary loops；IPCL）の増生を認めた.

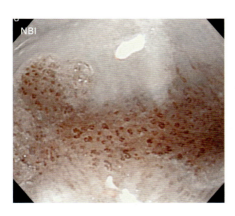

◆ NBI拡大内視鏡像：通常の拡大内視鏡像に比し, IPCLの形態学的変化をより詳細に観察できる. 4徴（拡張, 蛇行, 口径不同, 形状不均一）を伴う食道学会分類B1血管の増生を明確に認識することが可能である. 本症例は逆流性食道炎との鑑別を要する症例であったが, NBI拡大内視鏡像から, 扁平上皮癌が疑われた. 内視鏡的切除術を行った結果, squamous cell carcinoma, T1a-EP（Tis）と診断された. 本症例において, NBI拡大内視鏡が良悪性の鑑別診断（逆流性食道炎 vs. 扁平上皮癌）に有用であった.

0-IIc型早期癌〔T1a-MM（M3），扁平上皮癌〕

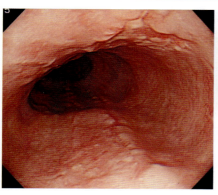
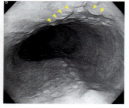

（特徴的所見）
- 12時〜1時方向に発赤調の不整形陥凹性病変を認める．軽度ながら辺縁隆起を伴っており，比較的平坦な陥凹面にはまだら状に白苔が付着している．6時方向には縦走する長い線状の発赤陥凹を認め，逆流性食道炎の存在は明らかである．

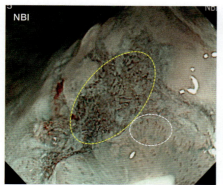
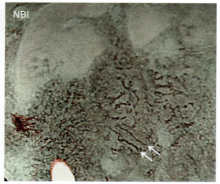

◆ NBI拡大像：中拡大：辺縁隆起部（白破線内）に比し，陥凹内の微小血管はさまざまな形状を呈している（黄色破線内）．

◆ 陥凹部のNBI拡大像：強拡大：陥凹部には4徴（拡張，蛇行，口径不同，形状不均一）を伴うIPCLを認める．また，一部にループ様構造を示さず，長く直線状を呈する異常血管（矢印：食道学会分類B2血管に相当）もみられ，深達度T1a-MM/SM1の扁平上皮癌が疑われた．切除標本において組織学的に粘膜筋板まで浸潤する扁平上皮癌（T1a-MM）であり，NBI拡大観察は良悪性の鑑別診断だけでなく，腫瘍深達度においても有用であった．

Ⅱ．診断のプロセス　［食道］

2型進行癌〔扁平上皮癌〕

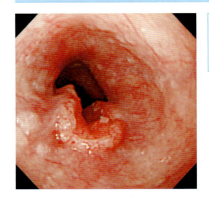

（特徴的所見）
- 約1/3周性の周堤を伴う潰瘍性病変を認める．潰瘍底の凹凸不整は顕著で，発赤調を呈している．

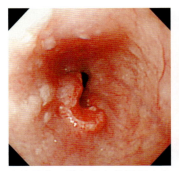

◆遠景像：明らかな伸展不良と壁肥厚所見を認め，内腔は狭小化している．

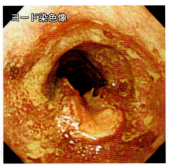

◆ヨード染色像：潰瘍部に一致して，ヨード不染帯を認める．

0-Ⅱc＋Ⅱa型早期癌〔T1a-LPM，高分化，Barrett食道腺癌〕

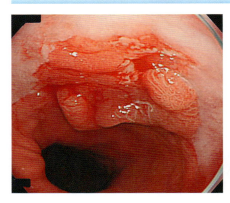

（特徴的所見）
- 易出血性の粗糙な粘膜からなる，淡い発赤調の陥凹性病変．陥凹内には地図状の不整形な浅い小びらんを複数伴っており，胃側を主体に，反応性と思われる明らかな辺縁隆起を認める．
  - ◆病変部の胃側（3時から6時方向）には，柵状血管の透見を認め，内視鏡的にBarrett粘膜に発生した腫瘍性病変であることが示唆された．

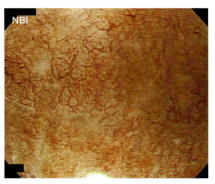

◆NBI拡大内視鏡像：陥凹部の微細粘膜模様は消失しており，不整な網目模様を呈する異常血管の増生を認める．陥凹型腺癌として矛盾しない所見であり，食道炎との鑑別にNBI拡大観察が有用であった．

食
道

Column

コラム

生検すべき場所（食道・隆起）

■食道隆起病変における生検の目的

　適切な治療法選択の第一段階として，正確な病理診断が要求されることに異論はない．

　まずは良悪性の診断であるが，上皮性腫瘍であれば内視鏡所見での特徴から推測できる情報量も多い．上皮性腫瘍で問題となるのは，神経内分泌細胞癌の診断である．通常，外科切除の非適応とされ，化学療法を主体とする治療法が行われる．もう一つは粘膜下腫瘍の的確な生検診断であり，良悪性の鑑別により，その後の治療指針は大きく変わってくる．

■生検法とコツ

　上皮性腫瘍で数 cm の大きさであれば，癌を疑って生検を行うが，生検による病型の変化も少なく，生検しやすい部位より確実に手技を行うことが重要である．上皮下発育の形態を示す症例では，通常は腫瘍頂部の癌露出部からの生検が必要

であり，病理医に対する内視鏡所見から類推するコメントは重要と考えている．粘膜下腫瘍においては，通常の生検で腫瘍組織を採取することはきわめて困難である．被覆上皮を一部除去し，粘膜下に存在する腫瘍を確認してのボーリング生検も行われているが，その後の形態を著しく損ねることになる．今日では，EUS 下穿刺吸引細胞診（EUS-FNA）による診断で，形態を維持しての確実な診断が可能となっている．

参考文献

1) 伊佐山浩通, 北野雅之, 廣岡芳樹：超音波内視鏡ガイド下穿刺術. 日本消化器内視鏡学会卒後教育委員会 編：消化器内視鏡ハンドブック 改訂第 2 版. 2017, 119-132, 日本メディカルセンター, 東京
2) 渇沼朗生, 金　俊文, 矢根　圭：EUS-FNA による診断の現状と展望. 消化器内視鏡　2016；28：1524-1530

（島田英雄, 幕内博康, 千野　修）

Ⅱ．診断のプロセス　［食道］

［食道］
色調・血管透見

有馬美和子，都宮美華

正常食道粘膜の血管透見像

1．正常食道粘膜

正常食道粘膜は艶やかで光沢をもって観察され，胸腔内では樹枝状の血管透見像が観察される（**図1**）．これらの血管はおもに粘膜固有層（lpm層）を走行する血管で，粘膜下層

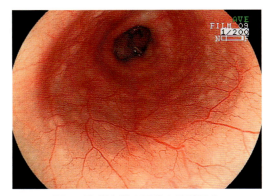

図1　胸部食道の正常血管透見像

（特徴的所見）
- 樹枝状の血管透見像が観察される．

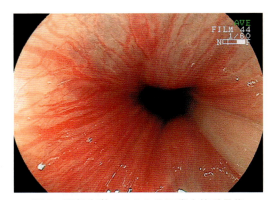

図2　頸部食道でみられる正常血管透見像

（特徴的所見）
- 頸部食道でも縦走する柵状血管が観察される．

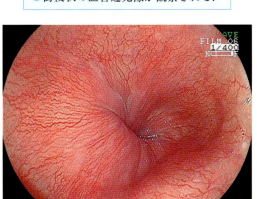

図3　下部食道でみられる正常血管透見像

（特徴的所見）
- EGJ近傍の下部食道では，縦走する柵状血管が透見される．

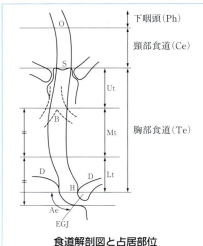

食道解剖図と占居部位
〔日本食道学会 編：臨床・病理 食道癌取扱い規約（第11版）[1]より転載〕

168

（sm 層）を走る一段階太い青白色の血管から分岐して，食道粘膜表面にネットワーク状に拡がっているのが観察される．頸部食道（**図 2**）と食道胃接合部（EGJ）近傍の下部食道（**図 3**）では，縦走する柵状血管が透見される．とくに下部食道で観察される柵状血管の下端は，本来の EGJ にほぼ一致するため，Barrett 粘膜の診断の手がかりとなる．

2．Barrett 粘膜と食道胃接合部（EGJ）

Barrett 食道は"胃側より連続して食道に存在する円柱上皮で，EGJ から全周性に 3 cm 以上の長さを有するもの"と定義されており，long segment Barrett's esophagus（LSBE）と呼ばれている．3 cm 未満のものや，全周性でないものは short segment Barrett's esophagus（SSBE）とされているが，もともとの EGJ がどこに位置しているかの診断が問題となっている．柵状血管は食道固有の血管像であり，本邦では下部食道の柵状血管下端を EGJ と定義することでコンセンサスが得られている．

血管透見像に変化を及ぼす病変

血管透見像の中断は，食道表在癌を発見する際の重要な所見ではあるが，血管透見像が不明瞭となる要因はさまざまあり，粘膜の透過性を低下させる変化が粘膜内に生じていることを示唆する所見である．逆に，病変の表面に血管透見像が観察される場合には，lpm 層より深部に病変の主座があることを意味する．**表**に血管透見像に変化を及ぼす病変の一覧を示した．

表　血管透見像に変化を及ぼす病変

1．食道癌
2．非癌性病変
　糖原過形成（Glycogenic acanthosis）
　異所性胃粘膜
　異所性脂腺
　静脈瘤
　キサントーマ
　Hyperkeratosis
　Melanosis
　Barrett 上皮
　粘膜下腫瘍
　食道炎

文　献

1）日本食道学会 編：臨床・病理 食道癌取扱い規約（第 11 版）．金原出版，東京，2015

Ⅱ．診断のプロセス　［食道］

異所性胃粘膜〔頸部〕

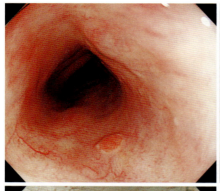
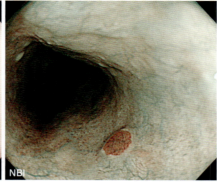
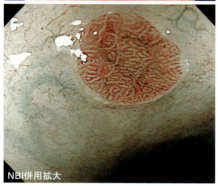

（特徴的所見）
- 頸部食道後壁側に観察された 5 mm 大の異所性胃粘膜．
- 境界明瞭な発赤したわずかな肥厚面の周囲を，健常上皮が縁取るように取り囲んでいる．
- NBI は境界明瞭な brownish area を示した．
- NBI 併用拡大で発赤面には胃粘膜と同様の腺上皮模様が観察された．

異所性胃粘膜〔頸部〕

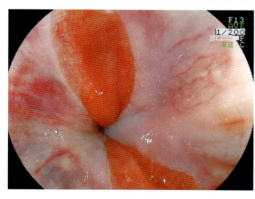
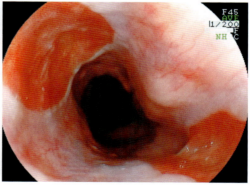

（特徴的所見）
- 食道入口部から頸部食道の左右壁に認められた異所性胃粘膜である．
- 境界明瞭な楕円形の発赤面で，ビロード状で光沢を失い，少したるみを有して陥凹している．

異所性胃粘膜〔下部〕

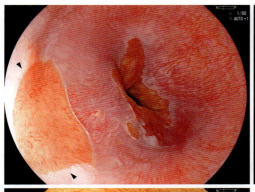
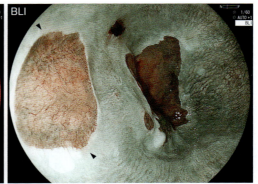
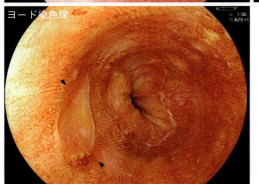

(特徴的所見)
- 下部食道に認められた異所性胃粘膜（矢頭）．
- 食道胃粘膜接合部の口側左後壁に，扁平上皮に囲まれた孤立性の発赤した陥凹面を認め，胃粘膜と同様の発赤を呈することが特徴である．
- BLI では境界明瞭な brownish area を示し，ヨード染色では境界鮮明な不染となる（矢頭）．

カンジダ症

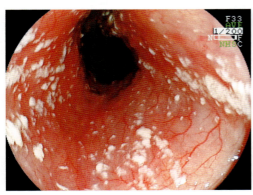
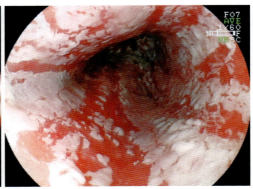

(特徴的所見)
- 大小のカンジダのコロニーが，不規則な白色付着物として食道全長に付着している．
- 重度になると，右図のように分厚くシート状に付着することが多い．

Ⅱ．診断のプロセス　［食道］

逆流性食道炎〔色調変化型食道炎〕

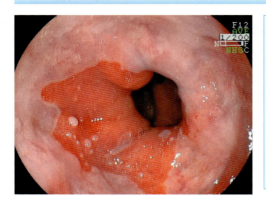

（特徴的所見）
- 食道裂孔ヘルニアがあり，挙上円柱上皮が認められるが，逆流性食道炎のため扁平上皮は肥厚・白色混濁し，血管透見が消失している．
- 口側の円柱上皮内の後壁側には白色の扁平上皮島が認められることから，Barrett食道であることが証明できる．
- 白色混濁した食道粘膜では，実際には粘膜内の乳頭内血管は伸長し，血管径は拡張して増生しているが，細胞浸潤や浮腫のために粘膜が不透過となり，血管透見像が観察されなくなって白濁して観察される．

逆流性食道炎〔縦走びらん〕

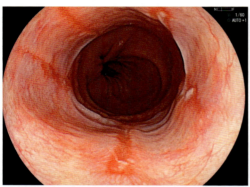
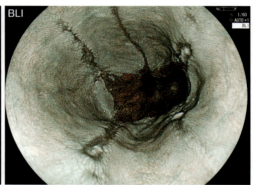
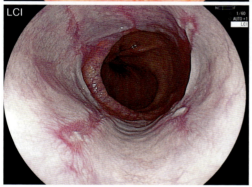

（特徴的所見）
- 食道裂孔ヘルニアと，口側の食道粘膜には血管透見像が消失した白色混濁が認められるなか，5条の縦走発赤と，その中に白苔を伴うびらんが観察される．
- BLIおよびLCIでは発赤びらん面のコントラストが強調されて観察される．

Barrett 食道〔Long segment Barrett's esophagus：LSBE〕

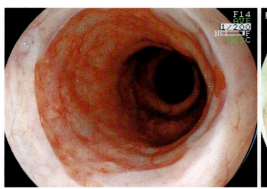 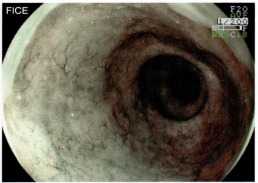

(特徴的所見)
- もともとの EGJ から口側に，約 5 cm に及ぶ LSBE である．
- 血管透見像は Barrett 食道の上端で中断し，食道粘膜との境界は明瞭である．
- Barrett 食道は光沢を失ったビロード状の発赤面として観察される．
- FICE でも Barrett 食道は brownish area として観察され，境界が鮮明である．
- Barrett 粘膜は扁平上皮が円柱上皮に置換された状態であるため，内部には胃粘膜に類似した小溝模様が観察される．

Barrett 食道〔Short segment Barrett's esophagus：SSBE〕

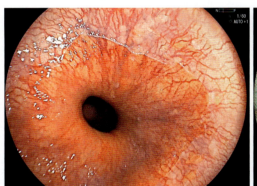 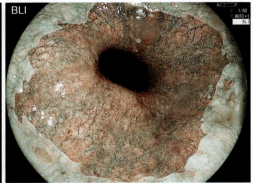

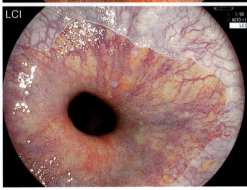

(特徴的所見)
- 食道裂孔ヘルニアを伴い，食道側に発赤調の円柱上皮の伸展を認める．
- 挙上円柱上皮の口側には，柵状血管が透見され，Barrett 食道と診断できる．
- BLI（右上），LCI（左下）では扁平上皮と円柱上皮のコントラストが強調され柵状血管も明瞭になっている．
  ◆ 炎症の強い症例では血管透見が不明瞭となって，観察されないことも多い．

Ⅱ．診断のプロセス ［食道］

糖原過形成（Glycogenic acanthosis）

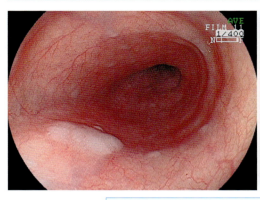
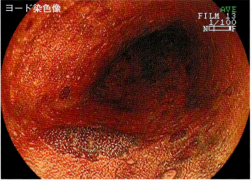

（特徴的所見）
- 7時方向にわずかに隆起した，白色扁平で不透明な粘膜変化として観察される．
- ヨード染色で濃染し，組織学的には限局性の過形成性病変である（右図）．
  ◆ 上皮の肥厚によってlpm層の透見が不良となるため，血管透見像は観察されなくなる．
  ◆ 多発することが多い．

食道異所性皮脂腺

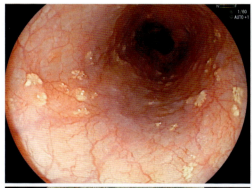
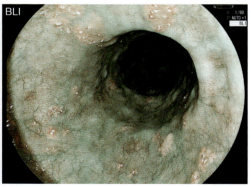
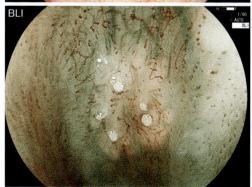

（特徴的所見）
- 皮脂腺と同様の腺組織がlpm層にみられるもので，内視鏡では小さな黄白色の顆粒の集簇として観察される．
- 扁平で分葉した菊花状の隆起の表面に，皮脂腺の導管が非常に小さな黄白色顆粒として認められるのが特徴で，キサントーマとの鑑別点である．
- 脂腺組織の主座はlpm層にあるが上皮を圧排し，その下面の透過性が不良となるため，血管透見像は観察されない．
- BLIでは皮脂腺が薄茶色の扁平隆起として観察され，導管が白い突起として，強調される（右図）．
- BLI併用拡大観察像（左下図）では，中央に小さな黄白色顆粒（導管）が認められる．
  ◆ 単発のこともあるが，多発してみられることが多い．

食道静脈瘤

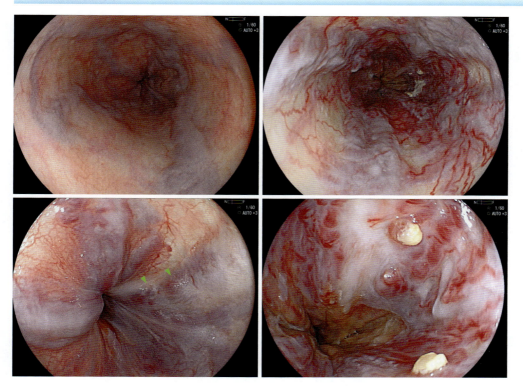

〔特徴的所見〕
- 上左：F1の白色静脈瘤．直線的な比較的細い静脈瘤が4条認められる．
- 上右：F2の青色静脈瘤．連珠状の中等度の静脈瘤が4条認められ，静脈瘤間にtelangiectasiaが観察される．
- 下左：cherry red spot（CRS）．赤色所見（red color sign；RC）の一つであるCRSが静脈瘤の表面に小発赤斑として観察される（矢頭）．
- 下右：red wale marking（RWM）とwhite plug．静脈瘤表面にRC signの一つであるミミズ腫れ（RWM）が観察され，2カ所に白色栓（white plug）が認められ，出血源であることがわかる．

食道　色調・血管透見

悪性黒色腫

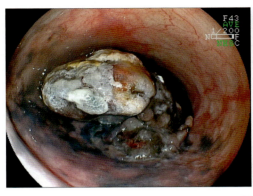 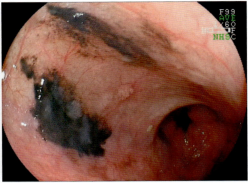

（特徴的所見）
- 左：胸部上中部食道後壁側を中心に不整な黒色粘膜が拡がり，その中央に広基性の1型隆起を形成している．
- 右：肛門側にもやや膨隆した黒色粘膜が散在性に認められた．

Melanosis

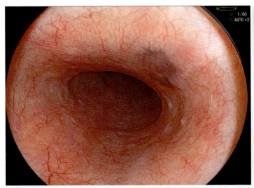 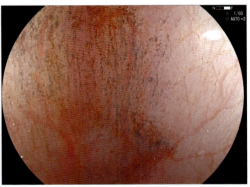

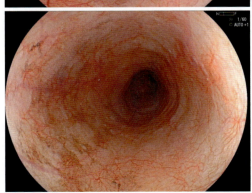

（特徴的所見）
- 上左：肺癌で化学療法の既往がある症例で，中部食道前壁側に10 mmほどの淡いムラのある黒色調粘膜を認める．
- 上右：同症例の拡大観察像．非常に細かい砂をまぶしたような黒色点が透見される．
- 下：食道裂孔ヘルニアに逆流性食道炎を伴う症例で，中部食道左側壁を中心にごく淡い薄墨を掃いたようなmelanosisが認められる．

キサントーマ

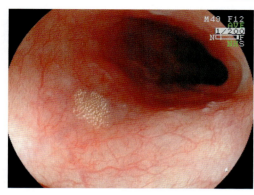
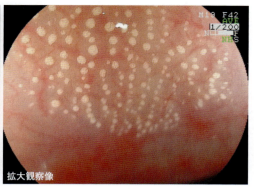

拡大観察像

（特徴的所見）
- 小さな黄白色の顆粒の集簇として観察されるが，異所性皮脂腺と比べて無構造で，導管の小顆粒が認められないのが特徴である．
- 表層は薄い角質層が覆っているが，キサントーマ組織は上皮内に存在するため，血管透見像は観察されない．

粘膜下腫瘍〔固有筋層由来〕

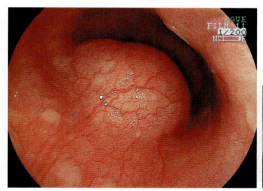
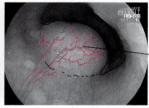

腫瘍表面に血管透見像を認める

（特徴的所見）
- 固有筋層（MP層）由来の平滑筋腫
- MP層由来のため，腫瘍表面には健常粘膜と同様に血管透見像が観察される．

粘膜下腫瘍〔粘膜筋板由来〕

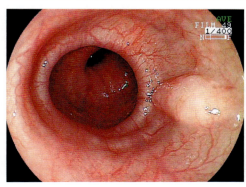
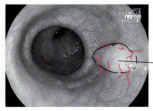

腫瘍表面の血管透見像が不明瞭となる

（特徴的所見）
- 粘膜筋板（MM）由来の平滑筋腫
- 腫瘍がMMに存在するため，上皮が圧排されて血管透見像が不明瞭となる．

Ⅱ. 診断のプロセス ［食道］

0-Ⅱa型早期癌〔T1a-EP〕

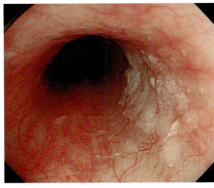
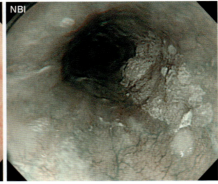

（特徴的所見）
- 胸部上部食道，右側壁の白色調の0-Ⅱa型食道癌である．
- 白濁を伴うわずかに肥厚した病変で，血管透見像は病変周囲で中断し，表面構造は不整で光沢がなく，肥厚面の厚さも不規則である．
- NBIでも病変は白色肥厚として観察される．
  ◆ 白色の病変は角化傾向の強い，分化度の良い癌で認められることが多い．
  ◆ 鑑別するべき病変として，glycogenic acanthosis，hyperkeratosisなどがある．

0-Ⅱb型早期癌〔T1a-EP〕

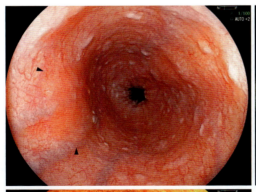
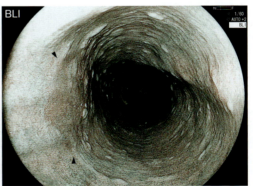
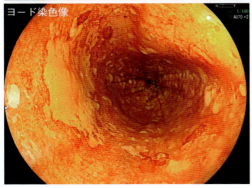

（特徴的所見）
- 胸部上部食道，左側の0-Ⅱb型食道癌で，わずかな淡い発赤で発見した病変である（矢頭）．
- 周囲粘膜との高低差がない平坦な病変で，淡発赤の周囲で血管透見像が中断している（矢頭）．
- BLIでは，brownish areaとなった．
- ヨード染色では境界明瞭な不染となり，病変内部に不整形の正染域を認めた．

0-Ⅱc型早期癌〔T1a-LPM〕

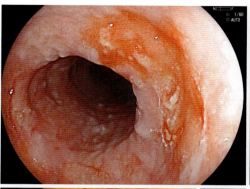
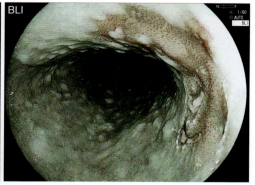
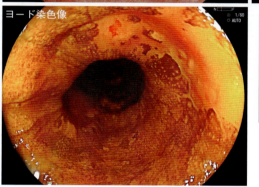

(特徴的所見)
- 胸部中部食道，右側壁の病変で，血管透見像が消失し，光沢が失われ，発赤した陥凹面を認める．
- 陥凹面内は一部にびらんを伴うが比較的平滑で，BLIでは淡いbrownish areaとなった．
- ヨード染色では境界明瞭な不染を呈した．

0-Ⅱc型早期癌〔T1a-EP〕

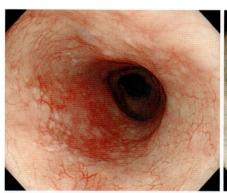
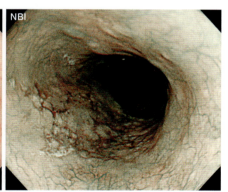
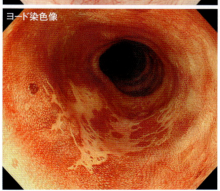

(特徴的所見)
- 胸部上部食道，後壁側の発赤を伴う，浅い陥凹面が観察される．
- 陥凹面は浅く，血管透見像の途絶した領域として認識される．
- NBIではbrownish areaとなり，ヨード染色では不染となった．

Ⅱ．診断のプロセス　［食道］

進行食道癌の副病巣〔上皮内進展〕

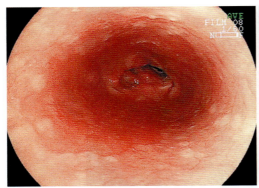
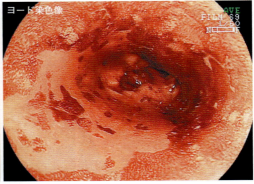

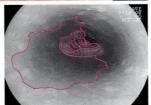

2型進行癌と発赤面

（特徴的所見）
- 2型進行食道癌の口側に，血管透見像の消失した淡い発赤面が観察される．
- 0-Ⅱc型の上皮内癌の拡がりを認めるものである．
    ◆上皮内進展は非常に広範囲に及ぶこともまれではない．手術例においては，とくに口側の拡がりの診断が重要となる．

[食道]

変形・狭窄

島田英雄，幕内博康，千野　修

　食道の変形や狭窄に関する客観性のある定義はないものと思われる．変形と狭窄は，両者が併存する状況であることが多い．また機能性疾患に伴う変化を内視鏡所見のみで十分に評価することは困難である．本稿では，どのような疾患で食道の変形や狭窄が発症し，これらの診断がどのようになされているか実例を呈示し解説する．

食道の変形 （表）

　食道の変形に関しては，実際，どのような内視鏡所見をもって食道変形とするか明示するものはない．しかし，正常な食道形態から著しく逸脱する症例で，食道腫瘍による変化を除いたものとする．

表　食道変形・狭窄のおもな原因

悪性疾患	食道癌性狭窄・変形
炎症性疾患	逆流性食道炎，腐食性食道炎，その他
機能性疾患	食道アカラシア，その他
壁外圧排	大動脈，転移リンパ節，その他
食道壁変化	食道憩室症
治療後狭窄	内視鏡切除後狭窄，化学放射線療法後狭窄
先天性疾患	先天性食道狭窄症

1．食道壁変化に起因する食道変形

　食道壁の変化に起因する食道変形として食道憩室症が挙げられ，先天性憩室と後天性憩室に分類される．後者ではその成因から圧出性憩室と牽引性憩室に分けられる．憩室の発生部位に関しては，口側より ① Zenker 憩室，② 気管分岐部憩室（Rokitansky 憩室），③ 横隔膜上憩室（epiphrenic 憩室）が挙げられる．

2．食道機能障害に起因する食道変形

　食道アカラシアは，第一次蠕動波が消失し，下部食道括約筋の弛緩不全により，食道の異常な拡張と下部食道の狭窄性変化を認める疾患である．食道アカラシアの特徴的な内視鏡所見は，① 食道内腔の拡張，② 食物残渣の停滞，③ 食道胃接合部の狭窄，④ 異常収縮波の出現，⑤ 食道粘膜の白濁肥厚，が挙げられる．

　X 線分類から，拡張型と拡張度に関する規約では，S 字状型でⅢ度の症例がもっとも変形の目立つ症例である．

食道狭窄

　食道狭窄の分類にはいくつか報告があるが，実際の臨床で遭遇する機会の多いものについて病因別に分類する[1]．

1．食道悪性疾患および治療に伴う食道狭窄

　食道癌性狭窄が，臨床で遭遇する機会のもっとも多い食道狭窄である．高度狭窄例では，食物残渣が停滞し嚥下性肺炎の要因ともなる．また高度進行癌症例に対する化学放射線療法（CRT）では，PR（partial response）以上の治療効果が得られても瘢痕狭窄により，かえって嚥下障害が増強する症例も経験する．このような症例では，内視鏡所見からの治

Ⅱ. 診断のプロセス ［食道］

療効果判定のみならず，狭窄状況の把握が必要である．

2．炎症性疾患に伴う食道狭窄

食道の炎症性変化に伴う食道狭窄は大きく二分される．逆流性食道炎による変化ではロサンゼルス分類の Grade D に相当する症例である．

もう一つは，誤飲や自殺企図での，酸やアルカリ性化学薬品による腐食性食道炎であり，臨床経過より，① 急性期，② 潰瘍・肉芽形成期，③ 瘢痕・狭窄期に分類される．

各時期における内視鏡所見（炎症や狭窄状況）より，状態に即した処置が必要となる．

3．機能性疾患での食道狭窄

食道アカラシアが代表として挙げられる．とくに造影所見での下部食道の狭窄所見は目立つが，食道の生理的狭窄部もあるために，捉え難いこともある．食道胃接合部では，内視鏡による送気によっても開大は認めないが，軽く押し進めると胃内へ挿入される．

4．壁外性圧迫による食道狭窄

食道を取り囲むように発育する大きな粘膜下腫瘍や食道隣接臓器の圧迫（先天性血管異常，転移リンパ節腫大）により食道狭窄を認めることがある．

5．内視鏡切除（EMR，ESD）後の食道狭窄

今日の食道癌に対する内視鏡治療の適応拡大から，周在性や腫瘍長径など大きな病巣に対しても行われている．全周切除では高度の狭窄となり，3/4 周以上の粘膜切除から内視鏡所見でも明らかな狭窄が確認されるようになる[2]．広範囲切除例においては高度狭窄をきたす前に，内視鏡による予防的拡張術またはステロイド投与（局注，内服）が狭窄予防に効果があると報告されている[3,4]．

6．術後狭窄

吻合部狭窄は術後の QOL をきわめて低下させる．食道領域では胃全摘術後の食道空腸吻合部狭窄や食道術後の胃管食道吻合部狭窄が挙げられる．細径自動吻合器での吻合や，とくに術後縫合不全併発例が，難治性吻合部狭窄となる．食道用バルーンカテーテルによる拡張術が行われるが，瘢痕狭窄で屈曲が強い症例では拡張術に難渋する症例も多い．

7．その他の食道狭窄

食道弁状狭窄（食道 web）は，頸部食道が好発部位である．後天性では本疾患を合併する症候群として Plummer-Vinson 症候群があり，① 鉄欠乏性貧血，② 舌炎，③ 食道 web を 3 主徴とする．そのほか，先天性食道狭窄症などが挙げられる．

文　献

1) 島田英雄，西　隆之，田島隆行：狭窄・拡張を示す病変の特徴と鑑別．胃と腸　2016；51：211-222
2) Ezoe Y, Muto M, Horimatsu T, et al：Efficacy of preventive endoscopic balloon dilatation for esophageal stricture after endoscopic resection. J Clin Gastroenterol　2011；45：222-227
3) Oyama T, Kitamura Y：The prevention of stricture after circumferential esophageal endoscopic submucosal dissection—Can steroid injection reduce the number of balloon dilatation? Gastrointestinal Endosc　2009；69：AB 359
4) Yamaguchi N, Isomoto H, Nakayama T, et al：Usefulness of oral prednisolone in the treatment of esophageal stricture after endoscopic submucosal dissection for superficial esophageal squamous cell carcinoma. Gastrointest Endosc　2011；73：1115-1121

憩　室

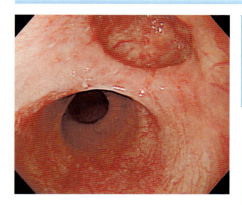

〔特徴的所見〕
- 下部食道に認めた食道憩室であり，食道内腔から嚢状に突出する憩室が観察される．
- 憩室内には食物残渣も貯留しやすく，貯留内容を洗浄してから観察する．

参考症例

食道憩室内癌

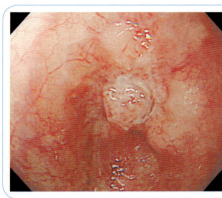

憩室内に食道癌を認めた症例である．食道憩室の粘膜切除は食道穿孔の高危険群でもある．
本例は外科切除を選択した．

アカラシア〔変形〕

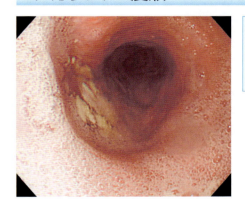

〔特徴的所見〕
- 食道アカラシアにおける内腔拡張の程度は，拡張感としては認識しても，その程度の評価は困難なことも多い．
- 食道拡張と粘液や食物残渣の停滞を認める．

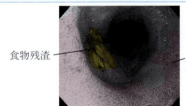

食物残渣　　　粘液

アカラシア〔異常収縮波〕

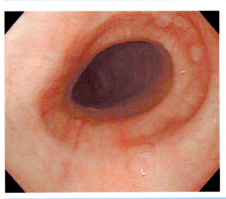

〔特徴的所見〕
- ブスコパン未使用で検査を施行すると，同期性の異常収縮波（矢印）を観察できる．

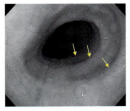

食道　変形・狭窄

Ⅱ．診断のプロセス ［食道］

アカラシア〔食道粘膜の白濁と肥厚〕

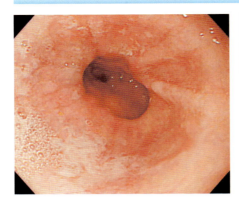

〔特徴的所見〕
- 食物残渣停滞が高度で経過年数が長い症例では，食道粘膜自体が白濁し肥厚する所見が認められる．

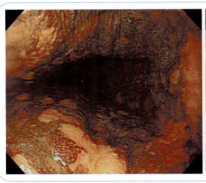
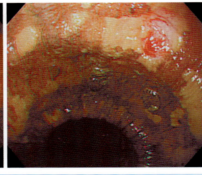

参考症例

食道アカラシアのヨード染色所見

　食道アカラシアは食道癌を合併しやすい食道疾患としても知られている．まずは，十分な洗浄後に観察を行い，続いてヨード染色を併用しての検査を行う．
　多発する小不染病巣を認めた．

癌性狭窄〔4型進行癌，T4〕

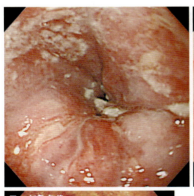

ヨード染色像

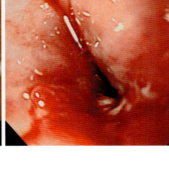

〔特徴的所見〕
- 胸部中部で著明な癌性狭窄を認め，経口摂取は，ほとんど困難な状況であった．
- 口側食道の軽度拡張と食物残渣停滞に伴う粘膜の白濁肥厚の所見を認める（左図）．
- TTS(through-the-scope)で内視鏡的バルーン拡張後，内視鏡挿入を試みたが，強い抵抗感と易出血性であり断念した（右図）．
- ヨード染色所見では，狭窄部口側は境界明瞭な不染域とはならなかった（下図）．
  - ◆胸部CTでは左主気管支を圧迫し一塊となる縦隔リンパ節転移を認めた．

進行癌 CRT 後の瘢痕狭窄

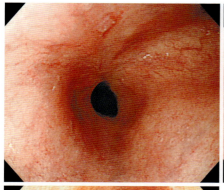
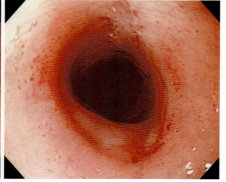
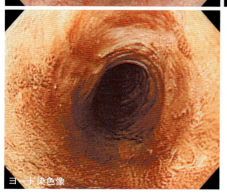
ヨード染色像

（特徴的所見）
- 3型病巣に対する化学放射線治療後の所見である．病巣は消失しているが，著明な狭窄所見を認める（左図）．
- 前壁側に存在した深い潰瘍底部に一致して白色，無構造の瘢痕性ひきつれを認める（右図）．
- ヨード染色では明らかな不染部は認めず，通常観察で白色瘢痕の目立った領域は淡染色となる（下図）．

アカラシアによる狭窄

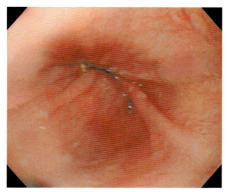

（特徴的所見）
- 食道内腔の拡張が認識される．食道胃接合部に近づくと癌性狭窄とは異なり，なだらかな狭窄所見を認める．
- スコープの胃内挿入も軽い抵抗はあるが可能である．

参考症例

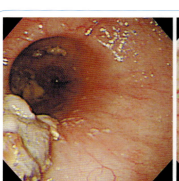
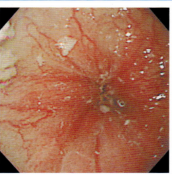

食道アカラシア

食道は拡張し食物残渣を認める．しかし，樹枝状血管網も透見でき，粘膜肥厚所見は目立たない（左図）．
食道胃接合部では狭窄所見を認める．柵状血管網が透見でき粘膜の白濁，肥厚所見は目立たない（右図）．

食道　変形・狭窄

II. 診断のプロセス　［食道］

逆流性食道炎による狭窄〔高度粘膜傷害例〕

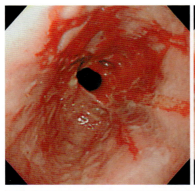
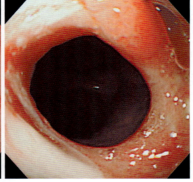

（特徴的所見）
- 高度の食道裂孔ヘルニアとその口側食道の著明な狭窄，さらに口側には連続する亜全周性の高度な粘膜傷害を認め，粘膜傷害の口側端は狭窄部より約4 cmに及んでいた（左図）．
- 狭窄部の近接像では，硬く瘢痕化した所見が認められる．内視鏡挿入にも抵抗がある（右図）．

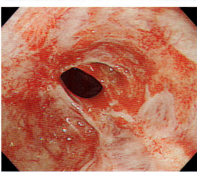

◆ PPI投与2週間後：プロトンポンプ阻害薬（PPI）を投与して2週間後の内視鏡所見では，粘膜傷害の改善を認めるも，狭窄状況に変化は認めない．

逆流性食道炎による狭窄〔軽度粘膜傷害例〕

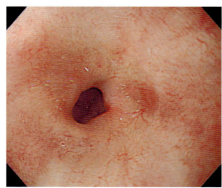
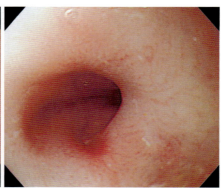

近接像

（特徴的所見）
- 下部食道に狭窄像を認め，5時方向に軽度のひきつれの所見を認める．周辺粘膜の性状は比較的炎症に乏しい，きれいな粘膜である（左図）．
- 狭窄は強く内視鏡挿入は困難であった．
- 近接するとGrade Aの粘膜傷害を認める（右図）．
- 狭窄とともに，同部が変形している所見も観察される．

腐食性食道炎

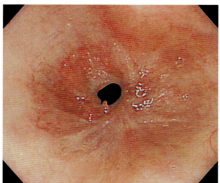

（特徴的所見）
- 胸部中部に高度の食道狭窄を認める．狭窄部の周囲にびらん性変化を認めるが，軽度である．
- 数十年にわたり，流動物を中心に摂取していた．内視鏡的バルーン拡張やタングステンブジーを繰り返しても改善が得られず，食道ステントを挿入し経口摂取の改善をはかった．

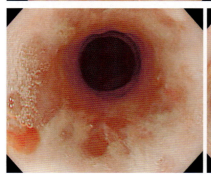

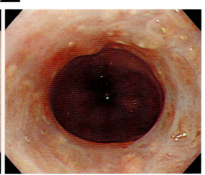

◆ 1カ月後にself expandable metallic stentを抜去し，経口摂取が可能になった．狭窄部は，十分に拡張することができた．

◆ しかし，bare部の肉芽による軽度狭窄の所見が観察される．

右側大動脈による壁外圧排

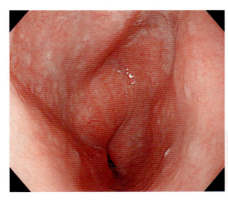

（特徴的所見）
- 上切歯列から約26 cmの部位で，右側からの著明な壁外性圧迫による食道狭窄を認めた．
- 粘膜性状に変化は認めず，内視鏡のみでは診断できず，続いて施行された胸部CT検査で右側大動脈弓による所見と診断できた．

◆ 近接所見を示す（右図）．内視鏡は容易に通過するが，経口摂取時の狭窄感の訴えは強い．

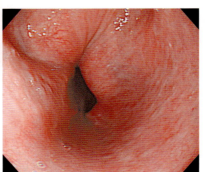

近接所見

転移リンパ節による壁外圧排

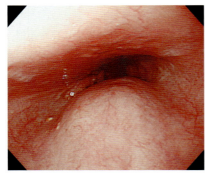
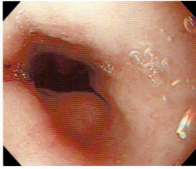

（特徴的所見）
- 下部食道の進行癌症例であり，転移リンパ節が食道壁を圧迫し，狭窄所見を呈している．
- 食道粘膜の表面性状には変化を認めない．
  - ◆粘膜腫瘍様の変化を呈しており，壁内転移も疑われた．
  - ◆EUSの所見から外膜側より圧迫するリンパ節と診断した．

ESD後狭窄

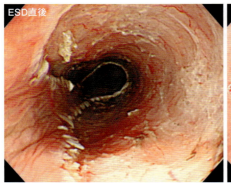
ESD直後

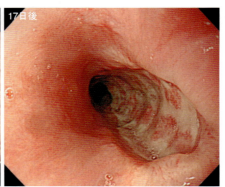
17日後

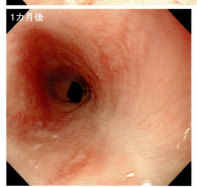
1カ月後

（特徴的所見）
- 亜全周性病変に対してESDを施行した．健常粘膜が一部残存する（上左図）．
- 17日後にはESD後の人工潰瘍の縮小を認めるとともに狭窄傾向を認める（上右図）．
- 1カ月後には人工潰瘍も消失したが瘢痕狭窄が顕著となる（下左図）．

◆食道用バルーンカテーテルを用いて拡張術を行った．4カ月間にわたり定期的な拡張術が必要であった．

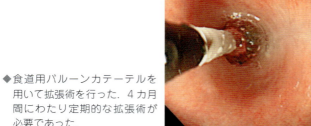
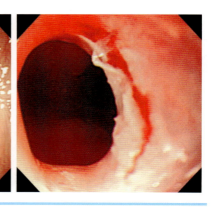

壁内偽憩室症

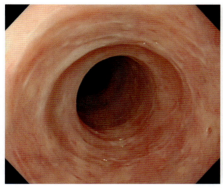
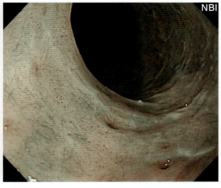

（特徴的所見）
- 食道は狭窄し，多発する円形の小孔を認める．
- カンジダによる白苔の付着を認めることも多い．
- 炎症などの食道腺導管開口部の障害による導管の囊状拡張を原因とする．

好酸球性食道炎

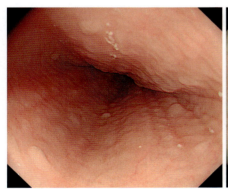
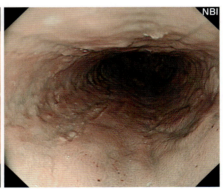

（特徴的所見）
- 多発・縦走する溝状陥凹，輪状溝，白斑，粘膜浮腫の所見を認める．
- NBIでは，溝状の陥凹所見がより明瞭に観察される．

Ⅱ．診断のプロセス　［食道］

食道胃管吻合部狭窄

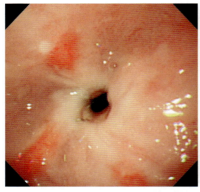 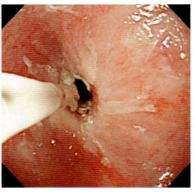

（特徴的所見）
- 自動吻合器による食道胃管吻合部の狭窄で嚥下障害を認め，内視鏡の通過は困難である．
- 瘢痕により白色調を呈している．
- 通過障害に伴う食物残渣の停滞で炎症性変化を伴う．

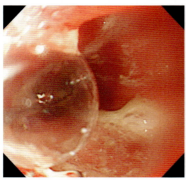 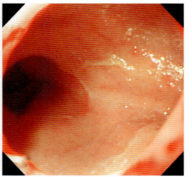

◆ 食道用バルーンカテーテルを用いて拡張術を行った．狭窄距離が短いため拡張は比較的に容易であった．胃管内への内視鏡挿入が可能となった．

Web 狭窄

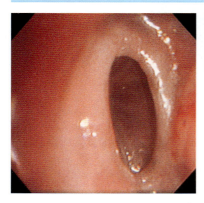

（特徴的所見）
- 食道 web による膜様狭窄の所見である．内視鏡挿入は困難であり TTS での拡張術を施行した．

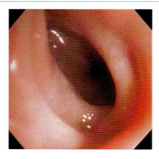

◆ TTS 拡張術後所見：拡張後は内視鏡挿入も可能となり，経口摂取も良好になった．

[胃]

隆　起

小林雅邦, 豊泉博史, 貝瀬　満, 炭山和毅

 ## 良性か, 悪性か？

　胃隆起病変の存在診断は比較的容易であるが, その質的診断, 確定診断は困難な場合も多い. 胃隆起病変の内視鏡診断の first step は, 隆起を呈する病変が上皮性か非上皮性かの判別である. 上皮性と非上皮性の鑑別によって, 隆起病変の診断は大きく絞り込まれる (**表1**). そのためには, 隆起病変の形状, 大きさ, 色調, 硬さ, 個数, 分布などを十分観察する必要があるが, とくに粘膜性状と形態の観察が重要である. すなわち, 隆起病変が周囲と同様の粘膜ですべて覆われていれば非上皮性, 周囲粘膜とは異なる不整な粘膜で覆われていれば上皮性の可能性が高い.

　上皮性病変では形態, 色調, 硬さ, 大きさ, 個数などの観察とともに, さらに色素内視鏡や拡大内視鏡によって粘膜微細模様や微小血管を観察し, 腫瘍か非腫瘍かの質的診断を行う. 上皮性病変であれば, 内視鏡下生検による病理診断が確定診断をもたらす.

　非上皮性病変では形態, 硬さ, 色調のみでは質的診断が困難なことが多い. 比較的大きな病変では治療方針を決定するために, 超音波内視鏡（EUS）, さらに吸引生検（fine needle

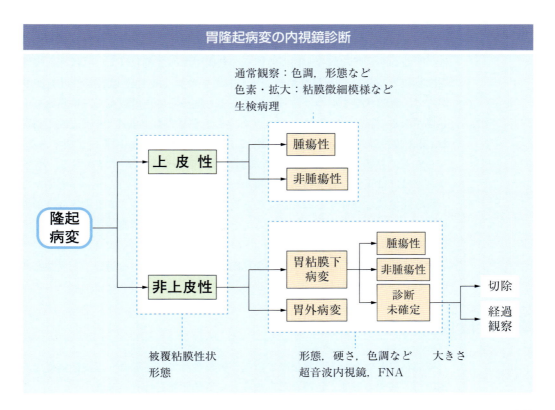

表1 胃隆起病変の種類

上皮性隆起病変	非腫瘍性	過形成性ポリープ 胃底腺ポリープ 黄色腫 疣状胃炎 炎症性線維性ポリープ 嚢胞性胃炎	非上皮性隆起病変	非腫瘍性	迷入膵 嚢胞 粘膜下異所性腺管 胃静脈瘤
	腫瘍性	早期胃癌（0-Ⅰ型, 0-Ⅱa, 0-Ⅱa＋Ⅱc） 進行胃癌（1型） 腺腫 カルチノイド腫瘍／神経内分泌腫瘍（NET）		腫瘍性	間葉系腫瘍（GIMT） 悪性リンパ腫 脂肪腫 カポジ肉腫 顆粒細胞腫 過誤腫性ポリープ 転移性腫瘍
				胃外圧迫	

aspiration；FNA）による病理診断を行うが，確定診断に至らないことも多い．確定診断が得られない非上皮性病変では，胃外圧迫を除外したうえで，経過観察，外科的切除術のいずれかを選択する必要がある．この際，病変の大きさがもっとも重要な判断材料となる．確定診断が得られないものの，消化管間葉系腫瘍〔GIMT：gastrointestinal mesenchymal tumor, 狭義の gastrointestinal stromal tumor（GIST）や平滑筋腫，神経鞘腫を含む概念〕が疑われれば，2 cm 以下では経過観察，3 cm 以上であれば切除を選択することが多い．2〜3 cm は境界病変であるが，2 cm 以上を切除適応とする考え方もある．

 ## 上皮性病変と非上皮性病変の鑑別

　　隆起病変が上皮性か非上皮性であるのかを鑑別するうえで，被覆粘膜の観察が重要である．すなわち，隆起病変が周囲と同様の粘膜ですべて覆われていれば非上皮性隆起病変，周囲粘膜とは異なる不整な粘膜で覆われていれば上皮性隆起病変の可能性が高い．したがって，隆起病変を見つけたら，病変をよく洗浄して色素散布し，粘膜面を十分観察する必要がある．隆起の形態，とくに病変の立ち上がり方も上皮性・非上皮性の判別に有用である．非上皮性隆起病変では山田Ⅰ型，上皮性隆起病変では山田Ⅲ〜Ⅳ型であることが多い．

　　しかし，粘膜性状と形態による鑑別には，例外も多いので注意する．小さな胃底腺ポリープはほぼ正常な胃底腺粘膜で覆われていることが多く，*H. pylori* 感染がなく萎縮のない胃底腺領域に局在することがその診断根拠となる．逆に，非上皮性病変の被覆粘膜が炎症によって不整な粘膜となっていることもある．十二指腸側へ逸脱を繰り返す管腔発育型胃粘膜下腫瘍（submucosal tumor；SMT）はその一例である．

　　また被覆粘膜の一部のみに不整な粘膜や潰瘍を伴っている場合，上皮性と非上皮性の鑑別が難しい場合もある．

 ## 上皮性病変の内視鏡診断

　　周囲粘膜とは異なる不整粘膜で隆起が被覆されている場合，上皮性病変である可能性が高いが，病変の形態，色調なども加味して質的診断を行う（**表 2**）．

表 2　胃隆起病変の鑑別

			頻度順
周囲と同様の粘膜で完全に覆われた隆起病変	山田 I～II 型	硬さのある充実性病変	胃壁外圧迫（脾臓，肝臓，肝臓・膵腫瘍性病変） 胃間葉系腫瘍（GIST，平滑筋腫，神経原性腫瘍） 迷入膵 カルチノイド腫瘍（NET） 悪性リンパ腫 まれな粘膜下腫瘍（顆粒細胞腫，グロームス腫瘍など）
		軟らかい病変	胃壁外圧迫（大腸，胆嚢など） 嚢胞 静脈瘤 脂肪腫 血管腫
	山田 III～IV 型隆起	硬さのある充実性病変	胃底腺ポリープ 過誤腫性ポリープ カルチノイド腫瘍（NET） 炎症性線維性ポリープ 有茎化した粘膜下腫瘍
周囲と異なる粘膜で全体が覆われた隆起病変	山田 I～II 型	発赤調	過形成性ポリープ 疣状胃炎 胃癌（1 型進行癌，0-I，0-II a 型早期癌） ポリープ状嚢胞性胃炎 カルチノイド腫瘍（NET） カポジ肉腫 炎症性粘膜変化を伴う粘膜下腫瘍
		褪色調・正色調	胃底腺ポリープ 疣状胃炎 過形成性ポリープ 胃腺腫
		黄色調	黄色腫
	山田 III～IV 型隆起	発赤調	過形成性ポリープ 胃癌（1 型進行癌，0-I 型早期癌） 炎症性粘膜変化を伴う粘膜下腫瘍
一部が不整な粘膜に覆われた陥凹や潰瘍を有する隆起病変	径 1 cm 前後の病変		疣状胃炎 胃癌（0-II a＋II c 型早期癌） 胃腺腫（陥凹型） 悪性リンパ腫 カルチノイド腫瘍（NET）
	径 2～3 cm を超える病変		GIMT（悪性） 悪性リンパ腫 胃癌（2 型進行癌，0-II a＋II c 型早期癌） カルチノイド腫瘍（NET）

Ⅱ．診断のプロセス　［胃］

さらに上皮性病変であれば，色素内視鏡や拡大内視鏡によって得られる粘膜微細模様や微小血管模様が，腫瘍か非腫瘍かの質的診断に重要な情報をもたらす．過形成性ポリープでは被蓋上皮が過形成となるため，粘膜模様が粗大となることが多い．腺腫では粘膜模様が小さい円形・楕円形から管状を呈することが多い．隆起型胃癌の多くは分化型腺癌であり，粘膜模様が見られるが大小不同で不整な形態であることが多い．拡大観察によって不整な微小血管模様を認めれば，胃癌である可能性が高い．

非上皮性病変の内視鏡診断

周囲粘膜と同様な粘膜で被覆されている隆起は，非上皮性病変である可能性が高いが，さらに病変の形態，色調，硬さなどから質的診断を行う（表2）．

非上皮性病変と判断した場合，臨床上はまず胃外圧迫と粘膜下病変の鑑別が重要である．一般に胃外圧迫では胃内空気量の増減や体位変換で不明となることが多いが，粘膜下病変でも同様な傾向を呈することがある．大腸圧迫では鉗子で押すと容易に陥凹して大腸による圧迫であることが判明する．肝臓の圧迫の多くは左葉によるもので，胃体中部から上部の後壁の圧迫像となり，体位変換で容易に消失する．胆嚢の圧迫は胃前庭部から胃角部前壁の軟らかな圧迫であり，認識しやすい．症例によっては胃外圧迫と粘膜下病変の鑑別が容易でないことがあり，EUSによる診断が必要となる．EUSでの鑑別の要点は胃壁構造上の存在部位とエコー像である（図，表3）．比較的大きな粘膜下病変では治療方針を決定するために，さらにFNAによる病理診断を行うことも可能であるが，確定診断に至らないことも多い．確定診断できない粘膜下腫瘍では，病変の大きさがもっとも重要な判断材料となる．迷入膵や嚢胞，脂肪腫など以外のGIMTであれば，2 cm以下では経過観察，3 cm以上であれば悪性病変である可能性が高くなり切除を選択することが多い．2〜3 cmは境界病変であるが，2 cm以上を切除適応とする考え方もある．

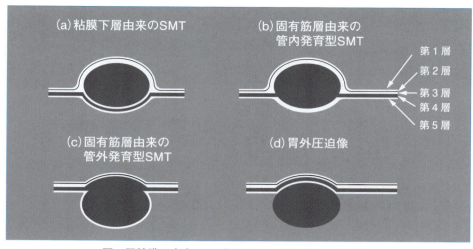

図　胃粘膜下病変および胃外圧迫の超音波内視鏡診断
症例は p.210〜213 参照．

表3　非上皮性病変の EUS 所見一覧

	EUS 存在部位	エコーレベル
GIST	第4層が主，第2, 3層もある	良性では均一低エコー，悪性度の高いものでは混合エコー
迷入膵	第3層が主，第4層もある	低〜混合エコー，導管や囊胞状変化を示唆する無エコーあり
脂肪腫	第3層	高エコー
囊胞	第3層	無エコー
カルチノイド腫瘍（NET）	第2〜3層	低エコー，大きなものは混合エコー
悪性リンパ腫	第2〜4層	低エコー

胃隆起

Ⅱ．診断のプロセス ［胃］

0-Ⅰ型早期癌〔分化型，T1a(M)〕

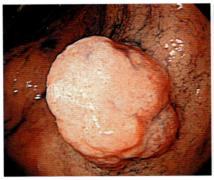
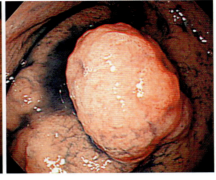

◆病理学的には tub1, T1a(M) の 0-Ⅰ型早期癌であった．

(特徴的所見)
- 胃体上部大弯の径2.5 cm の山田Ⅲ型の隆起病変．
- 表面は一見平滑であるが，不揃いでなだらかな結節傾向を呈し，粘膜模様は過形成性ポリープに比して小さい．
- 送気（左図）と脱気（右図）で比較すると，基部の硬さは乏しく，深部への浸潤はないと推測できる．

0-Ⅰ型早期癌〔分化型，T1a(M)〕

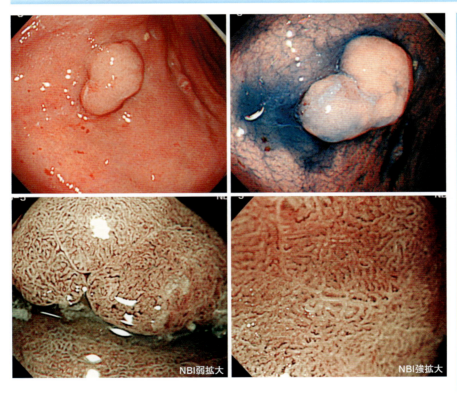

(特徴的所見)
- 体中部前壁の径20 mm の 0-Ⅰ型早期胃癌である．
- 通常光および色素散布像ではやや褪色調の隆起性病変で分葉状である．

(画像強調・拡大所見)
- NBI 併用拡大内視鏡像において弱拡大および強拡大ともに，粘膜微細模様の異常（不均一化）を認め，異常微小血管（口径不同・拡張・蛇行・形状不均一）を一面に認める．

◆病理学的には tub1, T1a(M) の 0-Ⅰ型早期胃癌であった．

0-Ⅰ型早期癌〔未分化型，T1b1(SM1)〕

胃　隆　起

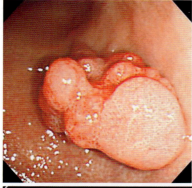

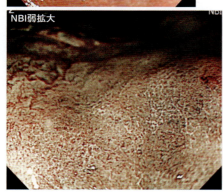

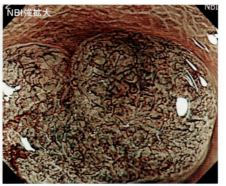

(特徴的所見)
- 胃体下部大弯に径 2.5 cm の山田Ⅳ型の八頭状隆起病変．緊満感のない有茎性ポリープであり，一見過形成性ポリープのようにみえるが，頂部の粘膜模様は小さく，不整な陥凹局面を呈している．

(画像強調・拡大所見)
- NBI 併用拡大内視鏡像において，弱拡大では粘膜微細模様の異常（粘膜模様の不均一化・微小化，消失）を，強拡大では非常に密に不整な異常微小血管（口径不同・拡張・蛇行・形状不均一）を認める．

　◆本例はポリペクトミーの標本で，分化度の低い腺癌が SM1 へ浸潤し，リンパ管浸潤がみられたため，追加胃切除したところ 1 群リンパ節転移がみられた．

　◆大きな過形成性ポリープには腺癌を合併するものがあり，注意を要する．

Ⅱ．診断のプロセス ［胃］

0-Ⅱa 型早期癌〔分化型，T1a(M)〕

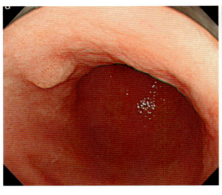
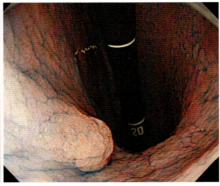
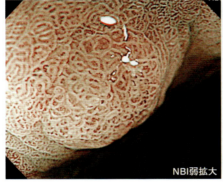
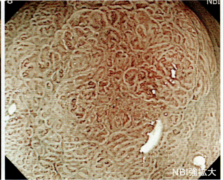
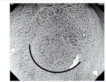
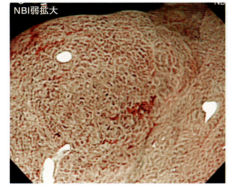
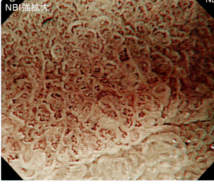

（特徴的所見）
- 胃体下部前壁の径12 mm大の褪色調の分化型の0-Ⅱa型早期胃癌である．
- 境界はやや不明瞭だが，色素散布にて明瞭化している．

（画像強調・拡大所見）
- （上）NBI併用拡大内視鏡像において，弱拡大では粘膜微細模様の異常（不均一化・微小化）および粘膜模様内部の異常な微小血管であるISIV（intrastructural irregular vessel，構造内不整血管）を認め，質的診断が容易になる．強拡大では通常および色素内視鏡像で境界が不明瞭であった部位が明瞭に観察でき，範囲診断（曲線部）が可能となっている．
- （下）NBI併用拡大内視鏡像において，弱拡大では粘膜微細模様の異常（不均一化・微小化）を，強拡大では異常微小血管（ISIV）を認める．

  ◆病理学的にはtub1，T1a(M)の0-Ⅱa型早期胃癌であった．
  ◆0-Ⅱa型早期胃癌と胃腺腫は形態上は類似し，鑑別が困難な症例もあるが，0-Ⅱa型早期胃癌は発赤調で粘膜粗糙，胃腺腫は褪色調で粘膜平滑であることが多い．

0-Ⅱa型（結節集簇型）早期癌〔分化型，T1b1(SM1)〕

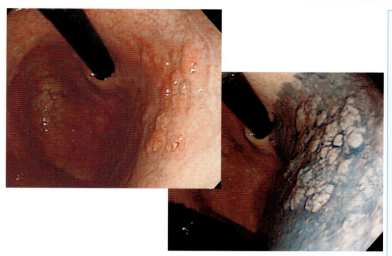

（特徴的所見）
- 胃体上部前壁に約4～5cmの範囲に，大小不同のやや発赤した小隆起が密集している．
- インジゴカルミン色素内視鏡によって大小不同な隆起の集簇が明瞭となり，粘膜面は不整である．
- いわゆる0-Ⅱa結節集簇型早期癌である．

◆病理学的にはほとんどの部位でtub1, Mであったが，腫瘍中心部のごく一部でSM1（300μm）の浸潤を認めた．本例ではSM浸潤を内視鏡で診断することは困難である．

0-Ⅱa＋Ⅱc型早期癌〔分化型，T1a(M)〕

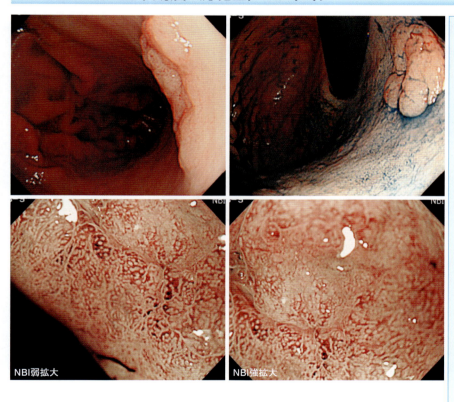

（特徴的所見）
- 胃体上部小弯の径20mm大の丈の低い隆起病変の認め，中心部に不整な陥凹を伴っている．
- 色素散布にて病変の表面性状や境界が明瞭となる．

（画像強調・拡大所見）
- NBI併用拡大内視鏡像において，周囲のⅡa隆起部（下左）では，0-Ⅱa型早期胃癌と同様の粘膜微細模様や異常微小血管が観察されるが，中心の陥凹面（Ⅱc部，下右）では粘膜模様の微小化や不明瞭化が認められる．

◆病理学的にはtub1，T1a(M)の0-Ⅱa＋Ⅱc型早期胃癌であった．

胃 隆起

0-Ⅱa＋Ⅱc 型早期癌〔分化型，T1a(M)〕

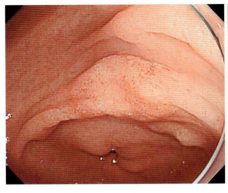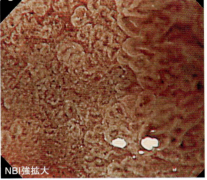

（特徴的所見）
- 径15 mm の中心陥凹傾向を呈する褪色調隆起で，一見たこいぼ様びらんに似る．
- たこいぼ様びらんでは中心びらん面は発赤するか，白苔を有することが多い．
- NBI 拡大内視鏡では，陥凹部の粘膜模様は微小化し，血管網が目立ち，腫瘍性粘膜と考えられる．

　◆病理学的には tub1，T1a（M）の 0-Ⅱa＋Ⅱc 型早期胃癌であった．

0-Ⅱa＋Ⅱc 型早期癌〔分化型，T1b1(SM1)〕

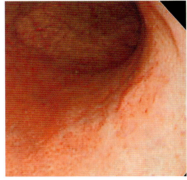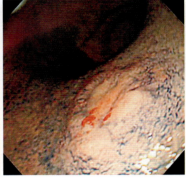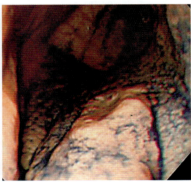

（特徴的所見）
- 胃体下部後壁に径20 mm の丈の低い発赤調の隆起病変を認める．
- インジゴカルミン色素散布によって，中心部の不整な陥凹が明瞭となる（中図）．
- 胃内空気を吸引すると（右図），陥凹面はより明瞭となり，かつ硬さを感じさせるため，粘膜下層への浸潤が疑われる．

　◆病理学的には tub1，T1b1（SM1）の 0-Ⅱa＋Ⅱc 型早期癌であった．病変の深達度を判断する際，胃の空気量を増減させ，病変の硬さ・変形の恒常性などを加味する必要がある．

1型進行癌〔分化型，T3(SS)〕

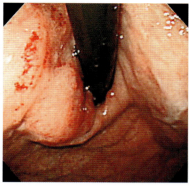
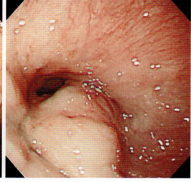

(特徴的所見)
- 噴門部の3cmほどの隆起病変．
- 一見粘膜面の不整さが乏しいが，病変の厚み・硬さが明瞭であり，右図のように食道側には粘膜下以深への浸潤を示す明瞭な隆起を形成しており，1型の進行癌と診断できる．

◆本例は深達度T3(SS)，tub2の癌であった．

悪性リンパ腫〔びまん性大細胞型B細胞性リンパ腫〕

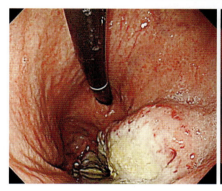
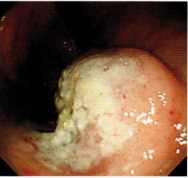

(特徴的所見)
- 胃体上部大弯から前壁に広がる4cm大の大きな隆起病変．
- 白苔を伴い粘膜面は不整で1型進行胃癌が疑われるが，右図のように隆起の前壁側は正常な粘膜で覆われており，SMTの性格を有する病変であることがわかる．

◆隆起型の胃悪性リンパ腫では，程度の差はあるが，SMTの所見を伴っている．

胃 隆起

Ⅱ．診断のプロセス　［胃］

0-Ⅱa 型早期癌〔分化型，T1b(SM)，胃底腺型胃癌〕

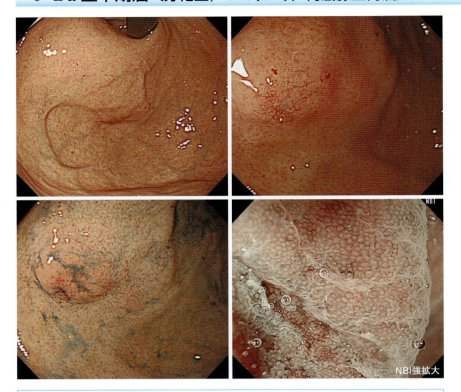

（特徴的所見）
- 穹隆部になだらかな立ち上がりを伴う，SMT 様隆起を認めた．大きさは 10 mm 弱で，発赤調を呈し，頂部には，わずかに拡張した血管が認められた．

（画像強調・拡大所見）
- NBI 併用拡大内視鏡像において，周囲の健常粘膜に比べて，やや茶褐色域として描出されるが，明らかな demarcation line は認めなかった．粘膜表面微細構造は整であり，微小血管構築像は，一部に，やや拡張した微小血管を認めるものの，口径不同や形状不均一は認めなかった．

  ◆病理組織学診断は，0-Ⅱa，長径 7 mm，tub1，pT1b（SM 80 μm），ly（－），v（－）の早期胃癌であった．免疫組織学的所見は，pepsinogen-Ⅰ（＋），H^+/K^+-ATPase（＋），CD10（－），MUC2（－）であり，胃底腺型胃癌と診断した．

  ◆胃底腺型胃癌は，背景粘膜に萎縮性変化を認めないU領域に認められることが多い．小病変であっても，本症例のように SM 浸潤を呈することがあるが，低悪性度腫瘍である可能性も示唆されている．

腺　腫 ①

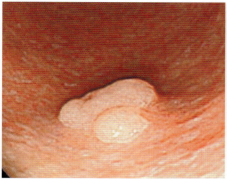
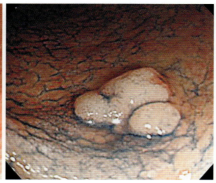

（特徴的所見）
- 胃角部大弯径 10 mm の胃腺腫.
- 表面は平滑,褪色調の平盤状隆起であり,胃腺腫の特徴を備えている.

◆病理学的には中等度異型を伴う管状腺腫であった.

腺　腫 ②

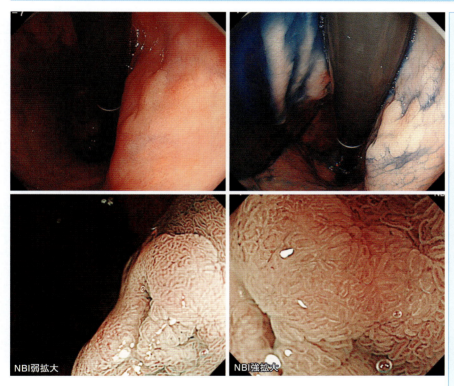

NBI弱拡大　　NBI強拡大

（特徴的所見）
- 胃体中部後壁に注意しないと見逃しそうな,径 15 mm の褪色調の丈の低い平坦な隆起である.
- 色素散布にて腺腫の存在と境界が明瞭化する.

（画像強調・拡大所見）
- NBI併用拡大内視鏡像において,弱拡大および強拡大で粘膜微細模様は"小円形より大きい類円形 round or oval"および"規則的な管状 tubular"パターンであり,微小血管は認められず,境界は明瞭である.

◆病理学的には中等度異型を伴う管状腺腫であった.

胃隆起

疣状胃炎 ①

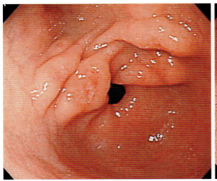
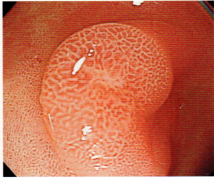

（特徴的所見）
- 幽門輪前部に多発し，中心に発赤やびらんを有する隆起病変．近接（右図）すると粗大な粘膜模様を認め，中心陥凹は小びらん面である．

◆ 疣状胃炎は慢性胃炎の一つで，前庭部に多発することが多い．

◆ 隆起面は被蓋上皮の過形成で，中心部はびらんがあり，0-Ⅱa＋Ⅱc（p.199〜200）とは異なる．

疣状胃炎 ②〔胃体部〕

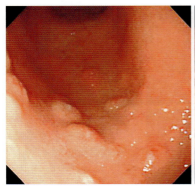
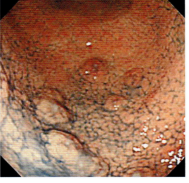

（特徴的所見）
- 胃体下部大弯にびらんを有する隆起病変が多発している．隆起した粘膜面は過形成を呈し，胃カルチノイドとは異なる．

◆ 疣状胃炎の多くは幽門輪前部にみられるが，胃体部のとくに腺境界部に疣状胃炎を呈する場合がある．この場合も幽門輪前部の疣状胃炎と同様に，たこいぼ様びらんが多発する．

参考症例

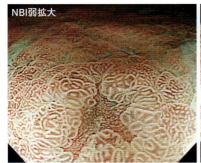
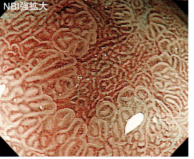

疣状胃炎

NBI併用拡大内視鏡像において，病変の隆起部の粘膜模様は周囲正常粘膜と比較しやや大型化し，陥凹面との境界は陥凹型早期胃癌と違い平滑である．病変の陥凹面の粘膜模様は微小化しているが全体に均一であり，微小血管は周囲よりも豊富に観察される．

黄色腫

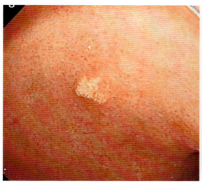
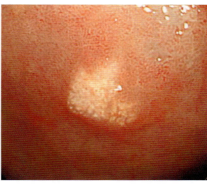

（特徴的所見）
- 黄色腫は，その名のごとく黄色調の丈の低い隆起としてみられることが多い．
- 近接して観察すると，黄色調の小顆粒が集簇する（右図）．
- ほとんどの黄色腫は，萎縮を伴うような慢性胃炎粘膜にみられる．

参考症例

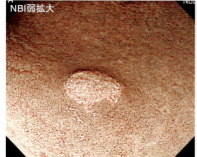
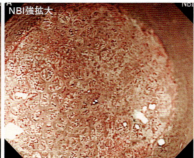

黄色腫

NBI併用拡大内視鏡像において，弱拡大では一面に白色調の平坦な小隆起として観察される．強拡大では白色部は濃淡が明瞭で，濃い白色部位に一致して微小血管が観察される．

Ⅱ. 診断のプロセス ［胃］

胃底腺ポリープ ①

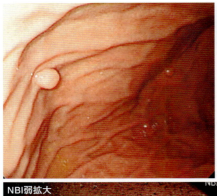
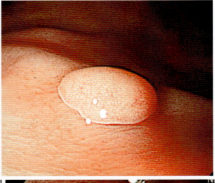
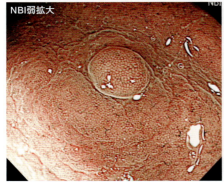
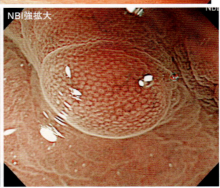

（特徴的所見）
- 胃体部大弯を中心に多発する山田Ⅲ型小隆起病変.
- 表面は平滑で, 近接すると正常な集合血管と円形開口部を有する胃底腺粘膜模様がみられる(上右図).
- 胃底腺ポリープは H. pylori 感染がなく, 萎縮のないきれいな胃体部(胃底腺領域)に多発するのが特徴である.

（画像強調・拡大観察）
- NBI併用拡大内視鏡像において, 弱拡大では周囲の粘膜模様と大きな変化はなく観察され, 強拡大で明瞭な円形開口部を有する胃底腺粘膜模様を認め, 粘膜周囲を均一な微小血管が取り巻いている.

胃底腺ポリープ ②

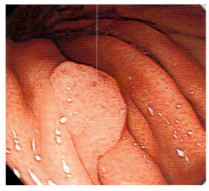
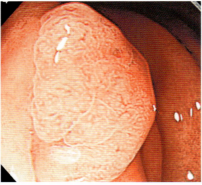

（特徴的所見）
- 胃体部大弯の10 mm大の山田Ⅲ型隆起病変.
- 胃底腺ポリープとしては大きいが, 表面は平滑で, 近接すると正常な集合血管と円形開口部を有する胃底腺粘膜模様がみられ, 胃底腺ポリープと診断できる.

過形成性ポリープ ①

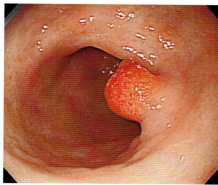
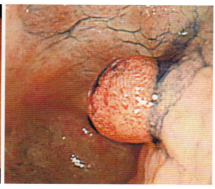

(特徴的所見)
- 胃前庭部の1cm大の発赤した山田Ⅲ型ポリープ.
- 色素散布して近接すると,過形成性ポリープに特徴的な長く延長し,粗大な粘膜模様がみられる(右図).

胃隆起

参考症例

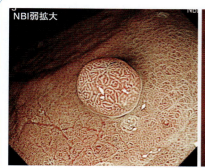
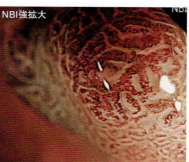

過形成性ポリープ
　NBI併用拡大内視鏡像において,弱拡大では粘膜模様は周囲正常粘膜よりも大型化し,脳回状である.強拡大では粘膜模様内に拡張・蛇行したコイル状の微小血管を認める.

II．診断のプロセス　［胃］

過形成性ポリープ ②

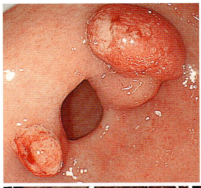
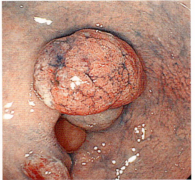
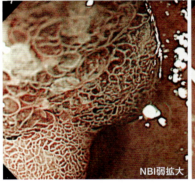
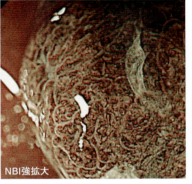

（特徴的所見）
- 胃前庭部に多発する過形成性ポリープである．
- 幽門輪直上の径15 mm大のポリープには表面に陥凹面を伴っている．
- 色素散布にて表面性状がより明瞭になる．

（画像強調・拡大所見）
- 癌を合併した過形成性ポリープのNBI併用拡大内視鏡像は，癌併存部に一致して微小・不均一な粘膜模様を認め，同部で拡張・蛇行・口径不同した微小血管を認める．

◆ 大きさが10 mm以上の過形成性ポリープでは癌を合併することがあり，注意を要する．

過誤腫性ポリープ

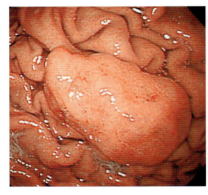
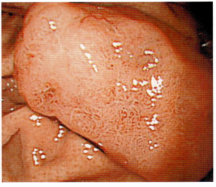
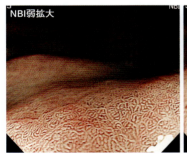
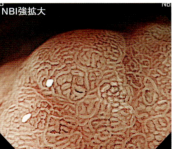

（特徴的所見）
- 胃体部大弯の3×4 cm大の山田Ⅳ型ポリープ．
- 表面は平滑で，発赤をところどころに認めるが，周囲胃底腺粘膜とほぼ同様の粘膜を呈し，粘膜模様は過形成性ポリープや癌とは明らかに異なる．
- 過誤腫性ポリープはほぼ正常な粘膜で覆われていることが多いのが特徴である．

参考症例

過誤腫性ポリープ
　過誤腫性ポリープは，ほぼ正常な粘膜で覆われていることが多いため，NBI併用拡大内視鏡像では正常粘膜と大きな変化はなく，特徴的な所見は認めない．

カルチノイド腫瘍(NET)

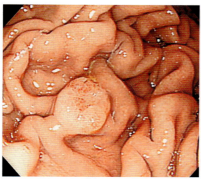
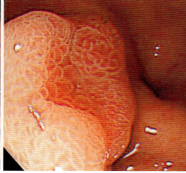

(特徴的所見)
- 胃体中部大弯，1.5 cm 大の中心陥凹を伴う隆起病変．
- 一見疣状胃炎にみえるが，正常な胃底腺粘膜に疣状胃炎が局在することはない．
- 隆起に緊満感がある．
- 近接すると表面粘膜は粗大な胃底腺粘膜であり，粘膜下に病変の主座があることを示唆し，内視鏡所見上，胃カルチノイドが疑われる(右図)．

多発性カルチノイド腫瘍(NET)

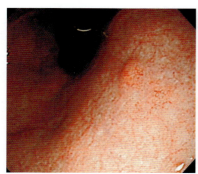
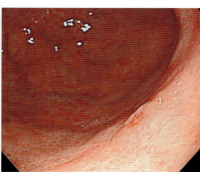

(特徴的所見)
- 胃体部を中心に多発するなだらかな小隆起病変．
- 左図の病変の立ち上がりは山田Ⅰ型であり，やや黄色調である．
- 右図の病変は中心が発赤陥凹し，疣状胃炎様である．
  - ◆高ガストリン血症を伴うA型胃炎を背景粘膜に発生する胃カルチノイドは，萎縮した胃底腺領域に1 cm以下の軽度な隆起が多発することが多い．

悪性リンパ腫〔びまん性大細胞型B細胞性リンパ腫〕

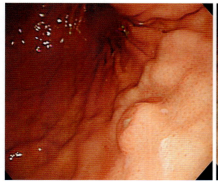
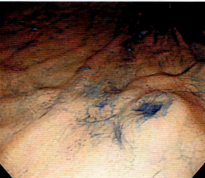

(特徴的所見)
- 胃体中部大弯の径1.5 cm 大の隆起病変．
- 粘膜面は周囲粘膜と同様であり，SMTの所見であるが，中心部にわずかに白苔を伴う浅い陥凹面を認める．
  - ◆内視鏡所見上は，胃カルチノイドとの鑑別を要するが，本症例はdiffuse large cell typeの胃悪性リンパ腫であった．

胃 隆起

Ⅱ．診断のプロセス　[胃]

GIST ①

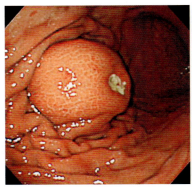
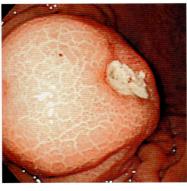

（特徴的所見）
- 胃体下部大弯の山田Ⅱ型の立ち上がりを呈する径3.5 cm 大の隆起病変．
- 中心に白苔を伴う潰瘍を認め，被覆粘膜は平滑であり，胃SMTと考えられる．

GIST ②

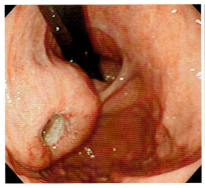
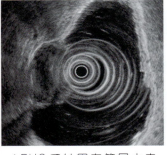

◆EUSでは固有筋層由来（p.195，図b）の低エコーの腫瘤で，GISTに一致する所見である．

（特徴的所見）
- 噴門部後壁に，山田Ⅰ型の立ち上がりを呈する径3.5 cmの隆起病変を認める．
- 頂部に白苔を伴う深い潰瘍を認め，潰瘍面以外の被覆粘膜は平滑な正常粘膜であり，胃SMTと考えられる．
- 頂部の潰瘍形成，大きさ，局在から内視鏡上ではGISTが疑われる．

GIST ③

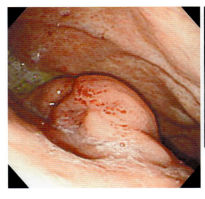
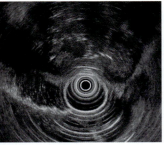

◆胃内腔側は3～4 cm 大だが，EUSでは内部エコーが不均一でaechoic areaを有する巨大な腫瘤が管腔外に広がっている(p.195，図c)．悪性度の高いGISTであった．

（特徴的所見）
- 胃体上部のなだらかな立ち上がりを呈する隆起病変で，被覆粘膜は平滑で，胃SMTと考えられる．

平滑筋腫

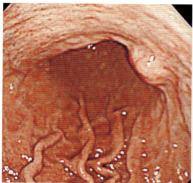
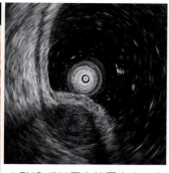

（特徴的所見）
- 胃体下部後壁に山田Ⅰ型の立ち上がりを呈する径2 cm大の隆起病変．被覆粘膜は周囲粘膜と同様であり，SMTと考えられる．

  ◆切除病理上，本例は平滑筋腫であった．

◆EUSでは固有筋層由来の均一な低エコーの腫瘤であり，間葉系腫瘍と考えられる．平滑筋腫とGISTの鑑別はEUSでは困難である．

迷入膵 ①

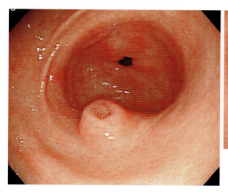
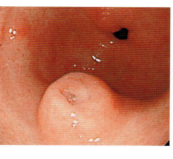

（特徴的所見）
- 胃前庭部大弯に山田Ⅰ型の立ち上がりを呈する径1.5 cm大の隆起病変．
- 被覆粘膜は平滑であり，胃SMTと考えられる．
- 頂部には陥凹を認めるが，陥凹部も胃粘膜で覆われており，潰瘍ではない．

  ◆迷入膵は胃前庭部に多く，頂部に陥凹した開口部を呈することがある．

迷入膵 ②

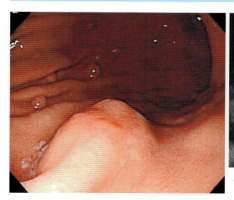
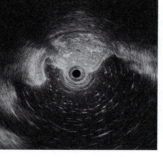

（特徴的所見）
- 胃体下部大弯に山田Ⅰ型の立ち上がりを呈する径2 cm大の隆起病変．
- 被覆粘膜は平滑であり，胃SMTと考えられる．頂部はやや陥凹しているが，明瞭な潰瘍や開口はみられない．

◆EUSでは粘膜下層に低エコーな病変があり（p.195，図a），導管を示唆するaechoic lesionを認め，迷入膵と考えられる．

胃 隆起

Ⅱ．診断のプロセス　［胃］

迷入膵 ③

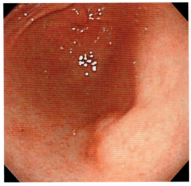
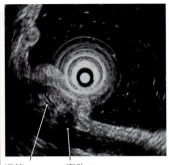

導管エコー　囊胞エコー

（特徴的所見）
- 胃前庭部大彎に山田Ⅰ型の立ち上がりを呈する径2cm大の隆起病変．
- 被覆粘膜は平滑であり，胃SMTと考えられる．
- 頂部には明瞭な潰瘍や開口はみられない．

◆EUSでは粘膜下層に病変の主座があり（p.195，図a），導管を示唆する管状 aechoic lesion や，囊胞を示唆する aechoic lesion を認め，迷入膵と考えられる．

◆EUS上，迷入膵は第3〜4層に存在する低〜高エコー像として描出され，導管や囊胞による無エコー構造が特徴的である．

カポジ肉腫

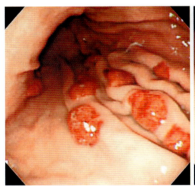
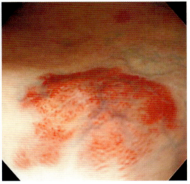

（特徴的所見）
- 濃い赤色調のなだらかな隆起病変が胃内に多発している．
- 近接すると胃底腺粘膜の円形 pit が観察でき，表面の粘膜構造は保たれている（右図）．
  ◆病変の主体は粘膜下層にあると判断できる．AIDS患者にみられたカポジ肉腫の典型的症例である．

囊　胞

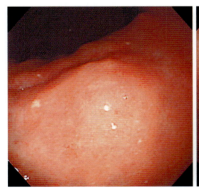
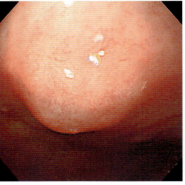

（特徴的所見）
- 胃角部小彎のなだらかな立ち上がりを呈する径2cmほどの隆起．
- 頂部は粘膜が菲薄で液体が透けてみえる様子がうかがえる（右図）．
  ◆鉗子で圧排すると容易につぶれ，胃囊胞であることが内視鏡上判明する．

胃外圧迫〔肝外発育型血管腫〕

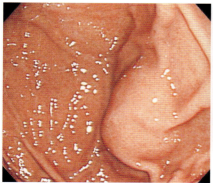
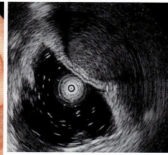

（特徴的所見）
- 胃穹窿部のなだらかな立ち上がりを呈する径2〜2.5 cmほどの隆起．内視鏡上は胃SMTが疑われた．

◆EUSでは筋層との連続性はなく，胃外病変が考えられた（p.195，図d）．本例は肝外発育型の肝血管腫であった．

胃外圧迫〔脾腫〕

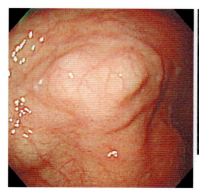
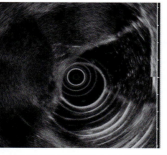

（特徴的所見）
- 胃体上部大弯から後壁にかけてのなだらかな立ち上がりを呈する径3 cmほどの隆起病変を認める．
- 隆起全体が正常粘膜で覆われており，胃SMTか胃外圧迫が疑われた．

◆EUSでは脾腫による圧排像であることが判明した．

胃静脈瘤

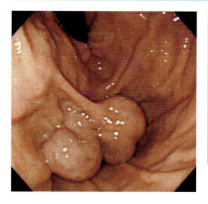

（特徴的所見）
- 穹窿部に正常な粘膜に被覆された隆起病変を認める．
- やや青みがかった軟らかい隆起であり，胃静脈瘤が考えられる．

◆直線状または数珠状に連なる食道静脈瘤と異なり，穹窿部胃静脈瘤は結節状ないし半球状隆起となることがあり，食道や噴門部に静脈瘤がないと胃SMTと捉えてしまう可能性がある．

◆静脈瘤と思わずに生検すると大出血をきたす可能性があり，注意を要する．

胃隆起

213

Ⅱ. 診断のプロセス　［胃］

Column

コラム

消化管間葉系腫瘍

　消化管の間葉系腫瘍（GIMT；gastrointestinal mesenchymal tumor）には GIST（gastrointestinal stromal tumor），平滑筋腫瘍，神経鞘腫などが含まれる．HE 染色による光学顕微鏡所見と KIT，CD34，デスミン，S-100 などを用いた免疫組織化学所見によって GIMT を鑑別する（**図**）．日本癌治療学会ガイドラインでは免疫染色による GIMT の鑑別を診断アルゴリズムとして示しており[1]，KIT，デスミン，S-100 いずれも陰性の腫瘍ではその診断が問題となるが[2]，DOG1 が KIT 陰性 GIST に対する相補的なマーカーとして有用とされている．

　2 cm 以上の大きさの充実性粘膜下腫瘍は切除対象となりうるため精査が必要となる．確定診断には組織診断が必須であり，より確実な組織の採取方法として EUS-FNAB が臨床的に重要な位置を占める．EUS-FNAB は合併症が少なく，2 cm 程度の小さな病変でもプローブを腫瘍に圧着できる部位であればほぼ確実に組織が採取できるので，悪性が疑われる病変や切除すべきか迷う症例については推奨される．採取された組織を用いて GIMT の鑑別を行う．GIST では組織診断で得られる核分裂数と腫瘍径に基づく悪性度に関するリスク分類が行われている[2]．胃と小腸・十二指腸・大腸の間でのリスクの違いを採用し，さらに再発がほぼ必発である腫瘍被膜破裂症例を高リスクとした modified Fletcher 分類（Joensuu 分類）[3]が，再発高リスク群のみを他のリスク群から効率的に選択する分類法として有用と報告されている．

　Fletcher 分類，Joensuu 分類によるリスク評価は非連続的であるのに対して，世界の多数例の GIST の予後調査から最大腫瘍径と核分裂像数・部位・腫瘍被膜破裂の有無を指標として作成された contour maps は連続的な指標として評価されており，患者に対し再発の頻度を具体的に説明するうえで有用とされている[4]．

文　献

1) 日本癌治療学会，日本胃癌学会，GIST 研究会編：GIST 診療ガイドライン 2014 年 4 月改訂第 3 版．金原出版，東京，2014
2) Fletcher CD, Berman JJ, Corless C, et al：Diagnosis of gastrointestinal stromal tumors：A consensus approach. Hum Pathol　2002；33：459-465
3) Joensuu H：Risk stratification of patients diagnosed with gastrointestinal stromal tumor. Hum Pathol　2008；39：1411-1419
4) Joensuu H, Vehtari A, Riihimäki J, et al：Risk of recurrence of gastrointestinal stromal tumor after surgery：an analysis of pooled population-based cohorts. Lancet Oncol　2012；13：265-274

（貝瀬　満）

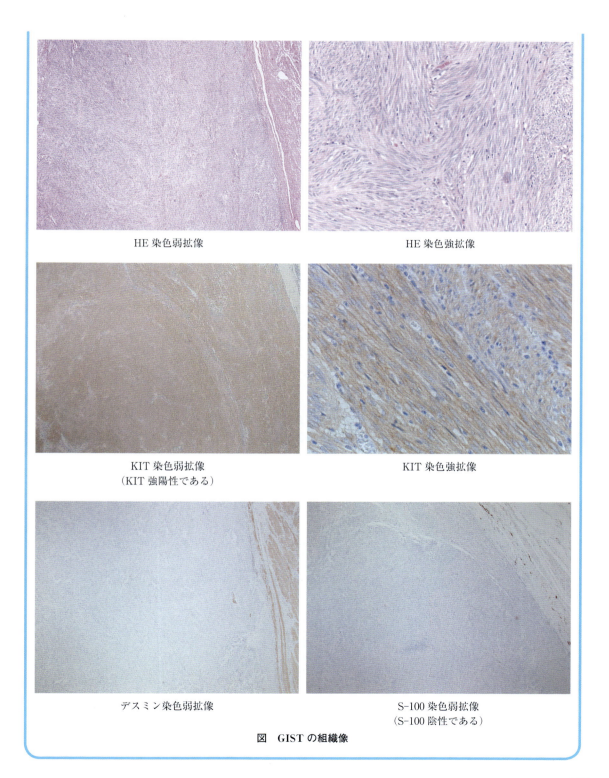

図　GIST の組織像

Ⅱ. 診断のプロセス ［胃］

[胃]
ひ　だ

細川　治

　粘膜萎縮が少ない胃では，穹窿部から胃角部までの大弯を中心に十数条の縦方向に走るひだが認められる．ひだは，組織学的に粘膜筋板，粘膜下層を伴って粘膜が胃内腔に突出している状態で，固有筋層の面積よりも粘膜の面積が広いことがその理由であるが，固有筋層に収縮拡張する柔軟性があるにもかかわらず，粘膜および粘膜筋板には柔軟性が少ないことから，胃の運動や柔軟性を保持するためにもひだが必要である．粘膜萎縮が少なく，胃の分泌機構が盛んな胃においては細いひだが縦軸方向に多数認められるが，粘膜萎縮が進行するとともに減少し，残ったひだは代償的に肥厚する．病変のない胃におけるひだの高さは平均 7 mm，幅は平均 3 mm と報告されており，内視鏡的に高さを測定するのは難しいが，ひだの幅が 8 mm を超える場合は異常所見として捉えるべきであり，10 mm を超える場合は「ひだ肥厚」と表現し，病的とされる（**表 1**）．

　通常のひだは縦軸方向の走行を示すが，粘膜筋板の障害をきたした病巣にはひだの集中がみられ，胃軸に対して斜め，あるいは横方向に走行し，通常はひだが少ない体部小弯や前庭部にも発生する．この場合のひだは粘膜筋板の欠損修復過程で病巣が縮むことや，固有筋層と粘膜筋板が融合することから起こる．

表 1　胃のひだ肥厚をきたすおもな疾患

疾患名	内視鏡的所見	ひだ肥厚の主座
急性胃粘膜病変（AGML）	多数の出血びらんを伴い，浮腫が主体であるため肥厚したひだは軟らかい	粘膜
胃アニサキス症	ひだ肥厚の主体は浮腫で，アニサキス虫体刺入部を中心に観察される	粘膜
肥厚性胃炎 （Ménétrier 病）	白色粘液が付着し，粗い小区模様を呈し，迂曲蛇行し，時に脳回転状を示す	粘膜
吻合部ポリープ状肥厚性胃炎（GCP）	Billroth Ⅱ法残胃大弯側のひだが肥厚し，吻合部で芋虫様隆起を呈する	粘膜
Cronkhite-Canada 症候群	ひだ上にポリープが連山状を呈して，巨大皺襞が形成される	粘膜
スキルス胃癌 （Linitis plastica 型胃癌）	粘膜下層より深部の線維化を伴い，胃壁の伸展性が悪く，縮緬状の小区模様を呈し，原発巣の陥凹病変を伴う	粘膜，粘膜下層
胃悪性リンパ腫	やや褪色し，光沢を保ったひだが肥厚する	粘膜，粘膜下層
胃静脈瘤	穹窿部から噴門にかけて光沢のある軟らかなひだ肥厚所見を示す	粘膜下層
膵炎の胃波及	壁の伸展不良に，立ち上がりのなだらかに肥厚したひだを伴う	粘膜下層
他臓器癌の波及	膵，横行結腸の癌に多く，これらの臓器に接する部位に発生	粘膜下層

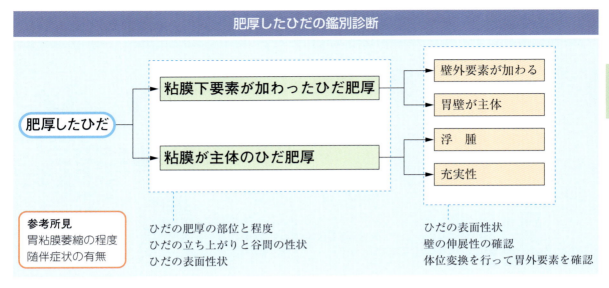

肥厚したひだの鑑別

　肥厚したひだを胃内に見つけた場合，ひだを構成する要素が何かを読み取ることが必要である．粘膜が主体のひだ肥厚の場合は胃壁の伸展性が比較的保たれており，空気量の変化や被検者の体位変換により粘膜下要素の存在を容易に否定できる．粘膜下層より深部の要素が多くなるほど伸展性が失われ，ひだは硬くごつごつした直線的な外観を呈し，立ち上がりが鈍となって，隣り合うひだとの谷間が開かなくなる．これらの鑑別には空気量を変えることも重要であり，やや遠景として少量空気から徐々に増す，あるいは，多量空気から少しずつ減らして，壁の硬さやひだの伸展性を比較観察する．

　次に，ひだ上の小区構造を観察する．粘膜が主体のひだ肥厚では，構成要素が浮腫などの軟らかいものなのか，細胞成分に富むものなのかを推定する．ひだの表面は浮腫の場合は平滑で発赤しているが，細胞成分に富む場合は明瞭な小区構造を呈する．粘膜下要素が加わったひだ肥厚の場合も粘膜面の性状を観察し，腫瘍性病変か非腫瘍性病変かを見極めることが重要である．固有筋層や壁外の病変を伴う場合はひだ肥厚以外の要素も加わり，壁の伸展性は高度に失われるが，粘膜構造の変化は逆に軽微となる．

病巣に集中するひだの先端の変化 (表2)

　病巣に集中するひだを認めた場合，ひだの先端に病巣の性状と深達度が示される．ひだが病巣に向かってスムーズに集中する場合は良性の潰瘍病巣と診断されるが，陥凹型胃癌の悪性所見である蚕食像がひだと交差すると，ひだの先端に先細り像や中断所見が出現する．さらに粘膜下層に癌浸潤がはじまり，病巣周囲の隆起が形成されるようになると，棍棒状肥大から融合に進み，深部浸潤が高度になると周堤となって帰結する．周堤の非癌部の境界の蚕食像を見落としてはならない．

　特殊なひだとして架橋ひだ (bridging fold) がある．胃粘膜下腫瘍 (SMT) がひだの多い領域に発生した場合，ひだが腫瘍にかかる際に途絶せずに bridging fold を形成する．上

Ⅱ. 診断のプロセス ［胃］

表2 陥凹病巣に集中するひだ所見のとらえ方

所見	集中	先細り	中断	棍棒状肥大	融合
所見の意義	Ul-Ⅲ以上の治癒期から瘢痕期の潰瘍	胃癌			
所見の説明	ひだは陥凹面になだらかに移行し，先端は一点に集中する	ひだが陥凹病巣辺縁で急に細くなる	ひだの先端が陥凹辺縁で急に途切れる	ひだ集中を有する病巣周辺部の隆起を示す／蚕食像がみられる場合は胃癌の粘膜下層への相当量の浸潤を表す	棍棒状肥大からさらに粘膜下層の要素が多くなると，隣り合うひだの境界が失われ，融合する／浸潤の高度化に伴い，陥凹病巣周囲の全周性の融合から周堤形成に進展する

皮性腫瘍と非上皮性腫瘍を鑑別する大事な所見であるが，粘膜下腫瘍様に発育した胃癌においても観察される．

ひだの消失（図）

体部大弯のひだが消失している場合には，高度の萎縮性胃炎と自己免疫的機序で発症するA型胃炎の場合が考えられる．鑑別としては，前者では前庭部粘膜まで広範囲に萎縮しているが，後者では前庭部粘膜は光沢のある orange-red と呼ばれる色調を保っており，萎縮していない（p.224 参照）．

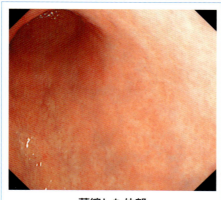
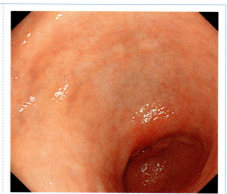

萎縮した体部
体部大弯のひだが消失し，褪色調の粘膜で覆われている．

萎縮した前庭部
前庭部粘膜も萎縮した褪色調の粘膜で覆われている．

図 ひだの消失

4型進行癌〔未分化型，T4a（SE），スキルス胃癌（Linitis plastica 型胃癌）〕

胃ひだ

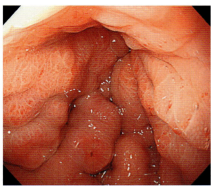
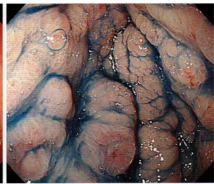

（特徴的所見）
- ごつごつした直線的に肥厚したひだ上に発赤やびらんが散在する．
- ひだ上の小区は大きさを増しており，一様ではない．
- ひだの立ち上がりは鈍で，隣り合うひだとの谷間が浅く不明瞭となる．
- ひだの周辺に原発巣である陥凹病変を発見すれば，診断が確実となる．
- 色素を散布すると，ひだ表面の小区が腫大しているが整っており，非癌上皮で覆われていることがわかる．

参考症例

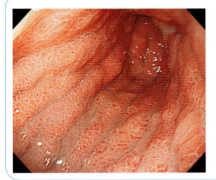

4型進行癌（スキルス胃癌）

胃体上中部の伸展性は保たれているが，ひだは全体に太まって，凹凸蛇行を呈し，発赤している．粘膜面の胃小区の辺縁は白色調であり，赤と白の奇妙な地図状模様が広がっている．

参考症例

潜在性スキルス胃癌

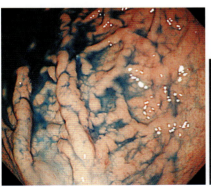
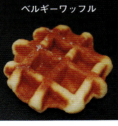

ベルギーワッフル

濱田ら（胃と腸 2010：40：421）が指摘したように潜在性スキルスの段階では横軸方向のひだが現れ，ベルギーワッフル様の形状を呈する場合がある．

219

転移性胃癌，小葉癌〔乳癌，4型胃癌類似所見〕

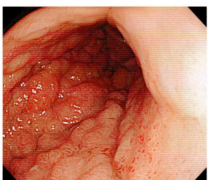 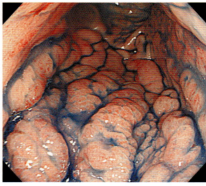

（特徴的所見）
- 転移性胃癌のうち，乳癌原発の場合に4型胃癌類似の巨大皺襞を呈するものがある．
- 凹凸のある肥厚したひだは4型胃癌と画像上区別することは難しい．
- 4型胃癌と異なり，ひだ上の粘膜から生検した場合にも腫瘍細胞が得られることが多い．

Cronkhite-Canada 症候群

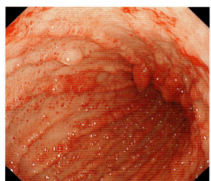 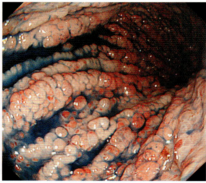

（特徴的所見）
- 遺伝的背景がなく，胃から大腸にかけての消化管に多数のポリープがみられる．胃ではひだ上に連山状を呈する．
- 消化管以外では背中や手掌，足底などに色素沈着や脱毛が認められる．
- ポリープ内で腺組織が囊胞状に拡張し分泌亢進をきたす結果，下痢や蛋白漏出性胃腸症に至る．

悪性リンパ腫〔巨大皺襞型〕

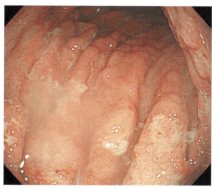
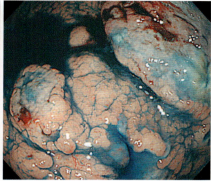

（特徴的所見）
- 線維成分が少ないことから，軟らかな印象をもつひだが肥厚している．
- ひだには白色調を呈する部分があり，洗浄しても剝がれにくい粒状の粘液が付着し，ところどころに白苔を有する．
- 色素を散布すると，ひだ状の溝が不整であることが明らかとなる．

肥厚性胃炎

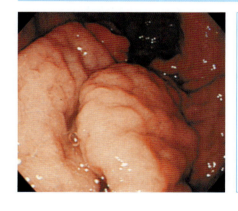

（特徴的所見）
- 軟らかく，うねるようなひだの様相を呈し，高度となると脳回転状となる．
- ひだの立ち上がりは急峻で，表面には発赤やびらんを伴うことは少なく，光沢を有する．
- 萎縮性胃炎においても大弯に残った1～2条のひだが代償性に太くなることがあるが，肥厚性胃炎では胃底腺の萎縮が比較的軽度でありながら広い範囲でひだが腫大する．

◆病巣の硬さを表現するには，空気量を変える，体位を変換する，処置具で病巣を押すなどの手段を講じて画像に現す．

参考症例

高ガストリン血症によるひだ肥厚　　　限局した肥厚性胃炎

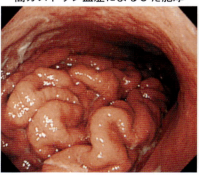
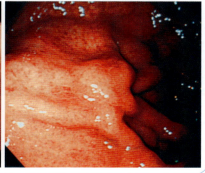

胃ひだ

急性胃粘膜病変（AGML）

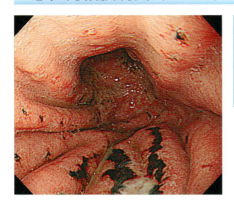

（特徴的所見）
- 体部のひだが肥厚し，凝血塊が付着した不整形のびらんが観察される．
- 肥厚したひだは浮腫状で比較的軟らかく，発赤し，立ち上がりは比較的明瞭である．

アニサキス症

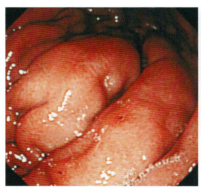
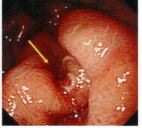

アニサキス（矢印）を探し当てた画像

（特徴的所見）
- アニサキスが胃粘膜に食い込んだ部位を中心に，ひだの肥厚がみられる．
- ひだは発赤して，浮腫状であり，変化が胃全周に及ぶことはまれである．
  - ◆虫体を確認すれば診断は容易である．

吻合部ポリープ状肥厚性胃炎（GCP）

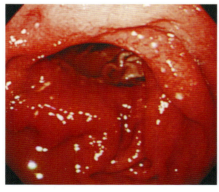
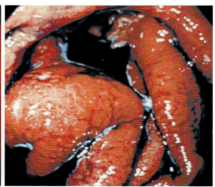

（特徴的所見）
- 胃切除後10年以上を経た患者の残胃空腸吻合部にみられる．
- 残胃大弯の粘膜ひだがBillroth II法吻合部に到達して，発赤腫大し，大弯側吻合部を取り囲むような芋虫様隆起形態を呈する．
- ひだ上の小区は拡張している．
- 色素散布を行うと，ひだの発赤と拡張した胃小区像が明瞭となる．

胃静脈瘤

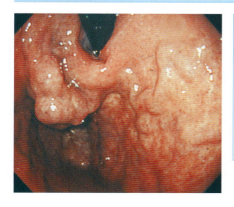

(特徴的所見)
- 噴門後壁から穹窿部にかけてのひだが限局的に肥厚する．
- ひだには光沢と緊満感が認められ，近接して観察すると青色が透けて見えることが多い．
  - ◆ 食道静脈瘤を伴っている場合は診断が容易であるが，胃静脈瘤単独の場合は迷う場合もある．
  - ◆ この領域に限局したひだ腫大を生検する前には，鉗子で軽く押して静脈瘤でないことを確認すべきである．

参考症例

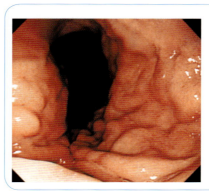

膵癌の胃浸潤

壁の硬化像が認められることが特徴である．

粘膜下腫瘍（SMT）

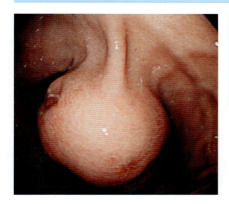

(特徴的所見)
- 粘膜下腫瘍周囲からのひだが，橋がかかるように途絶せずに隆起にかかる場合を架橋ひだ（bridging fold）と呼ぶ．
- 上皮性発育と非上皮性発育との鑑別に重要であり，粘膜下腫瘍様に発育をした胃癌の場合にも出現する．

参考症例

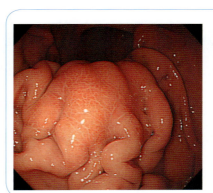

粘膜下腫瘍様に発育した胃癌

粘膜下を主体に発育した胃癌の場合は，架橋ひだを有する場合もある．本例は3型進行癌，組織型はpor．

Ⅱ．診断のプロセス ［胃］

A 型胃炎

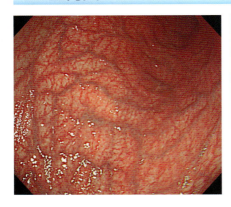

（特徴的所見）
- 胃底腺に対する自己免疫的機序で発生する A 型胃炎では胃底腺粘膜萎縮が高度であり，体部のひだが消失し，菲薄化した粘膜下に血管が透見される．
- これに対して幽門腺萎縮は軽度である．
  ◆胃底腺領域に多発するカルチノイドの発生が知られている．

参考症例

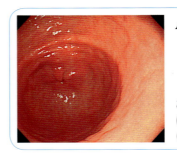

A 型胃炎の前庭部像

前庭部粘膜は光沢のある orange-red と呼ばれる色調を保っている．

潰瘍瘢痕

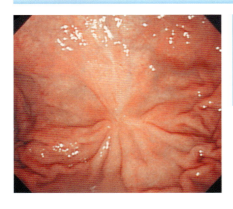

（特徴的所見）
- 良性の胃潰瘍瘢痕に集中するひだには，やせ，先細り，中断，棍棒状肥大，融合などの悪性所見を示すことはない．
- ひだの走行は胃の長軸方向でない場合も多く，その結果，病巣の局在が明瞭となる．

0-Ⅱc 型早期癌〔未分化型，T1a(M)〕

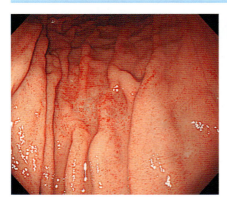

（特徴的所見）
- 印環細胞を主体とした胃体上部大弯の未分化型胃癌．口側からのひだは陥凹の辺縁で急激に消失していたが，このように空気を少なくすると陥凹底をわずかに走るようにみえる．

参考症例

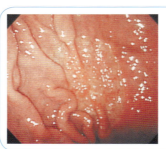

ひだの先細りを呈する T1a(M) 癌

同様の T1a(M) 癌で，ひだの先細り像が明瞭となる場合もみられる．

0-Ⅱc型早期癌〔未分化型，T1b（SM）〕

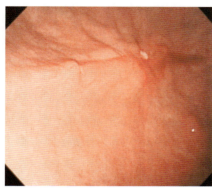

（特徴的所見）
- 口側からのひだが急激に細まり，先細りの所見を呈する．
- 陥凹病巣であるが，全体に隆起している．

胃 ひだ

参考症例

ひだの棍棒状肥大を呈するT1b（SM）　　ひだの融合を呈するT1b（SM）

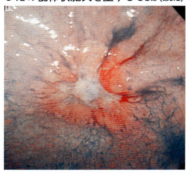
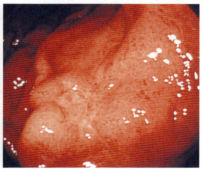

◆同様のT1b（SM）であっても粘膜下層の癌量や癌の存在する位置に応じて，棍棒状肥大や融合所見を呈する．ひだの多い胃体部に発生した場合は，SM癌量の少ない場合は先細り所見のみであるが，癌量の増加とともに棍棒状肥大，さらに融合へと進展する．

Ⅱ．診断のプロセス　［胃］

[胃]

陥　凹

中原慶太

　陥凹を主体とする胃病変はほとんどが上皮性疾患である（**表1**）．早期胃癌の肉眼型で
もっとも頻度が高いのはⅡcであり，その質的診断は臨床的にきわめて重要となる．この
際，癌組織型別の違いを把握しておくと質的診断がより求めやすくなる（**表2**）．本稿で
は，陥凹の存在診断から質的診断までのプロセスを解説する．

表1　陥凹を主体とした胃病変

Ⅰ．限局性・単発
非腫瘍：びらん，消化性潰瘍（活動期，治癒期，瘢痕期），憩室 　　腫　　瘍：癌（分化型・未分化型，早期・進行）

Ⅱ．びまん性・多発
非腫瘍：びらん，消化性潰瘍（活動期，治癒期，瘢痕期） 　　　　　　　急性胃粘膜病変：薬剤性，放射線性，腐蝕性胃炎，蜂窩織炎など 　　　　　　　感染症：梅毒，結核，真菌，HIV，サイトメガロウイルスなど 　　　　　　　炎症性腸疾患の胃病変：クローン病，潰瘍性大腸炎 　　　　　　　その他：好酸球性胃腸炎，全身性疾患（血管炎など）に伴う胃病変 　　腫　　瘍：リンパ増殖性疾患（MALTリンパ腫，悪性リンパ腫など） 　　　　　　　他臓器からの胃転移，スキルス型進行癌

表2　陥凹型早期胃癌の組織型別にみた臨床病理学的事項

癌組織型	未分化型癌 （低分化腺癌，印環細胞癌）	分化型癌 （管状腺癌，乳頭腺癌）
背景粘膜	腸上皮化生に乏しい非萎縮粘膜	腸上皮化生著明な萎縮粘膜
浸潤形式	浸潤性（非連続性発育）	膨張性・置換性（連続性発育）
主肉眼型	ほとんどが陥凹型	隆起型と陥凹型
陥凹境界	鋸歯状，断崖状	棘状，なだらか
陥凹辺縁	辺縁隆起なし，あっても軽度	紡錘形の辺縁隆起
陥凹面	大小不同の顆粒多数	平滑，顆粒1〜2個
陥凹の色調	褪色調	発赤調
ひだ先端	急な中断・やせ	なだらかな太まり・やせ

存在診断

　陥凹を主体とする病変は，明瞭なものから不明瞭なものまでさまざまである．深い陥凹
や明瞭な隆起を伴う陥凹，はっきりした色調の病変はすぐに認識可能であるが，浅い陥凹
は認識しづらい．したがって，表面粘膜を観察する際，わずかな凹凸変化や色調の差，血
管透見，光沢の違いなどに注意し，さまざまな角度や方向，距離の調整，空気量の微増減

を行いながら検査を行う．

質的診断

1. **陥凹の深さ：浅いか，深いか？**

    深い陥凹は，陥凹面に白苔を伴う場合，組織学的に粘膜筋板以深の欠損を示すような潰瘍性変化を考える．潰瘍底が汚く凹凸不整を示す場合，癌性潰瘍を疑う．陥凹面の性状が周囲粘膜と同じ場合，胃壁外側に突出した憩室である．

    浅い陥凹は，周囲粘膜と比べてやや低い状態で，粘膜層におけるびらん性変化，あるいは萎縮性変化を考える．

    いずれも良悪性の鑑別が必要である．

2. **陥凹の数・分布：限局性・単発か，びまん性・多発か？**

    びまん性・多発する陥凹は，非腫瘍で炎症を主体とした疾患が多い．
    非上皮性腫瘍であるMALT（mucosa associated lymphoid tissue）リンパ腫は多発しやすい．
    限局性・単発の陥凹は，上皮性悪性腫瘍である癌との鑑別が必要である．

3. **陥凹の形・輪郭：類円形・平滑か，星芒状・不整形か？**

    類円形・平滑な陥凹は，良性疾患（びらん・潰瘍）が多い．
    星芒状・不整形を呈する陥凹は，悪性腫瘍を疑う．

4. **陥凹境界：明瞭か不明瞭か，鋸歯状か棘状か？**

    一般的に境界が不明瞭な陥凹ほど，正確な質的診断が難しくなる．
    悪性腫瘍は無秩序な増殖発育を放射状に示すため，周囲粘膜との境界に不均一・不規則な所見が現れやすい．

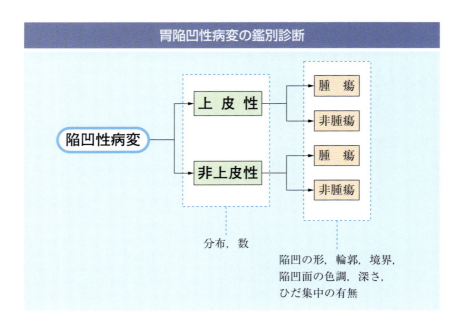

Ⅱ. 診断のプロセス ［胃］

境界不明瞭な陥凹は，組織割面像で見ると正常粘膜からなだらかに移行しているものが多い．境界がギザギザした棘状を呈している場合，膨張性・置換性発育する分化型癌を疑う．

境界明瞭な陥凹は，断崖状を呈しているものが多い．境界が鋭利で直線的，あるいはノコギリのような鋸歯状を呈している場合，間質を浸潤性発育する未分化型癌を疑う．

部分的に境界不明瞭な陥凹は，表層上皮が比較的保たれ粘膜筋板上下を主体に発育するMALTリンパ腫を疑う．

5．陥凹辺縁：辺縁隆起の有無と質

境界不明瞭な辺縁隆起を認める場合，隆起の表面性状が背景胃粘膜と同様で光沢のあるものは，炎症性浮腫に起因する良性疾患（びらん・潰瘍）が多い．

上記に類似するが比較的境界明瞭で紡錘形の辺縁隆起の場合，分化型癌の膨張性発育に伴う反応性隆起を考える．

明瞭な辺縁隆起を認めない場合は，未分化型癌やMALTリンパ腫を疑う．

6．陥凹面：平滑か凹凸不整か？──顆粒の有無と質

凹凸不整で顆粒が目立つ場合，悪性腫瘍を疑う．

大小不同の発赤した顆粒所見が多数認められる場合，未分化型癌に特徴的とされる再生上皮変化（インゼル，聖域，島状粘膜残存と呼ばれている）を疑う．

顆粒が目立つものの配列がより規則的で，正常胃粘膜に類似した類円形の場合，浸潤形式が類似したMALTリンパ腫を疑う．

平滑で顆粒が目立たない場合，分化型癌を疑う．

7．色調：発赤主体か，褪色主体か？

別項 p.258 参照

8．潰瘍の有無：潰瘍底，潰瘍周囲の所見

別項 p.248 参照

9．ひだ集中の有無：ひだ先端の所見

別項 p.216 参照

10．画像強調所見

別項も参照

以上のような所見を総合的に捉え，診断を進めていくことが大切である．

消化性潰瘍

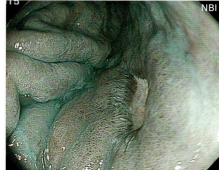
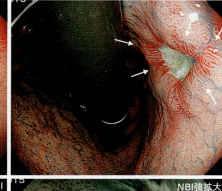

(特徴的所見)
- 胃体下部後壁に深い陥凹を認める.
- 陥凹面は均一な白苔に覆われている.
- 陥凹周囲に規則的に柵状配列した鮮明な発赤模様(矢印)を認め,非腫瘍性の再生上皮が示唆され,消化性潰瘍と診断.

(画像強調・拡大所見)
- 陥凹部は,腺管模様が消失している.
- 周囲の発赤模様部は背景粘膜に類似した顆粒状〜縞状の腺管模様を呈している.
- 周囲に不整な微小血管は視認されない.

胃　陥　凹

2型進行癌〔分化型,T4a,40 mm〕

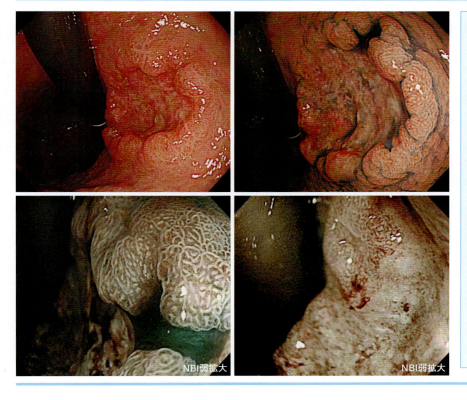

(特徴的所見)
- 胃体中部後壁に不整形の深い陥凹を認める.
- 深い陥凹面に薄い白苔が部分的にみられ,不規則な凹凸変化を伴っている.
- 陥凹周囲に再生上皮は認められず周堤状を呈しており,2型進行胃癌と診断.

(画像強調・拡大所見)
- 周堤部の表面には不整な腺管模様は認められず,非腫瘍性変化が示唆される.
- 深い陥凹部は腺管模様が消失しており,微細な血管模様が散見される.

II. 診断のプロセス ［胃］

憩　室

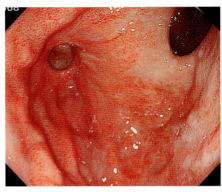
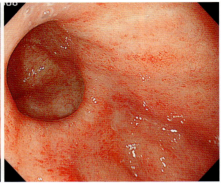

（特徴的所見）
- 胃穹窿部大弯に類円形の深い陥凹を認める．
- 陥凹内部は背景粘膜と同じ性状を示し，胃壁外に突出したような形態を呈している．

びらん

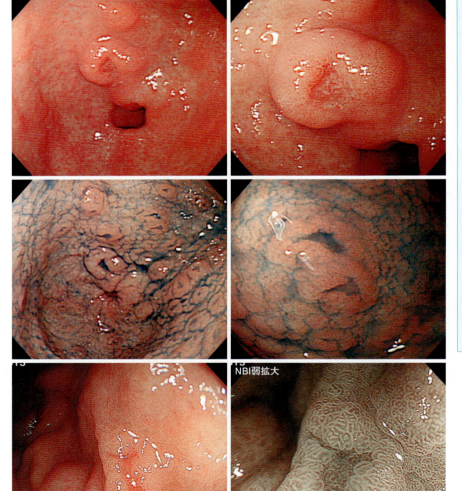

（特徴的所見）
- 胃前庭部に星芒状の浅い陥凹を認める．
- 陥凹周囲に平滑な浮腫状隆起を伴っており，陥凹境界に不整な棘状変化は認めない．
- 同様の陥凹が多発性に分布している．

（画像強調・拡大所見）
- 単発の発赤陥凹で，腫瘍・非腫瘍の鑑別が必要である．
- 陥凹内部は，背景粘膜に類似した顆粒状の腺管模様を呈している．
- 腺管模様内に不整な微小血管は視認されず，非腫瘍と診断．

0-IIc型早期癌〔分化型，T1a，5 mm〕

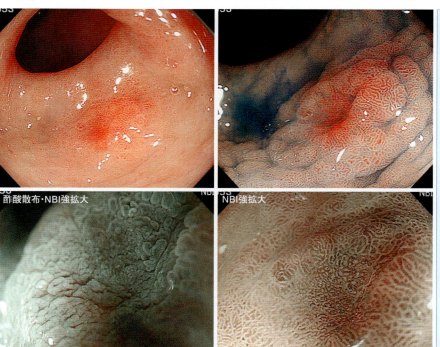

(特徴的所見)
- 胃幽門部大弯に発赤調の小さな浅い陥凹を認める．
- 陥凹面は平滑で，陥凹境界にギザギザした棘状変化は目立たない．
- 発赤にわずかな濃淡差がみられる．

(画像強調・拡大所見)
- 酢酸散布では，陥凹部に背景粘膜と異なる小型の不整な腺管模様を認め，腺管形成する腫瘍が示唆される．
- 同部位の血管模様は，腺管模様を取り巻くように連結する不整な網目状パターンを呈しており，分化型癌に特徴的と報告されている．

0-IIc型早期癌〔分化型，T1a，25 mm〕

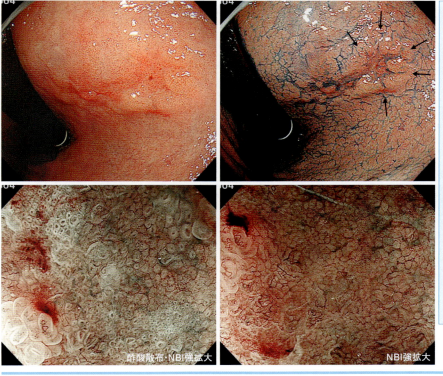

(特徴的所見)
- 胃体下部後壁に発赤調の浅い陥凹を認める．
- 陥凹面は比較的平滑で大小の顆粒は目立たない．
- 陥凹境界にギザギザした棘状変化（矢印）と辺縁隆起を認め，典型的な分化型癌と診断．

(画像強調・拡大所見)
- 酢酸散布では，陥凹部に背景粘膜と異なる小型の不整な腺管模様を認め，腺管形成する腫瘍が示唆される．
- 腺管模様を取り巻くように不整な網目状微小血管がみられる．

胃 陥凹

Ⅱ．診断のプロセス ［胃］

潰瘍瘢痕

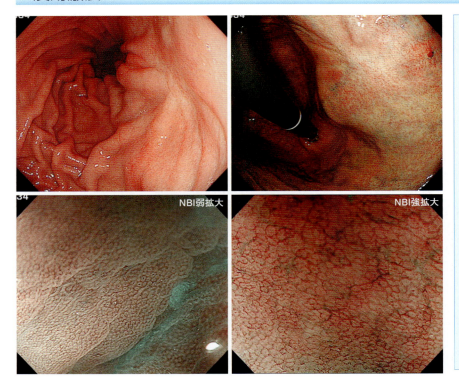

（特徴的所見）
- 胃体中部後壁にひだ集中を伴う褪色調の浅い陥凹を認める．
- ひだ先端にやせや中断は認められない．
- 陥凹境界は不明瞭で，棘状変化や断崖状の悪性所見に乏しい．

（画像強調・拡大所見）
- 陥凹部は背景粘膜とほぼ変わらない規則的に配列する腺管模様を呈している．
- 同部位の血管模様は，網目状パターンを呈しているが，口径不同や連結の中断といった不整さに乏しく，非腫瘍性の治癒期瘢痕と診断．

0-Ⅱc型早期癌〔分化型，T1a，15 mm，UL-Ⅱs〕

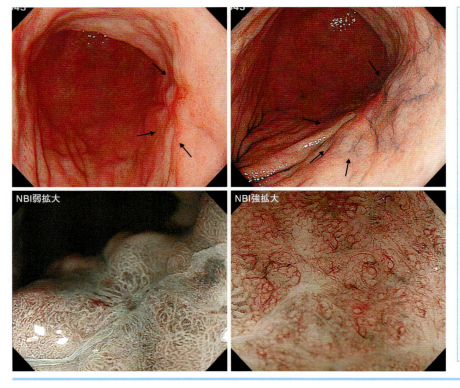

（特徴的所見）
- 胃体下部後壁にひだ集中を伴う発赤調の浅い陥凹を認める．
- ひだ先端にやせや走行異常（矢印）が認められる．
- 陥凹境界は不明瞭で，棘状変化といった悪性所見に乏しいが，不規則な辺縁隆起を伴っている．

（画像強調・拡大所見）
- 陥凹部に背景粘膜と異なる小型で不整な腺管模様を認め，腺管形成する腫瘍が示唆される．
- 同部位に多様性を示す不整な微小血管を認め，分化型癌と診断．

0-Ⅱc 型早期癌〔未分化型，T1b1，20 mm，UL-Ⅱs〕

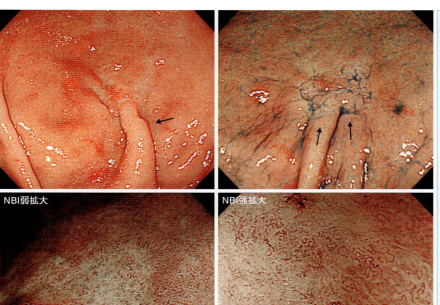

(特徴的所見)
- 胃角部大弯にひだ集中を伴う褪色調の浅い陥凹を認める．
- ひだ先端に急なやせ・中断（矢印）を認める．
- 陥凹境界は直線的な性状を呈し陥凹面に大小の顆粒を多数伴っている．

(画像強調・拡大所見)
- 陥凹面は，背景粘膜と比べて腺管模様が不明瞭化しており，腺管形成に乏しい腫瘍性病変が示唆される．
- 腺管模様が不明瞭化した領域に，縮緬状の不規則な走行を示す微小血管を認め，未分化型癌に特徴的な血管模様と報告されている．

0-Ⅱc 型早期癌〔未分化型，T1a，50 mm，UL-Ⅱs〕

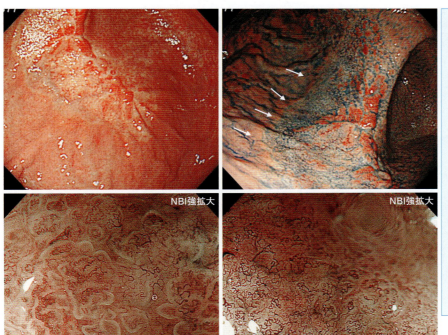

(特徴的所見)
- 胃角部前壁主体に褪色調の浅い陥凹が拡がっている．
- 陥凹境界は直線的な断崖状（矢印）を呈している．
- 陥凹面に大小の発赤した顆粒が目立つことから，典型的な未分化型癌と診断．

(画像強調・拡大所見)
- 発赤顆粒部には，背景粘膜に類似した類円形の腺管模様を認める．
- 陥凹面に縮緬状の不規則な走行を示す微小血管を認める．

胃陥凹

II. 診断のプロセス ［胃］

MALT リンパ腫

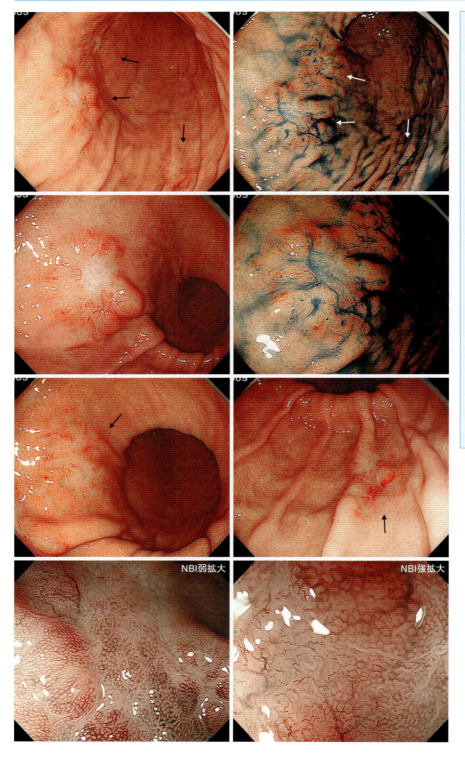

（特徴的所見）
- 胃体下部前壁に褪色調の不整な陥凹を認める．
- 部分的に粘膜下腫瘍様に隆起した領域や，不規則な血管模様，発赤顆粒を伴っている．
- 主病巣の肛門側，および大弯側にも浅い陥凹を認め，病変が胃内に多発している（矢印）ことから，非上皮性腫瘍のMALTリンパ腫と診断．

（画像強調・拡大所見）
- 発赤顆粒部には，背景粘膜に類似した類円形の腺管模様を認め，非腫瘍性上皮の残存が示唆される．
- 褪色した陥凹面には，不整な走行を示す微小血管を認める．

Column

コラム 生検すべき場所（胃・陥凹）

胃の陥凹性病変を認め，生検を行う際には，まず正確な内視鏡診断を行い，病変に応じて採取部位の決定を行う必要がある．生検を行うか否かは悪性所見の有無が一番重要になるが，明らかな悪性病変でも部位によっては生検で癌の診断が得られないこともあるため，病変の存在部位（背景粘膜）や組織型など病変の特徴を十分に考慮し，適切な生検部位を決定する必要がある．また悪性所見が乏しい病変や内視鏡的に良悪性の鑑別が困難な病変の存在を考慮し，疑わしいものには積極的に生検を行い診断を確定する必要がある．

とくに前庭部に存在する分化型の小さな癌では悪性所見に乏しく，また同部位は炎症による修飾がかかりやすいところでもあり，内視鏡診断が困難な場合がある．単発のびらん，局面をもった病変，他の炎症と様相が異なる部位は積極的に生検をすべきである．また噴門部癌でもその初期病変は肉眼型に乏しいものが多く，わずかな色調の変化やくすみ，ハレーションの不規則さなどを認めた場合，生検を行う．また未分化型癌の初期病変では，一般に言われているように辺縁境界がはっきりせず萎縮粘膜と同様の所見を呈することがあるので，限局性の萎縮像（褪色調の粘膜像，図）を認めた場合は生検をすべきである．

いずれにせよ，むやみやたらに生検をするべきではなく，内視鏡診断に基づいた正確な診断と的確な部位を生検できる内視鏡技術が必要なのはいうまでもない．あくまでも内視鏡での形態診断学であり，生検診断学ではないということをしっかりと認識すべきである．

（長濱隆司）

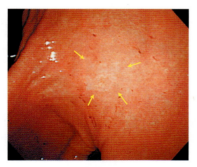

図　限局性の萎縮像
生検の結果，signet-ring cell carcinomaであった．

びらん

八木一芳, 名和田義高, 中村厚夫

　消化管は粘膜筋板を有するが，粘膜筋板を越えない浅い粘膜の組織欠損をびらんと称する．胃粘膜におけるびらん性病変は表のようなものが存在するが内視鏡施行時にびらん性病変を観察した場合，腫瘍性病変か否かの鑑別がもっとも重要である．多発病変か否か，びらんの形態，びらんと周囲との境界の形状，びらん周囲の所見などから質的診断に迫ることができる．その鑑別のポイントは以下のとおりである．

表　胃粘膜のびらんを呈する疾患

腫瘍性病変	非腫瘍性病変
胃癌 　陥凹型分化型胃癌 　陥凹型未分化型胃癌 悪性リンパ腫 MALT リンパ腫	良性びらん 　たこいぼびらん（症状胃炎） 　びらん性胃炎 　単発びらん 　多発びらん 薬剤性びらん 　NSAIDs 起因性びらん 胃クローン病 胃サルコイドーシス 胃梅毒

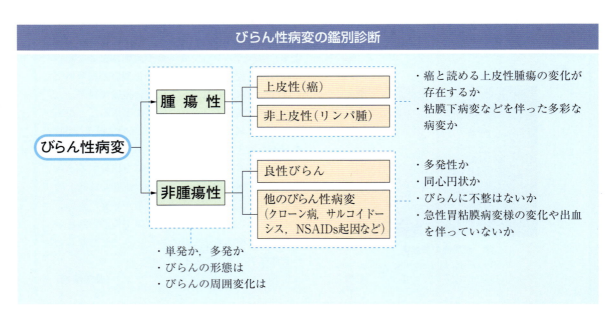

腫瘍性病変

びらんを形成する腫瘍性病変でもっとも多いのは胃癌[1]である．他にはMALT (mucosa associated lymphoid tissue) リンパ腫[2]が鑑別に挙げられる．

1）胃　癌

びらんが単発性に存在した場合は，癌を疑い不整な辺縁隆起，不均一な形状などがないかを確認することが必要である．その際にインジゴカルミンによる色素散布は必要不可欠である．とくにびらんが単発でなく多発性に存在する場合に，そのなかから癌を見つけ出すことは簡単ではない．それゆえ微小・小型陥凹型分化型胃癌と良性びらんとの鑑別は重要である．長南らは陥凹型分化型胃癌の特徴として，

① area状の周辺隆起を伴う星芒状陥凹
② 平滑な周囲隆起を伴う小不整陥凹
③ 周囲隆起を伴わない小不整陥凹

の3点にまとめている[1]（図）．

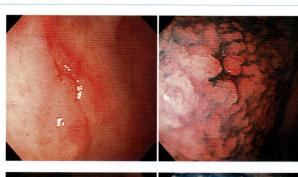

（1）area状の周囲隆起を伴う星芒状陥凹

健常な胃小区よりやや大きいareaが陥凹の周囲を取り囲み，areaの隆起の中ほどに蚕食を伴う段差を認め，areaとareaの間の溝に沿って，癌は棘状に延び出している．

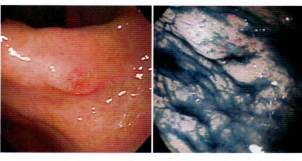

（2）平滑な周囲隆起を伴う小不整陥凹

周囲隆起がarea状を呈さず平滑で，頂上部の不整発赤びらんとしてみられる．
活動期のびらんとの鑑別：単発性，びらんが不整形，びらんが隆起中央から偏位している．出血を伴っていることがある．

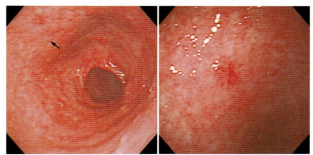

（3）周囲隆起を伴わない小不整陥凹

境界明瞭な不整びらんとしてみられる．
治癒期のびらんとの鑑別：治癒期のびらんは同心円状で発赤の辺縁が不鮮明である．

図　微小・小型陥凹型分化型胃癌の特徴（長南ら）[1]

2）悪性リンパ腫

不整びらんの周囲に耳たぶ状の隆起を伴うことが多い．また粘膜下腫瘍の要素を有する隆起の存在も重要である．

3）MALT リンパ腫

びらんのほかにⅡc様陥凹，限局性の褪色調粘膜，発赤調の顆粒状病変，敷石状粘膜，腫瘤など多彩な所見が複合している病変はMALTリンパ腫を考える[2]．

非腫瘍性病変

1）良性びらん

前庭部には多発してみられる．*Helicobacter pylori*（*H. pylori*）未感染症例にもみられ，炎症性変化とは別に考えるべきである．とくに *H. pylori* 除菌後に目立ってくることはまれでない．注意点は微小癌との鑑別であり，びらん性変化の中に癌の要素が存在するか否かを内視鏡でよく観察することが重要である．たこいぼ状の形状を示すたこいぼびらん，白苔を伴った活動性びらん，頂点にわずかな陥凹を残した治癒期びらんなどに分類されている．

2）NSAIDs による急性びらん

白苔の付いた不整な大小不同なびらんが多発性に存在する際には，非ステロイド抗炎症薬（NSAIDs）による急性びらんを疑う．

3）胃クローン病

中心が陥凹し周囲に紅暈を伴うアフタ様病変の多発が報告されている[3]．

4）胃サルコイドーシス

びらんのほか，結節性隆起病変が報告されている[4]．

5）胃梅毒

幽門前庭部に好発し，病変は全周性に存在し，融合傾向のある不整形の多発潰瘍・びらんからなる．周囲の介在粘膜は浮腫状の凹凸不整を呈する[5]．

文　献

1) 長南明道，三島利之，安藤正夫，他：早期胃癌診断の実際─微小胃癌・小胃癌：内視鏡所見．胃と腸　2000；35：111-118
2) 大楽尚弘，加藤勝章，大原秀一，他：胃 MALT リンパ腫除菌後の長期経過と予後─内視鏡像を中心に．胃と腸　2004；39：277-283
3) 古賀秀樹，清水香代子，垂水研一，他：抗 TNF-α 抗体療法により胃アフタ様病変が著明改善した Crohn 病の 1 例．胃と腸　2004；39：221-227
4) 稲葉良彦，高橋　寛，千野晶子，他：消化管サルコイドーシス．胃と腸　2003；38：634-638
5) 小林広幸，渕上忠彦：消化管梅毒．胃と腸　2002；37：379-384
6) Nonaka K, Ishikawa K, Shimizu M, et al：Education and Imaging. Gastrointestinal：gastric mucosa-associated lymphoma presented with unique vascular features on magnified endoscopy combined with narrow-band imaging. J Gastroenterol Hepatol　2009；24：1697
7) Nonaka K, Ishikawa K, Arai S, et al：Magnifying endoscopic observation of mantle cell lymphoma in the stomach using the narrow-band imaging system. Endoscopy　2010；42：E94-E95

たこいぼびらん〔多発〕

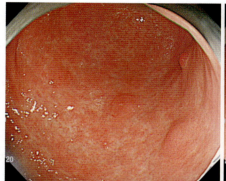
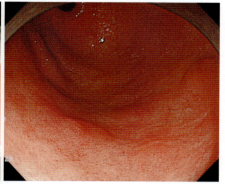
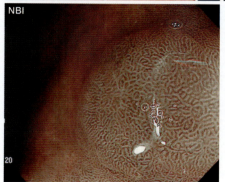

(特徴的所見)
- 上左：胃前庭部に多発のたこいぼびらんを認める．
- 上右：びらんはたこ足の吸盤のような形態をしている．陥凹は発赤を伴っているが同心円状で，癌と診断する蚕食像などの所見は認めない．

(**NBI** 拡大所見)
- 下：white zone からなる模様も透見される血管も周囲の胃炎粘膜と同様で癌と読める所見はない．

Ⅱ．診断のプロセス　[胃]

びらん〔治癒期，単発〕

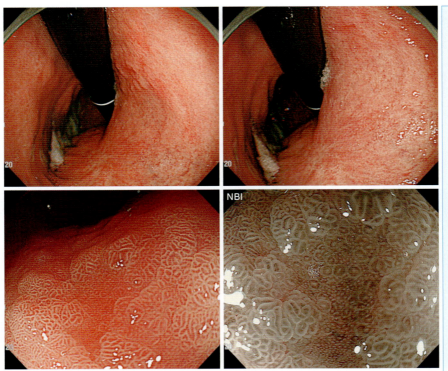

（特徴的所見）
- 上左：胃体中部小弯に中心陥凹を伴った発赤病変を認める．後壁には潰瘍瘢痕を認める．
- 上右：発赤面の小弯側は不鮮明であるが大弯側は鮮明である．

（白色光拡大所見）
- 下左：周囲とは粘膜模様が異なり円形のpitからなる比較的密度の高い腺管形成した所見である．

（NBI拡大所見）
- 下右：white zoneからなる円形pitの配列は規則的であり血管もその周囲を規則的に走行している．癌と診断する所見はない．

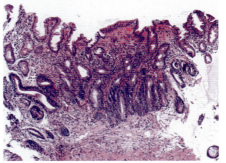

◆生検組織像．一部に杯細胞を伴った胃炎組織である．

びらん〔治癒期, 多発〕

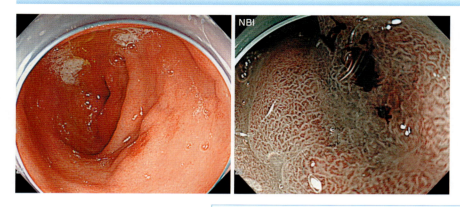

（特徴的所見）
- 左：胃前庭部に発赤を伴った中心陥凹と周囲に隆起を認める病変が散在している. 同心円状で発赤陥凹の境界は不鮮明で良性びらんと診断できる.

（NBI 拡大所見）
- 右：white zone からなる粘膜模様は一部不鮮明化しているが, 周囲と基本的に類似している. 血管像は視認できない. 境界は不鮮明であり癌と診断できる所見はない.

びらん〔活動期, 単発〕

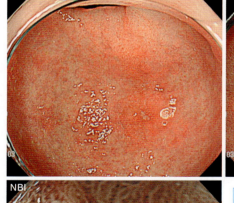
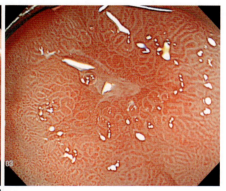
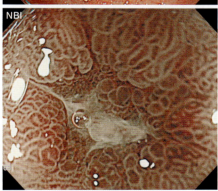

（特徴的所見）
- 上左：胃前庭部に単発の白苔を伴い, その周囲には発赤陥凹部, その周りに隆起を伴う病変を認める.
- 上右：近接観察にて隆起は周りの胃炎と同様の模様を呈している. 発赤陥凹部の粘膜模様は窩間部の幅が異なっているが漸次的に変化している. 癌としての境界はなく良性びらんと診断できる.

（NBI 拡大所見）
- 下：発赤陥凹部の white zone からなる模様は密な腺管開口部の部分, 窩間部の広い部分が混在しているが漸次的に変化しており, 粘膜の方向性（粘膜模様の縦軸のベクトル方向）に不同はない. また異常血管も観察されない. 良性びらんと診断できる.

Ⅱ. 診断のプロセス ［胃］

びらん〔NSAIDs 起因性〕

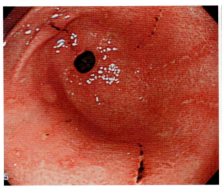
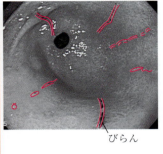

（特徴的所見）
- 胃前庭部に白苔と一部出血を伴った細長いびらんを認める．
- 通常認める円形のびらんとは異なっている．
- びらん周囲には発赤を伴い，急性びらんによる反応性の胃粘膜所見が観察される．

◆ 内視鏡検査後，問診でNSAIDsの内服が確認された．

0-Ⅱc 型早期癌〔分化型，T1a(M)〕

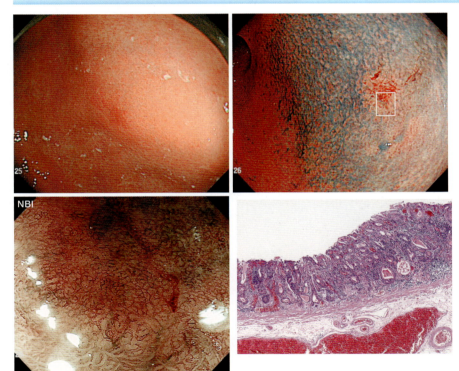

◆ 組織像．粘膜内中分化管状腺癌であった．

（特徴的所見）
- 上左：胃前庭部後壁に単発の発赤を認める治癒期のびらんに類似しているが発赤が同心円状でなく蚕食像や棘状の延び出しも認める．分化型粘膜内癌を疑う所見である．
- 上右：インジゴカルミン散布像では陥凹周囲の軽度隆起も出現し，陥凹型粘膜内癌を強く疑う像である．□部の拡大を下に示す．

（NBI 拡大所見）
- 下：陥凹内は途絶などを伴った網目状の血管を認める．irregular mesh pattern であり，中分化管状腺癌と診断できる．

0-Ⅱc＋Ⅱa型早期癌〔分化型，T1a(M)〕

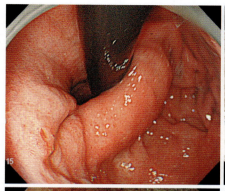
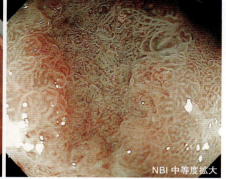
NBI中等度拡大

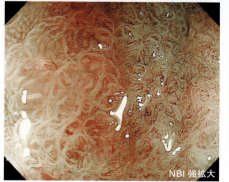
NBI強拡大

（特徴的所見）
- 上左：胃体上部後壁に周囲に隆起を伴う単発の陥凹発赤を認める．いぼ状びらんに類似しているが周囲の隆起の高さと幅が均一でなく，硬さも認める．また発赤もくすんだ発赤であり，びらんより分化型粘膜内癌を疑う所見である．

（NBI拡大所見）
- 上右，下：陥凹内は white zone からなる顆粒状粘膜模様であるが形状不均一と方向性不同を認める．血管の口径不同と走行不整も認める．分化型胃癌の所見である．

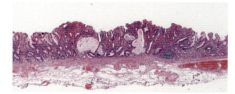

◆組織像．粘膜内高分化管状腺癌であった．

Ⅱ．診断のプロセス　［胃］

0-Ⅱc＋Ⅱa型早期癌〔分化型，T1a(M)〕

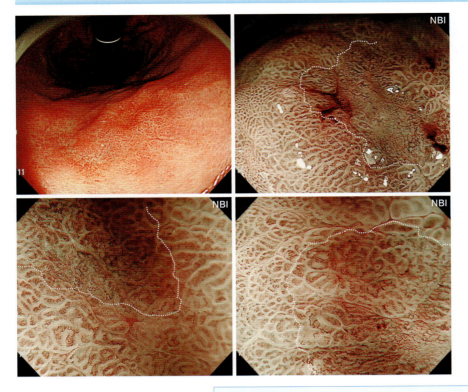

（特徴的所見）

- 上左：胃体下部小弯に周囲に隆起を伴う単発の陥凹発赤を認める．治癒期のびらんに類似した形であるが，大きい点，陥凹面が同心円状でなく不整な形をしている点，周囲隆起の幅と形が一定でない点から分化型の早期胃癌を考える所見である．

（NBI拡大所見）

- 上右：陥凹内はwhite zoneが視認されず，途絶や細まり，消失を伴った不整な網目状血管が観察される．irregular mesh patternであり，中分化管状腺癌を考える．白点線より右側が癌である．
- 下：病変の周囲隆起を観察するとwhite zoneからなる粘膜模様が観察され，その内部に不整な血管が観察される．表層は窩間部と腺窩からなる構造をもった分化型癌であるが，粘膜中層で中分化管状腺癌の進展を疑う所見である．左下：白点線より上が癌である．右下：白点線より下が癌である．

0-Ⅱa型早期癌〔分化型，T1a(M)〕

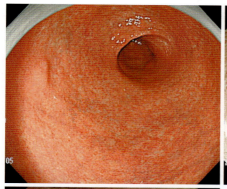
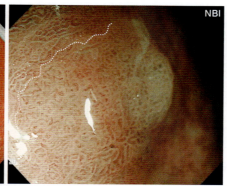
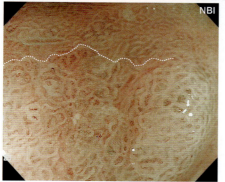

〔特徴的所見〕
- 上左：胃前庭部前壁に隆起を認める．色調は周囲粘膜と同様で治癒期のびらんと類似している．しかし単発であり形状も非対称で腫瘍性病変も否定できない．

〔NBI拡大所見〕
- 上右：隆起部をNBI拡大観察するとwhite zoneからなる模様の形状不均一とともに方向性不同を強く認める．方向性不同とは粘膜模様の長軸方向にベクトルを引くとそのベクトルの方向に統一性がない，という意味である．胃炎ではベクトルの方向に統一性が保たれている．白点線より下が癌である．
- 下：拡大倍率を上げて観察するとwhite zoneからなる模様内に走行不同な血管を認める．白点線より下が癌である．

◆以上の拡大所見より分化型癌を考え，生検で中分化管状腺癌の診断を得た．

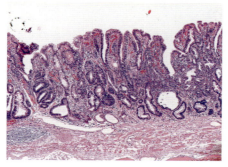

◆ESD切除標本．表層は腺窩と窩間部からなる構造を保った分化度の高い腺癌であったが，粘膜中層を中分化管状腺癌が側方に進展するタイプの癌であった．

胃　びらん

Ⅱ. 診断のプロセス　［胃］

0-Ⅱc型早期癌〔未分化型，T1a(M)〕

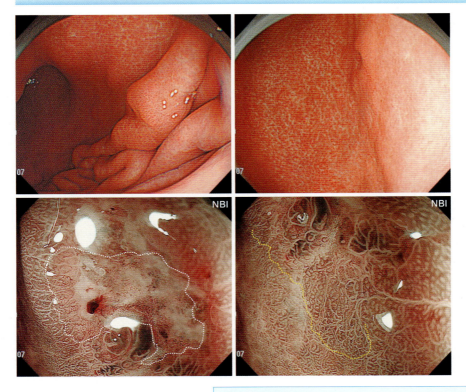

（特徴的所見）
- 上左：胃体下部大弯のひだ上にびらん様病変を認める．陥凹面の輪郭が不整であり，陥凹面の色調も褪色と発赤が混じており，悪性を疑う所見である．
- 上右：十分空気を入れるとひだは消失した．病変は萎縮境界付近に存在する．陥凹は鋭い輪郭で形成されており，良性びらんは考えにくい．

（NBI拡大所見）
- 下左：陥凹内を拡大観察するとwhite zoneが漸次的に消失しており，そこに未分化型胃癌に特徴的なwavy micro-vesselsが粘膜に隠れながらも観察される．wavy micro-vesselsとは「お互いに連結することなく，曲線や螺旋を描きながら細まり，先が追えなくなるように消失していく」像を描く血管である．wavy micro-vesselsと解釈できる部分は白点線部分であるが，癌の領域はもちろんもっと広い．
- 下右：未分化型胃癌と診断した場合，範囲は表層に非癌上皮を残し，粘膜中層を進展している部分を意識して診断する必要がある．よって生検は必須である．この拡大像からは非癌上皮の窩間部が延長した所見を粘膜中層の癌浸潤と読む（黄色点線より上が癌）．

◆ESDで切除，粘膜内の印環細胞癌であった．

0-Ⅱc型早期癌〔未分化型，T1a(M)〕

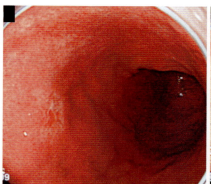
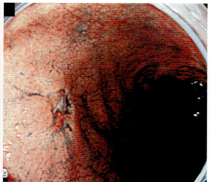
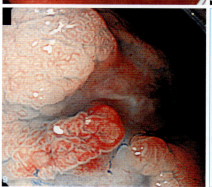

(特徴的所見)
- 上左：単発で不整な形態をしている陥凹性病変を認める．発赤が偏在しており，陥凹面も不整で周囲に褪色調の粘膜を認める．良性びらんとは異なる内視鏡像である．
- 上右：インジゴカルミン散布後では陥凹面は鮮明な境界をもった局面として認識できる．びらんでなく 0-Ⅱc 型胃癌と診断すべき像である．
- 下：上右図の拡大内視鏡写真．無構造な陥凹局面と下方には異常な血管透見を伴った結節状病変を認める．未分化型胃癌の拡大像である．

◆生検で印環細胞癌であった．

悪性リンパ腫〔MALT リンパ腫〕

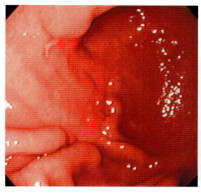
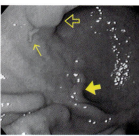

(特徴的所見)
- びらん（→）とともに，その小弯側には粘膜下腫瘍様（⇨）の病変を認める．
- さらに前壁から大弯には粘膜集中を伴った病変があり，その部位には敷石状所見（➡）を認める．

◆除菌治療により，この病変は消失した．

参考症例

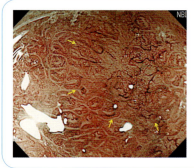

MALT リンパ腫における NBI 拡大像の特徴
lymphoepithelial lesions による腺上皮の腺窩構造が破壊されると white zone は不鮮明化する（→）．そこに MALT リンパ腫に特徴的な異常血管である tree like appearance（TLA）が観察される（→）[6),7)]．TLA とは，腺構造が消失傾向を示した光沢を有する粘膜に観察され，木の幹からあたかも枝が分岐したような微小血管と Nonaka らは定義している[6),7)]．

Ⅱ．診断のプロセス　［胃］

[胃]

潰　瘍

大仁田賢，植原亮平，宿輪三郎

胃潰瘍とは

　胃潰瘍とは，胃粘膜下組織より深層に及ぶ胃粘膜の組織欠損と定義される．粘膜のみの欠損であるびらんも広義には潰瘍であるが，両者は区別され用いられている．

潰瘍性病変の鑑別

　胃の潰瘍性病変には以下のようなものがある（表1）が，まずは良性か悪性か，悪性であれば上皮性か非上皮性かを鑑別する必要がある．観察は遠景，中景，近景で行い，空気

表1　胃の潰瘍性病変

良性	消化性潰瘍 急性胃粘膜病変
悪性	上皮性 　早期胃癌（0-Ⅱc＋Ⅲ型，0-Ⅲ＋Ⅱc型，0-Ⅲ型） 　進行胃癌（2型，3型） 非上皮性 　MALTリンパ腫 　悪性リンパ腫 　ATL（成人T細胞白血病） 　GIST（消化管間葉系腫瘍） 　転移性腫瘍

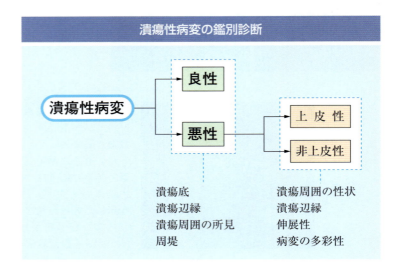

量を変えながら，正面，斜め方向，接線方向などさまざまな角度から観察し，病変の伸展性を評価する．鑑別のポイントとしては，以下の点に注目する．

- ・潰瘍底（白苔の均一性，凹凸，周囲粘膜との高さ）
- ・潰瘍辺縁（白苔のはみ出し，境界の明瞭さ，再生上皮の性状）
- ・周囲の所見（集中するひだの性状，粘膜の伸展性）
- ・周堤（表面の平滑さ，立ち上がり，硬さ，易出血性）

1．良性潰瘍と胃癌の鑑別（表2，3）

良性潰瘍の場合は，潰瘍が円形，類円形であるのに対し，胃癌では不整形のことが多く，周囲に隆起を伴う場合も，良性潰瘍では浮腫状で硬さはなく，表面平滑，立ち上がりはなだらかであるのに対し，胃癌では易出血性で不均一，立ち上がりは急峻で境界明瞭である．

また，集中するひだも良性潰瘍では滑らかに次第に細くなり，一点に向かって集中するのに対し，胃癌ではひだの急激な先細り，途絶，蚕食像，棍棒状肥大，癒合などを認める．

0-Ⅱc＋Ⅲ型あるいは0-Ⅲ＋Ⅱc型早期胃癌の場合はインジゴカルミン散布により潰瘍辺縁のⅡc面を捉えやすくなる．また，NBI拡大観察により，胃癌に特徴的な表面構造，異常血管を捉えることも重要である．

表2　胃潰瘍と2型胃癌・3型胃癌との鑑別

	胃潰瘍	2型・3型胃癌
潰瘍底	平坦で滑らか 白苔は均一 周囲粘膜より低い	凹凸不整 汚い壊死物質や凝血塊が付着 周囲粘膜より高い
潰瘍辺縁	境界明瞭 時に白苔のはみ出し	不規則 白苔のはみ出しが多い
周囲の所見	粘膜の伸展性は保たれている 集中するひだは滑らかに次第に細くなる	送気により形態の変化なし 集中ひだは乏しい
周堤	浮腫状で硬さはない 表面平滑 立ち上がりはなだらか	結節状で不均一 易出血性 立ち上がりは急峻

表3　胃潰瘍と0-Ⅱc＋Ⅲ型・0-Ⅲ＋Ⅱc型早期胃癌との鑑別

	胃潰瘍	0-Ⅱc＋Ⅲ型・0-Ⅲ＋Ⅱc型胃癌
潰瘍底	白苔は均一	白苔は時に不均一 島状に粘膜の露出がみられることがある
潰瘍辺縁	境界明瞭	不整のことがある びらん，凹凸不整がみられることがある
周囲の所見	集中するひだは滑らかに次第に細くなる ひだは一点に向かって集中する 周囲粘膜からの段差はない	ひだの急激な先細り，途絶，棍棒状肥大，癒合あり ひだの集中は一点に向かわない 周囲粘膜との間に段差がある

Ⅱ. 診断のプロセス　［胃］

表 4　進行胃癌と悪性リンパ腫の鑑別

	２型・３型胃癌	悪性リンパ腫
潰瘍底	凹凸不整	時に平坦
潰瘍辺縁	不規則 白苔のはみ出しが多い	境界明瞭 時に下掘れ状
周囲の所見	送気により形態の変化なし	胃壁の伸展性は比較的保たれている 多発病巣を伴う
周堤	凹凸不整 立ち上がりは急峻	平滑 立ち上がりはなだらか

2．上皮性腫瘍と非上皮性腫瘍の鑑別（表 4）

上皮性か非上皮性かの鑑別については潰瘍周囲の性状，潰瘍辺縁，伸展性，病変の多彩性がポイントになる．

3．0-Ⅱc＋Ⅲ型，0-Ⅲ＋Ⅱc 型早期胃癌と MALT リンパ腫の鑑別

早期胃癌では潰瘍周囲にⅡc 面がみられ，境界は明瞭である．一方 MALT（mucosa associated lymphoid tissue）リンパ腫ではⅡc 類似の陥凹を呈するが，境界は不明瞭である．また，集中するひだの性状は早期胃癌では急激な先細り，蚕食像，途絶，棍棒状肥大，癒合を認めるが，MALT リンパ腫ではそのような所見は認めない．病変が多発し，形態が多彩であることも MALT リンパ腫の特徴である．

参考文献

1）村上忠重，鈴木武松：病理．内科シリーズ No. 2 胃・十二指腸潰瘍のすべて．79-102，南江堂，東京，1971
2）﨑田隆夫，三輪　剛：悪性腫瘍の内視鏡診断：早期診断のために．日消誌　1970；67：984-989

0-Ⅲ+Ⅱc 型早期癌〔中分化，T1b〕

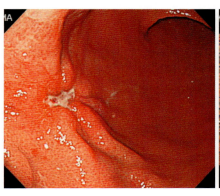
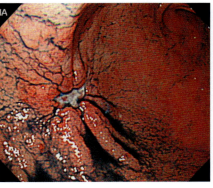

（特徴的所見）
- 胃角前壁に不整形の潰瘍を認める．
- ひだの集中を伴っており，ひだの先端は先細りと途絶を認める．
- インジゴカルミン色素散布では潰瘍辺縁にわずかにⅡc面を認める．

◆潰瘍の辺縁にⅡc面としての陥凹の有無を注意深く観察する．
◆良性の潰瘍の場合はひだが一点に向かって集中することが鑑別のポイントである．

0-Ⅱc+Ⅲ型早期癌〔中分化，T1b〕

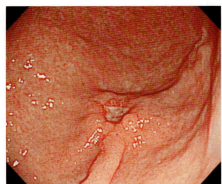
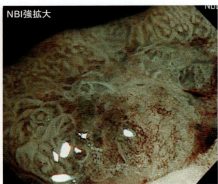

（特徴的所見）
- 胃体下部大弯に不整形の潰瘍を認める．
- ひだの集中を伴っており，ひだの先端は途絶を認める．
- 潰瘍辺縁は周堤様に隆起している．
- NBI拡大観察では潰瘍辺縁に，表面構造の不明瞭化，拡張，蛇行，口径不同の異常血管を認める．

◆NBI拡大観察により潰瘍辺縁に胃癌に特徴的な所見を観察することが，良性潰瘍や悪性リンパ腫との鑑別に重要である．

3型進行癌〔低分化型〕

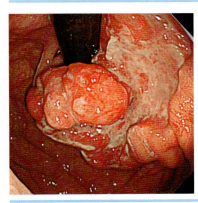

（特徴的所見）
- 胃噴門部に大きな不整形潰瘍を認め，白苔のはみ出しも認める．
- 潰瘍底は凹凸不整である．
- 周堤を形成しているが，周堤は結節状で，不均一である．

胃潰瘍

2型進行癌〔中分化型〕

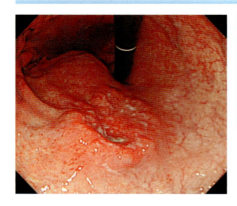

（特徴的所見）
- 胃体上部小弯に潰瘍性病変を認める．
- 潰瘍底は凹凸不整である．
- 周堤部分も不均一である．
- 潰瘍は限局している．

◆ 周堤の凹凸不整などから悪性リンパ腫と鑑別できる．

悪性リンパ腫〔びまん性大細胞型 B 細胞性リンパ腫〕

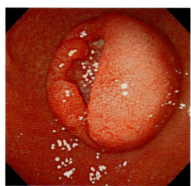
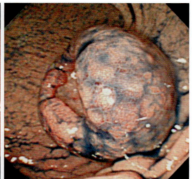

（特徴的所見）
- 胃角大弯に不整形潰瘍を伴った腫瘤を認める．
- 隆起部分の粘膜は周囲と同様の健常粘膜に覆われている．

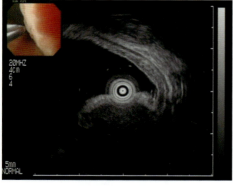

◆ GIST との鑑別が問題となるが，EUS では第 2～3 層由来の腫瘤である．

参考症例

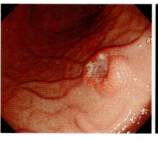
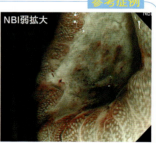

NBI弱拡大

悪性リンパ腫（T 細胞性リンパ腫）
　胃体部大弯後壁よりに周堤を伴った潰瘍性病変を認める．周堤部分には bridging fold を伴っている．
　一部白苔のはみ出しを認めるが，NBI 拡大観察では潰瘍辺縁に胃癌を思わせる変化は認めない．
　生検では T 細胞性リンパ腫であった．内視鏡的には B 細胞性リンパ腫との鑑別は困難である．

悪性リンパ腫〔びまん性大細胞型B細胞性リンパ腫〕

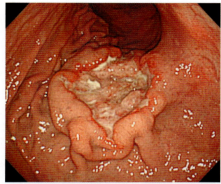
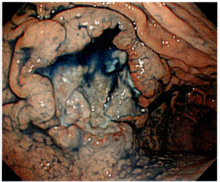
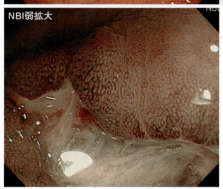

(特徴的所見)
- 胃体部大弯に周堤を有する潰瘍性病変を認める．
- 周堤の表面は平滑で，周囲粘膜と同様の光沢を呈する．
- 潰瘍底は凹凸不整で，白苔も不均一である．
- 病変の大きさに比して伸展性が保たれている．
- NBI拡大観察では潰瘍辺縁に上皮性腫瘍を示唆する表面構造や血管の異常は認めない．

◆悪性リンパ腫の周堤は「耳介様」とも表現される．

悪性リンパ腫〔MALTリンパ腫〕

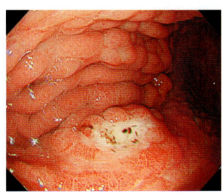
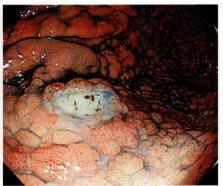

(特徴的所見)
- 胃体部大弯に多発潰瘍，びらんを認める．
- 潰瘍周囲にはびまん性の発赤や顆粒状粘膜，褪色調領域を認める．

◆病変の境界が不明瞭であること，病変の多彩性もMALTリンパ腫の特徴である．

胃潰瘍

Ⅱ．診断のプロセス　［胃］

悪性リンパ腫〔成人 T 細胞性白血病〕の胃浸潤

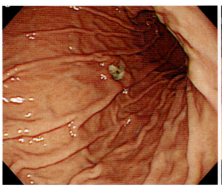 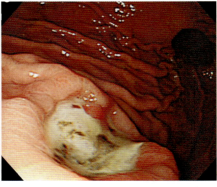

（特徴的所見）
- 胃体部大弯に bridging fold を伴う丈の低い腫瘤を認める．
- 中心に潰瘍を伴うが，潰瘍辺縁には上皮性の変化は認めない．
  - ◆肉眼的には B 細胞性リンパ腫に類似しており，鑑別は困難である．

GIST

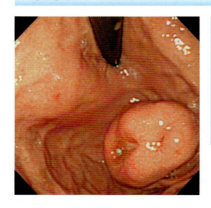

（特徴的所見）
- 胃体上部小弯に中心に潰瘍を伴う腫瘤を認める．
- 病変の基部は周囲粘膜と同様の健常粘膜に覆われている．
  - ◆上皮性腫瘍との鑑別は bridging fold や周囲と同様の粘膜に覆われるなど，粘膜下腫瘍としての所見を見出すことである．

胃潰瘍〔﨑田・三輪の時相分類，$A_1 \sim S_2$〕

●A_1 stage

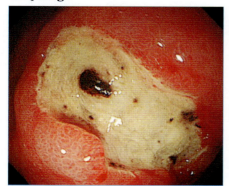

胃角前壁に深掘れの潰瘍を認める．白苔のはみ出しもあり，潰瘍底には凝血塊の付着も認める．周囲は浮腫状であり，再生上皮や皺襞の集中は認めない．

●A_2 stage

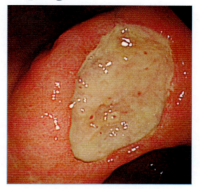

胃角小弯の潰瘍であるが，浮腫は改善してきており，潰瘍底に凝血塊の付着も認めない．辺縁にごくわずかに再生上皮を認める．

●H_1 stage

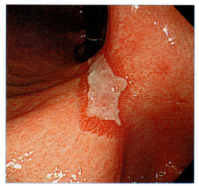

胃角小弯に潰瘍を認める．浮腫は改善し，白苔も均一化している．全周性に再生上皮を認め，皺襞集中を伴っている．

●H_2 stage

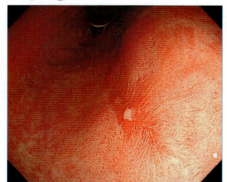

胃体部小弯に潰瘍を認める．潰瘍は縮小しているが，わずかに白苔も残っている．再生上皮の幅が広くなり，皺襞集中を伴っている．

●S_1 stage

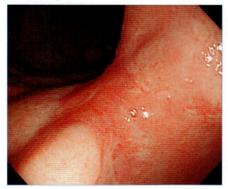

胃角小弯の潰瘍は白苔が消失し，皺襞集中を認める．瘢痕の中心部に充血が残り，赤色瘢痕（red scar）といわれる時期である．

●S_2 stage

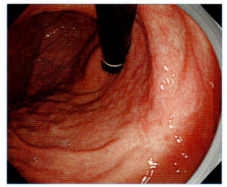

胃体部小弯に皺襞集中を認める．発赤は消失し，周囲と同様の色調であり，白色瘢痕（white scar）といわれる時期である．

Ⅱ．診断のプロセス　［胃］

難治性潰瘍

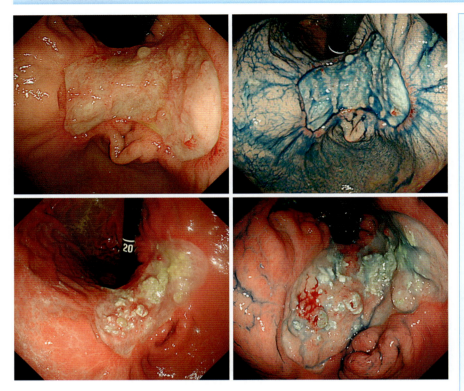

（特徴的所見）
- 上：胃角小弯に類円形の潰瘍を認める．
- 上：インジゴカルミン散布により，ひだの集中が明瞭となったが，潰瘍辺縁には上皮性腫瘍を思わせる変化は認めない．
- 下：プロトンポンプ阻害薬を投与しているが5カ月後も潰瘍の治癒は得られなかった．

◆ 難治性であり胃癌との鑑別を有するが癌に特徴的な所見は認めなかった．またサイトメガロウイルスや結核など他の原因も認めなかった．

急性潰瘍

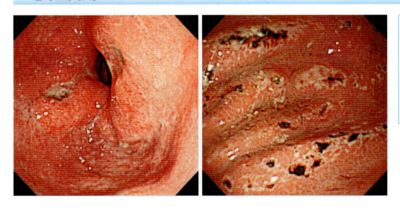

（特徴的所見）
- 胃前庭部，胃体部に不整形の浅い潰瘍が多発している．
- 白苔がはみ出し，潰瘍底には凝血塊の付着も認める．
- 周囲には浮腫もみられる．

潰瘍〔サイトメガロウイルス感染による〕

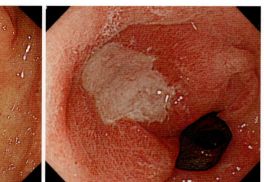

(特徴的所見)
- 左：前庭部に多発する浅い潰瘍，びらんを認める．不整形で周囲がやや浮腫状に隆起している．
- 右：前庭部に不整形潰瘍を認める．
  - ◆生検組織で核内封入帯を認め，抗CMVモノクローナル抗体による免疫染色で陽性であった．

胃潰瘍

[胃]

色　　調

中原慶太

　色調を観察できることは内視鏡検査の大きな利点である．しかし，まず色調ありきではなく，隆起や陥凹といった凹凸変化を捉えながら，色調を観察することが大切である．本稿では，色調の認識から質的診断までのプロセスを解説する．

◆ 色調の認識

　色調別にみた胃疾患を下図に示す．基本色調としては赤色系か白色系かをみるとよい．一般的に赤色系は目に入りやすいが，白色系は見逃しやすい傾向にある．また，背景胃粘膜に対して明瞭な色調変化がある場合，その認識は容易であるが，ごく淡い発赤や褪色といった変化はわかりづらい．このような点に注意して検査を行う．

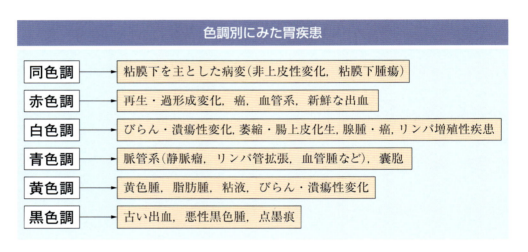

色調別にみた胃疾患

同色調	粘膜下を主とした病変（非上皮性変化，粘膜下腫瘍）
赤色調	再生・過形成変化，癌，血管系，新鮮な出血
白色調	びらん・潰瘍性変化，萎縮・腸上皮化生，腺腫・癌，リンパ増殖性疾患
青色調	脈管系（静脈瘤，リンパ管拡張，血管腫など），囊胞
黄色調	黄色腫，脂肪腫，粘液，びらん・潰瘍性変化
黒色調	古い出血，悪性黒色腫，点墨痕

◆ 質的診断

　基本色調とその組織構築との関係（表）を理解しておくと質的診断が求めやすくなる．

1．赤色系

　赤色系は，組織学的に粘膜上皮の再生・過形成変化，あるいは腫瘍性変化，間質では好中球系を主とする急性炎症細胞浸潤や種々の程度の浮腫，毛細血管増生や充血，うっ血が認められる状態を基本とし，非病変部よりも相対的に血管密度や血流の増した状態を反映したものと推定される．種々の原因からなるが，一般的に強い発赤ほどこれらの所見が著明で，淡いほど軽微な傾向にある．

1）隆起主体

　鮮明な発赤調を呈し，その表面性状が治癒期潰瘍の辺縁に柵状配列する縞模様に類似し

表　基本色調と胃組織構築の関係

基本色調	赤色系	白色系
上　皮	再生・過形成変化，腫瘍性変化	欠損，滲出物・白苔，萎縮・腸上皮化生，腫瘍性変化
間　質	急性炎症細胞浸潤（好中球系）拡大，浮腫 毛細血管増生，充血，うっ血 血管密度や血流の増した状態	慢性炎症細胞浸潤（リンパ球系）狭小，線維化 毛細血管減少 血管密度や血流の減った状態
固有胃腺	増生，萎縮	減少，萎縮
癌組織型	分化型癌（陥凹主体，隆起主体）	未分化型癌（陥凹主体） 分化型癌（隆起主体）
癌以外	過形成性ポリープ 再生上皮	腺腫（隆起主体） リンパ増殖性疾患

ている場合，再生・過形成変化を考える．平坦，あるいは種々の高さ，大きさの隆起を形成する．

くすんだような発赤調を呈し，不均一性や不規則な凹凸変化，不整びらんが目立つ場合，腫瘍性病変で腺管形成する分化型癌を疑う．

2）陥凹主体

点状発赤がびまん性に認められる場合，炎症を主体とした疾患を考える．長軸方向に走行する線状の櫛状発赤は，表層性胃炎を疑う．

胃体部を中心とした斑状発赤で，胃小区が蛇皮のように強調され浮腫や内出血が目立つ場合，肝硬変などに伴う門脈圧亢進性胃症を疑う．

クモ状小血管が限局性に認められる場合，血管異形成や日の丸紅斑など毛細血管系の異常を考える．

限局性陥凹でくすんだ発赤調を呈し，辺縁隆起を伴うような場合，腫瘍性病変で腺管形成する分化型癌を疑う．強い発赤から淡い発赤までさまざまである．

2．白色系

白色系は，組織学的に粘膜上皮の欠損（びらん，潰瘍）に伴う滲出物や白苔，あるいは腸上皮化生や腫瘍性変化，間質ではリンパ球系を主体とする慢性炎症細胞浸潤，粘膜層自体の萎縮・菲薄化，固有胃腺の減少，粘膜筋板の断裂および粘膜下層以深の線維化などを基本とし，非病変部よりも相対的に血管密度や血流の減った状態を反映したものと推定される．同じ白色系でも，一般的に透き通ったような白色調ほど非腫瘍性変化で，濁ったような褪色調ほど腫瘍性変化の傾向にある．

1）隆起主体

米粒状，小判状の小隆起がびまん性に配列してみられ，透き通った白色調を呈する場合，腸上皮化生変化を考える．

限局性で血管透見に乏しく濁ったような褪色調を呈する隆起は，腫瘍性病変を考える．凹凸変化がより不規則で光沢に乏しく，部分的に発赤や不整びらんを伴っている場合，分化型癌を疑う．これらの所見に乏しい扁平隆起では，腺腫を疑う．

2）陥凹主体

滲出物や白苔を伴う場合，びらん・潰瘍性変化を考える．ひだ集中を伴う境界不明瞭な浅い陥凹で透き通った白色調を呈する場合，潰瘍瘢痕を疑う．

血管透見に乏しい褪色調を呈する場合，未分化型癌あるいは MALT（mucosa associated lymphoid tissue）リンパ腫を疑う．

II. 診断のプロセス ［胃］

再生上皮

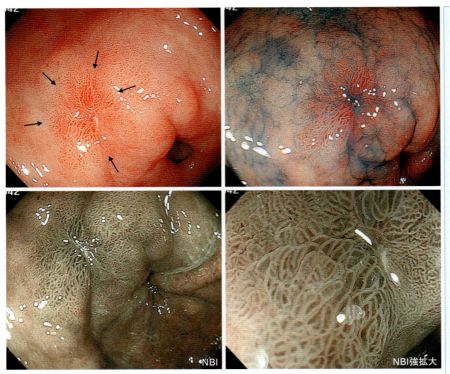

（特徴的所見）
- 胃幽門部前壁に微小な白色陥凹と，その周囲を取り巻くように発赤した領域（矢印）を認める．
- 発赤領域は，鮮明な発赤調で光沢があり，規則的に配列した縞模様を呈しており，びらん・潰瘍に伴う再生上皮と診断．

（画像強調・拡大所見）
- 発赤領域は，細い白線で区画された縞状の腺管模様が認められ，背景粘膜に比べて腺窩間部（白線と白線の間）がやや開大している．
- 腺管模様の内部は褐色化しており，微小血管は不明瞭である．

過形成性ポリープ

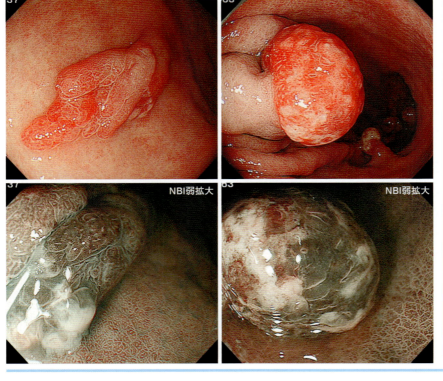

（特徴的所見）
- 胃体中部大弯に発赤調の有茎性隆起を認める．
- 隆起表面に白色調の炎症性滲出物を伴う場合がある．
- 再生上皮に類似した鮮明な発赤調を示し，光沢のあるみずみずしい印象を呈する．

（画像強調・拡大所見）
- 隆起表面は，背景粘膜に比べて腺窩間部（白線と白線の間）が著明に開大した大型の腺管模様を呈する．
- 腺管模様内は褐色化し，不整な微小血管を認めないことから，上皮性非腫瘍で過形成性ポリープと診断．

260

0-Ⅰ型早期癌〔分化型,T1b2,45 mm〕

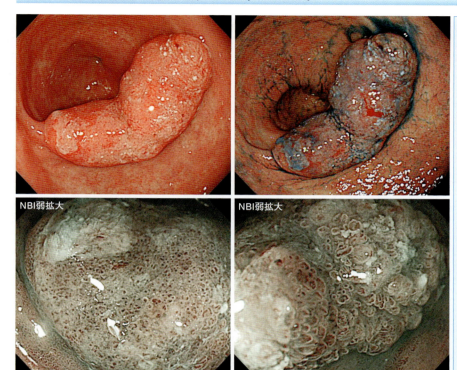

(特徴的所見)
- 胃前庭部大弯に発赤と褪色が不均一に混在する丈高の無茎性隆起を認める.
- 隆起表面は粗糙で不規則な凹凸変化を呈し,不整なびらん・滲出物を伴っている.
- 再生上皮とかけ離れた表面模様を呈しており,上皮性腫瘍が示唆される.

(画像強調・拡大所見)
- 隆起表面には,背景粘膜と異なる大小の不規則な顆粒状の腺管模様を認め,腺管形成する腫瘍が示唆される.
- 腺管模様内に拡張・口径不同を示す微小血管を認め,分化型癌と診断.

0-Ⅱa型早期癌〔分化型,T1a,20 mm〕

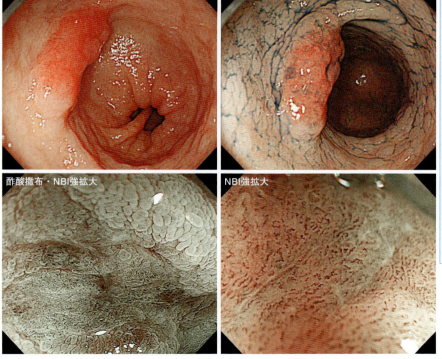

(特徴的所見)
- 胃前庭部前壁に発赤調で丈の低い無茎性隆起を認める.
- 隆起表面は粗糙で不規則な凹凸変化を呈しており,上皮性腫瘍が示唆される.

(画像強調・拡大所見)
- 隆起表面には,背景粘膜と異なる小型で不規則な腺管模様を認める.
- 腺管模様内に多様性を示す微小血管を認め,分化型癌と診断.

胃 色調

Ⅱ. 診断のプロセス ［胃］

斑状発赤〔非腫瘍〕

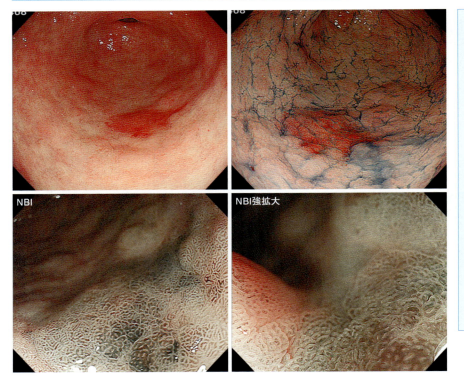

（特徴的所見）
- 胃前庭部大弯に限局性の斑状発赤を認める．
- 斑状発赤の内部は背景粘膜にほぼ類似した模様を呈し，不整さに乏しくおとなしい印象である．

（画像強調・拡大所見）
- 斑状発赤部に背景粘膜とほとんど変わらない縞状の規則的な腺管模様を認める．
- 腺管模様内部が褐色化し，不整な微小血管は視認されないことから炎症性であり，非腫瘍と診断．

0-Ⅱc型早期癌〔分化型，T1a，12 mm〕

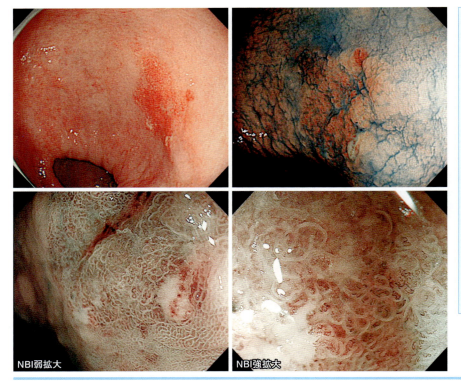

（特徴的所見）
- 胃前庭部小弯後壁に限局性の斑状発赤を認める．
- 斑状発赤部はなんとなく不均一でわずかな濃淡差を認める．
- 内部に微細な顆粒状変化を認める．

（画像強調・拡大所見）
- 斑状発赤部に背景粘膜と異なる顆粒状の不整な腺管模様を認め，腺管形成する腫瘍が示唆される．
- 腺管模様内に不整な微小血管を認め，分化型癌と診断．

腺腫〔0-Ⅱa型様, 3mm〕

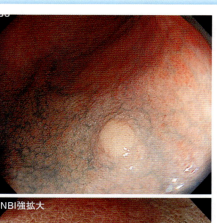

〔特徴的所見〕
- 胃体下部後壁に褪色調の微小な扁平隆起（矢印）を認める．
- 表面模様は再生上皮とかけ離れていることから，上皮性腫瘍が示唆される．
- 隆起表面は平滑で，不整な凹凸変化は目立たない．

〔画像強調・拡大所見〕
- 隆起表面に背景粘膜と異なる顆粒状の腺管模様を認め，腺管形成する腫瘍が示唆される．
- 規則的な腺管模様内に不整な微小血管を認めないことから，腺腫と診断．

0-Ⅱa＋Ⅱc型早期癌〔分化型, T1a, 25mm〕

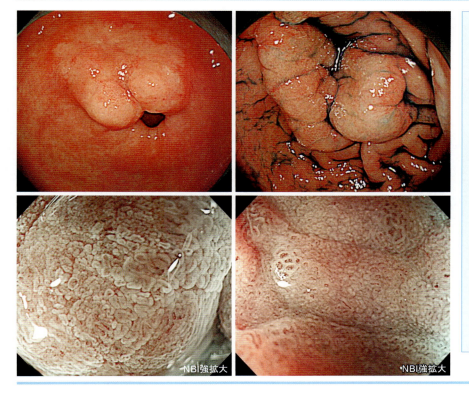

〔特徴的所見〕
- 胃幽門部小弯に褪色調の無茎性隆起を認める．
- 表面模様は再生上皮とかけ離れていることから，上皮性腫瘍が示唆される．
- 隆起中央に浅い陥凹を伴っている．

〔画像強調・拡大所見〕
- 隆起表面に，大小の不規則な顆粒状の腺管模様を認め，腺管形成する腫瘍が示唆される．
- 不整な腺管模様内に多様性を示す微小血管を認め，分化型癌と診断．

胃 色 調

Ⅱ. 診断のプロセス ［胃］

0-Ⅱb型早期癌〔未分化型, T1a, 12 mm〕

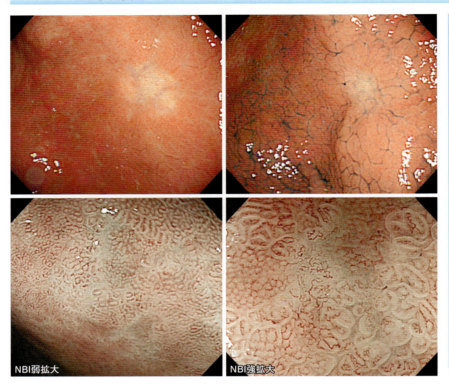

〈特徴的所見〉
- 胃前庭部小弯後壁に限局性の褪色斑を認める.
- 褪色斑はほぼ平坦で, 光沢に乏しく褪せたような白色である.
- 褪色斑の内部は背景粘膜と大差がみられない.

〈画像強調・拡大所見〉
- 背景粘膜に類似した規則的な類円形の腺管模様が残存した領域と腺管模様が不明瞭化した領域が混在している.
- 腺管模様が不明瞭化した領域に不規則な蛇行を示す微小血管を認め, 腺管形成に乏しい未分化型癌と診断.

0-Ⅱc型早期癌〔未分化型, T1a, 30 mm, UL-Ⅱs〕

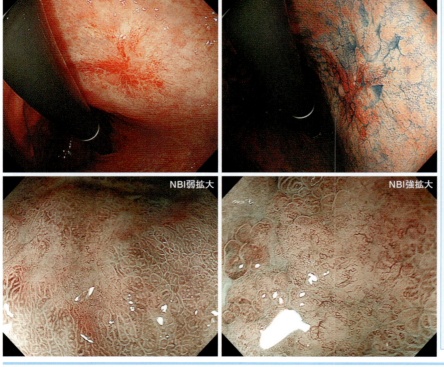

〈特徴的所見〉
- 胃体下部小弯後壁に不整形の褪色斑を認める.
- 病巣中央に放射状に拡がる発赤顆粒を伴っている.
- 不均一な色素の溜まりがあり, 浅い陥凹成分がところどころにみられる.

〈画像強調・拡大所見〉
- 浅く陥凹した領域は, 背景粘膜に比べて腺管模様が不明瞭化しており, 腺管形成に乏しい腫瘍が示唆される.
- 同部位に不規則な蛇行を示す微小血管を認め, 未分化型癌と診断.

急性胃粘膜病変

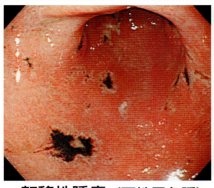 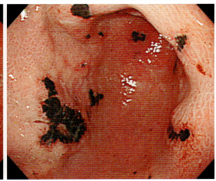

(特徴的所見)
- 胃前庭部全体に黒色調の凝血塊を伴う浅い地図状潰瘍を多発性に認める．

転移性腫瘍〔悪性黒色腫〕

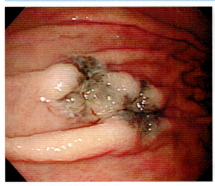 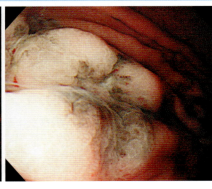

(特徴的所見)
- 胃体中部大弯に不整な陥凹を認める．
- 褪色した陥凹内部に濁ったような黒色斑を伴っている．

食道胃静脈瘤

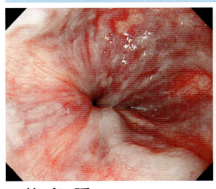 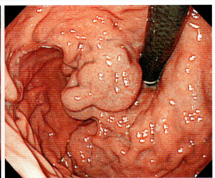

(特徴的所見)
- 食道下部に青色調を示す拡張した静脈瘤を認める．
- 胃穹窿部大弯に結節状の隆起を認める．
- 隆起の表面性状は背景胃粘膜と同様で，わずかな青色調を呈している．

黄 色 腫

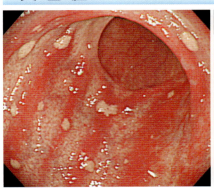 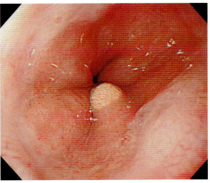

(特徴的所見)
- 残胃に小さな粟粒状の黄色斑を多数認める．

胃　色　調

II. 診断のプロセス ［胃］

［胃］

血管透見

八木一芳，名和田義高，中村厚夫

電子内視鏡となってから胃粘膜にはさまざまな血管透見像が観察される（表）．ファイバースコープ時代には見えず，近年認識され始めた像もある．正常な胃粘膜に認める血管透見像か病的な胃粘膜に観察されるものか，しっかり識別することが重要である．

正常所見

1）集合細静脈透見像

Helicobacter pylori（*H. pylori*）未感染の胃炎の存在しない正常胃における体部を中心とした胃底腺領域には集合細静脈と呼ばれる粘膜固有層を垂直に下降する粘膜内微細血管が微細発赤点として認識できる．近接観察ではヒトデ状の血管であることが認識できる．集合

表　胃粘膜で観察される血管透見像

正常所見	異常所見
Regular arrangement of collecting venules（RAC） *H. pylori* 非感染胃幽門部の樹枝状血管	慢性萎縮性胃炎に認める樹枝状血管 血管性病変 　Telangiectasia（angiodysplasia） 　GAVE（gastric antral vascular ectasia） 　DAVE（diffuse antral vascular ectasia） 　Osler-Weber-Rendu 病

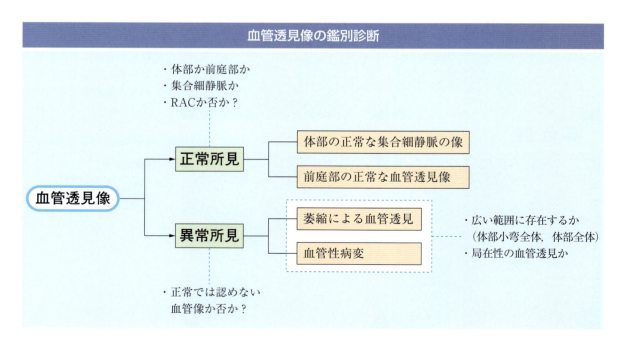

血管透見像の鑑別診断

細静脈は collecting venules と呼ばれていることより，この所見は regular arrangement of collecting venules（RAC）と命名されている[1]（p.71 参照）．RAC は *H. pylori* 非感染胃の典型的内視鏡像であり，*H. pylori* 未感染胃粘膜の内視鏡的診断としても非常に有用である．

2）幽門粘膜血管透見像

H. pylori 未感染胃では前庭部においても幽門輪近くまで胃底腺が存在する．したがって前庭部の近位側では RAC が観察される．しかし幽門輪近傍では胃固有腺は胃底腺ではなく幽門腺となり，集合細静脈は存在しない．一見，萎縮粘膜と思われる血管透見像を観察することがあるが，この所見は正常である．

病的所見

1）胃粘膜萎縮に認める血管透見像

H. pylori 感染によって胃粘膜には炎症が生じ，体部小弯から胃粘膜萎縮が生じてくる．萎縮粘膜では樹枝状の血管透見像が観察される．本邦ではこのような血管透見がある部位と透見されない部位の境界を内視鏡的腺境界と呼び，その萎縮粘膜の広がりを内視鏡的に判断する方法が木村・竹本分類として定着している[2]．*H. pylori* が発見される以前の内視鏡検査ではこのような慢性萎縮性胃炎所見は漠然と正常とされてきたが，*H. pylori* 感染から胃・十二指腸潰瘍や胃癌が発生することが判明した現在では，この所見は病的所見とするべきである．

また，これらの萎縮粘膜から胃癌が発生することが多いが，このような萎縮粘膜における樹枝状血管透見の乱れや消失から胃癌の存在を診断したり，癌の境界診断に利用したりすることもできる[3]．

2）Vascular ectasia（血管拡張症）による血管透見像

異常血管から形成される病変として，telangiectasia（angiodysplasia）とされる毛細血管が集まった小さな病変から前庭部毛細血管拡張症（gastric antral vascular ectasia；GAVE）のように前庭部全体に出現する病変までさまざまである．慢性出血による貧血の原因にもなりえる．GAVE は内視鏡的には幽門輪に向かって放射状に縦走する発赤帯がスイカの模様に似ていることより watermelon stomach と以前は呼ばれていた[4]．近接観察で毛細血管の拡張と認識できるが，遠景観察では胃炎の発赤やびらんと誤診されることもあり，生検には注意を要する．アルゴンプラズマ凝固（APC）法による治療が有効とする報告が多い．

文　献

1）八木一芳，中村厚夫，関根厚雄，他：*Helicobacater pylori* 陰性・正常胃粘膜内視鏡像の検討．Gastroenterol Endosc　2000；42：1977-1987

2）Kimura K, Takemoto T：An endoscopic recognition of the atrophic border and its significance in chronic gastritis. Endoscopy　1969；3：87-97

3）長南明道，望月福治，池田　卓，他：平坦・陥凹型早期胃癌の口側浸潤範囲の内視鏡診断能の検討．Gastroenterol Endosc　1992；34：775-780

4）Jabbari M, Cherry R, Lough JO, et al：Gastric antral vascular ectasia：the watermelon stomach. Gastroenterology　1984；87：1165-1170

II. 診断のプロセス ［胃］

正常血管透見像，RAC〔H. pylori 未感染胃，体部〕

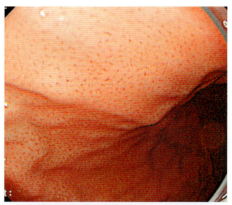

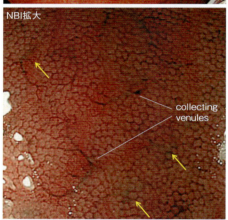

（特徴的所見）
- ヒトデ状の形をした微細血管が観察される．RAC の典型的内視鏡像である．
- RAC 像は遠景では微細発赤点が規則的に配列した像として観察される．

◆H. pylori 未感染胃の胃体部に認める像である．病的な所見ではなく，胃炎の存在しない正常な胃粘膜内視鏡像である．

（NBI 併用拡大観察所見）
- RAC の拡大像は NBI を併用すると白色光での拡大像と異なる所見を呈する．腺開口部は黒点として認識しやすくなる．しかし集合細静脈は茶色の血管として認識できる部分は少なくなり，シアン系のコントラストの弱いぼんやりとした像として見える部分が増える．これは集合細静脈本幹は表層には存在せず，増殖帯付近（表層から 150〜200 μm）から発生し，深部へ走行するためである．表層を走行するその分枝が NBI 併用拡大で茶色に鮮明に観察される．
- 通常内視鏡観察で視認される本幹はシアン系の色調でぼんやりとした像で観察される（→）．

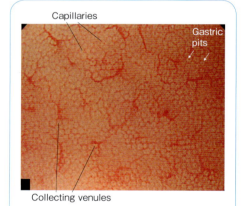

RAC の拡大像（p.72 参照）
集合細静脈の周囲には毛細血管がネットワークを形成している．その中心には腺開口部（gastric pits）を認める．

正常血管透見像，樹枝状の血管〔*H. pylori* 非感染胃，前庭部〕

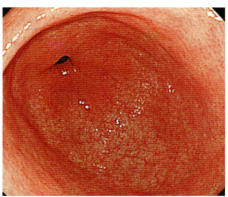

(特徴的所見)
- 幽門輪近傍大弯には体部の萎縮粘膜に認めるような樹枝状の血管を認める．しかし，幽門部には胃底腺が存在せず，萎縮性胃炎のない正常の胃でも幽門部にはこのような樹枝状血管を認める．
- この所見は正常である．

(NBI併用拡大観察所見)
- 樹枝状の血管は粘膜筋板付近を走行していると考えられる．
- NBI併用拡大観察では表層しか観察されないため，通常観察で透見される血管は観察されず，粘膜の表層上皮直下の微小血管のみが観察される．

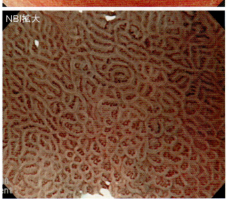

正常血管透見像，樹枝状の血管，RAC〔*H. pylori* 未感染胃，前庭部〕

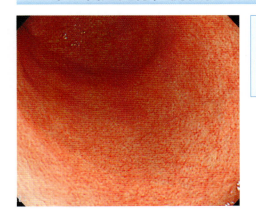

(特徴的所見)
- 上図のやや口側の前庭部である．樹枝状の血管透見とともに集合細静脈からなるRACが出現している．
  ◆ 前庭部でも正常の胃では，この付近より胃底腺が存在する．

Ⅱ．診断のプロセス ［胃］

内視鏡的萎縮粘膜〔体部の見下ろし〕

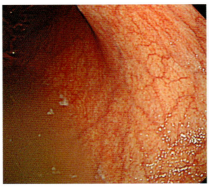
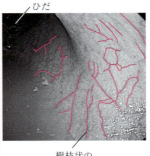

(特徴的所見)
- 樹枝状の血管透見像が観察される．この像が内視鏡的粘膜萎縮像である．
- 左端の大弯にはひだが観察される．この部位には血管透見像は観察されない（この写真では遠景でわかりにくいが，一般的にひだのある部位には萎縮性の血管透見像は認めない）．
- 血管透見部位と透見されない部位の境界部分が内視鏡的腺境界と呼ばれている．
- 血管透見像を認める部分が内視鏡的萎縮粘膜である．

腺境界における血管透見像〔Open type の萎縮〕

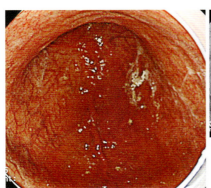
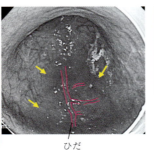

(特徴的所見)
- 体部大弯にはひだがまだ残っており，その部分には樹枝状の血管が透見されない．
- 樹枝状血管が透見されない部分が内視鏡的非萎縮粘膜であり，萎縮粘膜との境界である矢印が内視鏡的腺境界である．
- 萎縮は体部大弯にも広がり，木村・竹本分類では Open type の萎縮（Open-2 または Open-3）と分類される．

腺境界における血管透見像〔Closed type の萎縮〕

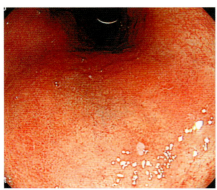
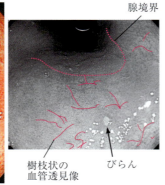

(特徴的所見)
- 体部小弯に樹枝状血管透見像を認めるが前後壁側には血管透見像は認めない．
- 発赤した粘膜を認め RAC も観察できない．
- 腺境界は小弯側に存在し，内視鏡的萎縮は体部小弯にとどまり Closed type の萎縮（Closed-2 または Closed-3）と分類される．

萎縮粘膜に観察される血管透見のNBI拡大像

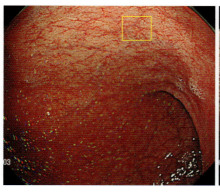
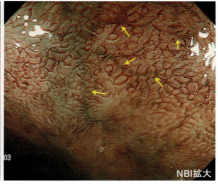

（特徴的所見）
- 萎縮粘膜に血管透見像が観察される（左図，ボックス）．
- NBI併用拡大観察では，樹枝状に観察された血管は茶色でなくシアン系の色調の血管として認識される（右図，→）．これは粘膜深層を走行する血管が樹枝状血管として透見されるためである．茶色に視認できる血管は表層上皮直下の微小血管である．

0-IIc型早期癌〔未分化型，T1b（SM）〕

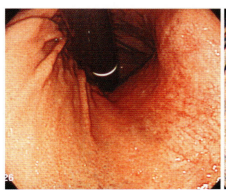
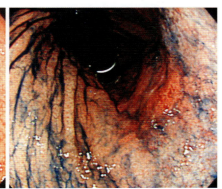

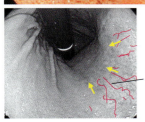

樹枝状血管が消失している

（特徴的所見）
- 体部萎縮粘膜の樹枝状血管が透見されるが，体上部小弯は発赤とともに樹枝状血管が消失している（→）．病変の存在が示唆される（左図）．
- インジゴカルミン散布にて樹枝状血管透見の消失部位に一致してIIc病変が明瞭になった（右図）．

◆低分化型腺癌の診断であった．

胃　血管透見

II. 診断のプロセス ［胃］

0-IIc型早期癌〔分化型，T1a（M）〕

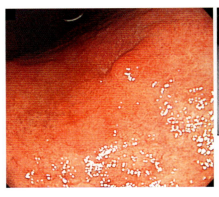
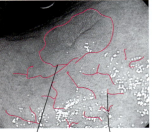

凹凸のある粘膜　樹枝状血管

（特徴的所見）
- 遠位側は樹枝状血管の透見を認めるが近位側は樹枝状血管が乱れ，消失とともに凹凸のある粘膜が観察される．
- 陥凹型分化型胃癌であった．
    ◆癌は血管透見消失部位から存在した．

0-IIc型早期癌〔分化型，T1a（M）〕

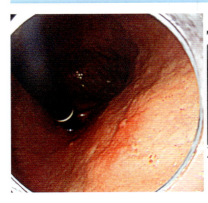

褪色調の粘膜

樹枝状血管　発赤を伴う陥凹

（特徴的所見）
- 中央には発赤を伴うIIc型胃癌を認めるが，その周囲は樹枝状血管が透見されない褪色調の粘膜であり，その周囲には樹枝状血管が透見された．
    ◆陥凹型分化型胃癌であり，癌は樹枝状血管が透見されない褪色調の部分にまで及んでいた．

Telangiectasia（angiodysplasia）〔典型例〕

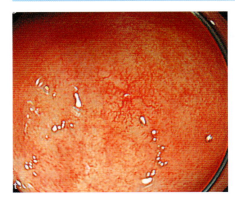

（特徴的所見）
- 毛細血管が放射状に広がり，vascular spider状の血管病変を形成している．
- 典型的なangiodysplasiaである．

Telangiectasia(angiodysplasia)〔日の丸紅斑〕

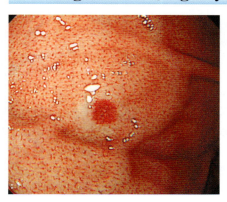

(特徴的所見)
- 周囲に白色の縁を伴った毛細血管の集合からなる発赤病変を認める.
- このような telangiectasia は以前には日の丸紅斑とも呼ばれた.
- 周囲には RAC による微細発赤点が観察される.

◆ H. pylori 未感染症例にも telangiectasia は出現する.

Telangiectasia(angiodysplasia)からの出血

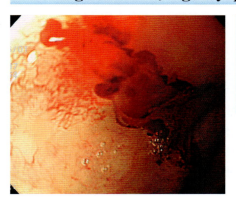

(特徴的所見)
- タール便で受診した患者の緊急内視鏡を行ったところ telangiectasia から出血していた.
- telangiectasia では,このように出血する病変はまれではない.

◆ この病変は高周波凝固で止血治療が行われた.

Gastric antral vascular ectasia(GAVE)

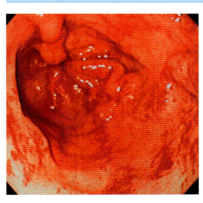

(特徴的所見)
- 前庭部に幽門輪に向かって縦走する発赤帯を認める.
- 近接すると血管から形成される病変であることが認識できる.

◆ 慢性出血による高度貧血の患者で,アルゴンプラズマ凝固法により治療された.

胃 血管透見

Ⅱ．診断のプロセス　［胃］

変形狭窄

[胃]

細川　治

　胃の変形狭窄，とりわけ狭窄は固有筋層レベルでの傷害に基づいて発生する．粘膜や粘膜筋板までに傷害がとどまっている場合は変形狭窄まできたすことはない．胃は，消化管のなかでもっとも大きい管腔臓器であり，また固有筋層も厚いため狭窄は，通常でも狭まっている噴門または幽門に発生することが多い．体部などの管腔の広い領域では変形にとどまる場合が大半であるが，固有筋層に対する傷害が高度になった場合には狭窄にまで進展する．いったん狭窄が完成すると，内腔面を観察する内視鏡検査では病変の全体像がつかめず，診断に難渋することもある．このような際にも，わずかな所見を捉えて，診断に迫る努力が重要である．また，胃疾患以外の原因による変形狭窄の存在も念頭におく（**表1**）．

 変形狭窄の主座の確認（表2）

　変形狭窄を見出した場合，固有筋層から壁外までの壁構造のうち，どの層が主体となって変形狭窄が発生しているかを見極める．変形狭窄の立ち上がりと周在，変形狭窄部の周囲を含めた胃壁の硬さと伸展性，体位変換して壁外要素の有無を確認することにより，主座を推定する．壁外の要素が多くなるほど，変形狭窄の立ち上がりは鈍となり，壁の伸展性が失われ，広い領域の変形となる．胃壁と壁外要素が固着していると，体位を変えても病像の変化は乏しいが，胃憩室のように単に固有筋層が欠損している場合には，変形狭窄の範囲は明瞭であり，他の病像を伴うことは少ない．しかし，高度の瀑状胃，胃軸捻転の場合などの胃壁のみの変形であっても，内視鏡的に胃内オリエンテーションがつかず，方向性を見失い，いたずらに胃を過伸展させて，被検者を苦しめることを避けなければなら

表1　胃疾患によらない変形狭窄

疾患名	内視鏡操作方法
内臓逆位	被検者自身が逆位であることを知っていることが多く，右側臥位として検査を行えば通常と変わらない観察が行える．
胃拡張	種々の疾患を背景に発生し，内視鏡的には胃が拡張している以外の特徴的な所見は得られず，全身の検索が必要となる．
胃軸捻転	胃体部の絞り込み様所見が特徴で，注意深く幽門側への内視鏡挿入を行うことにより，軸捻転を解消できる．
瀑状胃	体上部後壁のいわゆる分水嶺の屈曲が強く，送気してもオリエンテーションがつきかねる場合もある．体部大弯のひだの走行に注意して，幽門側への方向を見定める．
食道裂孔ヘルニア	下部食道は屈曲し，典型例では食道胃接合部を越えると内腔が膨らむが，横隔膜裂孔部で再び狭小化し，瓢箪型を呈する．反転観察による画像が説得性を有する．
他臓器による圧迫	胃に接する臓器別に変形圧迫される領域がほぼ決まっている．体位変換，空気量の加減により胃壁外病変であることを確認する．

表2　胃の変形狭窄をきたす疾患

疾患名	傷害の主座	変形の好発部位
憩室	胃壁	体上部と穹窿部
潰瘍と潰瘍瘢痕	胃壁	胃内どこでも，小弯に好発
腐食性胃炎	胃壁	胃内どこでも，体部に多い
急性胃粘膜病変	胃壁	胃内どこでも
胃ポリープ・癌・SMTの幽門輪への嵌頓	胃壁	前庭部に多い
吻合部の線維性狭窄	胃壁	胃腸吻合部
食道癌	胃壁→壁外	噴門
胃癌	胃壁→壁外	胃内どこでも
胃悪性リンパ腫	胃壁→壁外	胃内どこでも
肝癌の胃浸潤	壁外→胃壁	噴門から体上部前壁
脾腫瘍の胃浸潤	壁外→胃壁	体上部大弯
膵癌の胃浸潤	壁外→胃壁	体上中部後壁
横行結腸癌の胃浸潤	壁外→胃壁	前庭部前壁
胆嚢癌の胃浸潤	壁外→胃壁	幽門部
膵炎の胃波及	壁外→胃壁	体上中部後壁

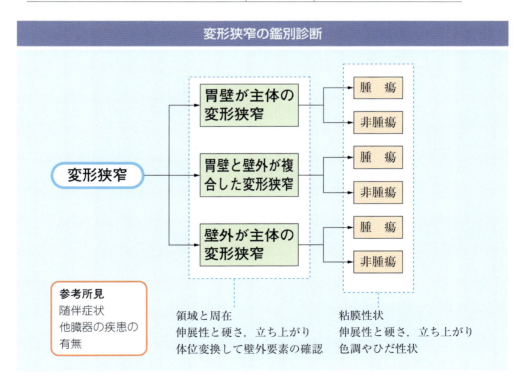

ない．体部大弯のひだを目じるしとして周在を確認して，幽門方向を決定する余裕が必要である．壁外が主体の変形狭窄の場合，解剖学上の胃に接する臓器から主座を推定する．肝左葉は噴門から体上部前壁，膵体部は胃体上部から中部後壁，横行結腸右側は前庭部前

壁，横行結腸左側は体下部から角の大弯，膵頭部は幽門輪前部後壁，胆嚢は幽門輪前部前壁に接することから，これらの領域および周在に腫瘍浸潤や炎症などが波及する．しかし，肝硬変などで萎縮した場合には領域が異なることもあり，他の検査所見を参考にして決定する．胃壁と壁外の両方の因子が重なった変形狭窄では診断が難しくなるが，この場合もどちらが優勢かを判断して主座を推定することが重要である．

変形狭窄面の粘膜所見

　変形狭窄を見出した場合，粘膜所見を十分に観察する．胃壁に主座を有する変形狭窄では粘膜面の変化が明瞭であり，通常の内視鏡診断学を用いればよい．壁外の要素の強い変形狭窄の場合も，粘膜下層に病変が及ぶとひだの肥厚や粘膜面の凹凸が認められるようになり，粘膜固有層深部に病変が進展すると，胃小区の腫大や不整，びらんの形成などが観察される．しかし，狭窄が完成した場合には観察および診断に難渋する．内視鏡先端に透明フードを装着する，斜視型のスコープを用いる，いったん内視鏡バルーン拡張術を行って，スコープが通過する管腔を得てから，観察や生検組織を得る手段を用いるなどの工夫を行う．ともかくも粘膜面を観察し，変形狭窄が病的粘膜で覆われていないかを確認すべきである．胃癌によって発生した噴門狭窄や幽門狭窄の場合は，丹念に観察すると必ず腫瘍細胞が粘膜側に露出している箇所がみられ，診断を得ることができる．

2型進行癌〔分化型，T4a，噴門癌〕

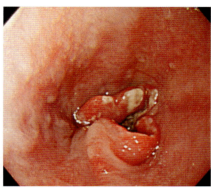
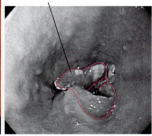

周堤と周囲粘膜の境界が明瞭

(特徴的所見)
- 食道胃接合部が狭窄している場合でも空気量を増やすことにより狭窄の原因をつかめる場合があり，本例のように2型進行癌の辺縁が観察できると診断は容易となる．
  - ◆狭窄しか観察できない場合は内視鏡先端に透明フードを装着する，あるいは斜視型のスコープを用いることにより粘膜面の観察が可能となる場合がある．

4型進行癌〔未分化型，T4a，スキルス胃癌（linitis plastica型胃癌）〕

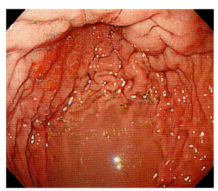

(特徴的所見)
- 体部での狭窄を伴うスキルス胃癌の場合は限局してひだが腫大しており，直線化したゴツゴツした所見を呈する．
- ひだ上の小区は不揃いで，角ばった印象を与える．
  - ◆原発巣である陥凹病巣は狭窄部に存在することが多く，観察できない場合も多い．

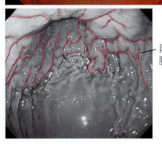

限局してひだが腫大している

参考症例

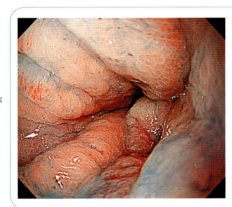

体部スキルス胃癌の色素像

特徴的な小区構造が明瞭となる．

参考症例

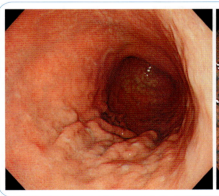
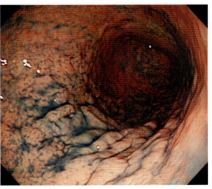

萎縮した体部腺領域に発生したスキルス胃癌

ひだの太まりは部分的であるが，胃内腔の変形がみられ，いびつな形態を呈している．

胃　変形狭窄

277

II. 診断のプロセス ［胃］

3型進行癌〔分化型，T3(SS)，幽門癌〕

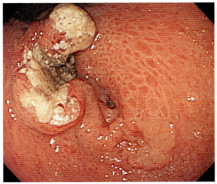
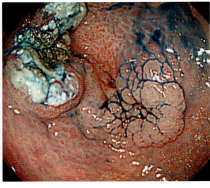

（特徴的所見）
- 幽門狭窄をきたした胃癌は残渣を洗浄すれば診断は容易となる．潰瘍の辺縁を観察すると蚕食像が観察されることから，悪性リンパ腫と鑑別される．
  - ◆前庭部前壁の3型進行癌が大弯から後壁側まで浸潤して幽門狭窄をきたした．

参考症例

急性胃粘膜病変（AGML）による変形

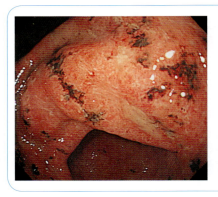

3型進行癌との鑑別は，粘膜が浮腫状で，硬さがないことである．

悪性リンパ腫〔潰瘍型〕

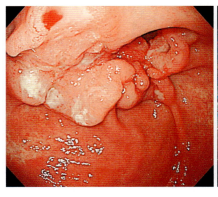
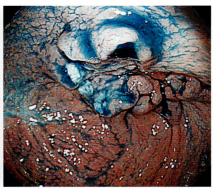

（特徴的所見）
- 胃癌に比較して線維成分が少ないことから，変形狭窄をきたすことは少ないが，噴門や幽門に近い部位では狭窄をきたす場合もみられる．
- 周堤が光沢のある粘膜で覆われ，内側の陥凹境界には蚕食像が追えない．
- 色素を散布すると，周堤の状態がより鮮明となる．

過形成性ポリープの幽門からの脱出

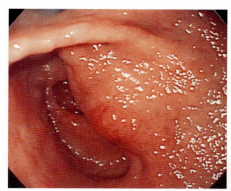

(特徴的所見)
- ポリープ基部の大半は前庭部であるが，時に体部の場合も報告されている．
- 幽門輪方向に胃壁全体が持ち上がったような形態をとる．
  ◆ ポリープが胃内に戻るのを確認すれば診断は容易である．
  ◆ 腺腫，癌，SMT などの十二指腸脱出も報告されている．

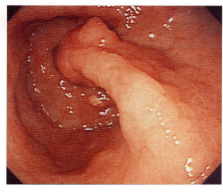

脱出したポリープ
の復帰

腐食性胃炎〔発症から時間を経た段階〕

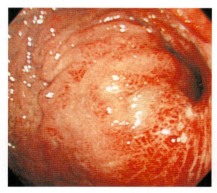

(特徴的所見)
- 自殺目的に農薬を飲んだ症例の 8 カ月目の内視鏡像．
- 胃粘膜は菲薄化し，発赤が著明である．
- 体中部以下の胃壁全周が硬くなっており，胃の伸展性，運動機能が障害されている．

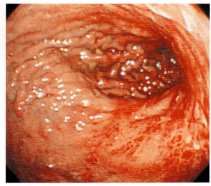

腐食性胃炎の遠景
　遠景では変化が
つかみにくい．

胃　変形狭窄

Ⅱ．診断のプロセス ［胃］

膵癌の胃浸潤

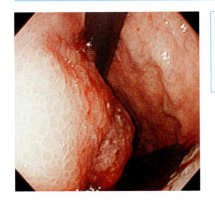

（特徴的所見）
- 反転観察で体部後壁から立ち上がりの緩やかな大きな圧排所見が観察され，胃壁に浸潤した頂部では粘膜が粗糙となっている．
  - ◆浸潤病巣が胃内腔に露出して欠潰する場合もみられる．

参考症例

肝左葉の胆管細胞癌の胃浸潤

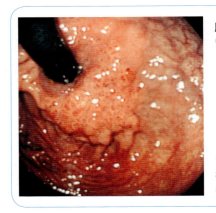

反転像で噴門から穹窿部に浸潤部が観察される．肝癌の胃浸潤は，噴門〜体上部に多い．

横行結腸癌の胃浸潤

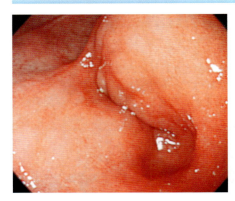

（特徴的所見）
- おもに幽門前庭部前壁からの圧排所見として描出される．
- 浸潤の程度が高度となっているので，小弯から後壁に変形が及び，幽門狭窄をきたした．

参考症例

胆嚢癌の胃浸潤

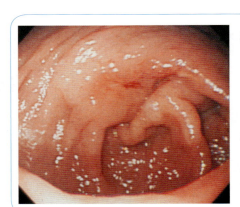

幽門輪前部前壁を主体に胃壁に浸潤をきたし，狭窄所見を呈している．胆嚢癌の胃浸潤は，幽門部に多い．

肝左葉の肝癌の胃圧排

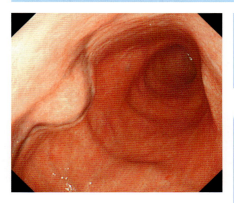

（特徴的所見）
- 見下し観察で体部の前壁側からの立ち上がりのなだらかな隆起として認められる．
- 肝の状態にもよるが，粘膜面はなだらかで光沢を有している．

参考症例

硬変肝左葉の胃圧排

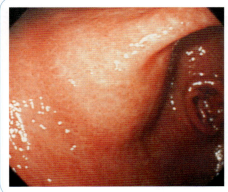

肝左葉の圧排像は常に体部前壁に現れるというわけではなく，肝硬変などの場合には角部前壁にみられることもあるので注意を要する．

食道裂孔ヘルニア

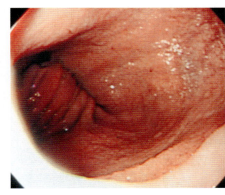 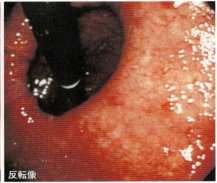
反転像

（特徴的所見）
- 中下部食道が蛇行しており，食道胃接合部の緊張が緩い（左図）．
- 食道胃接合部を越えると，円柱上皮が観察され，その向こうに横隔膜の食道裂孔により胃が細まった部位が存在し，この部までが胸腔内胃である．
- 反転観察すると，食道裂孔の緩みと胸腔内胃内面が確認できる．

憩　　室

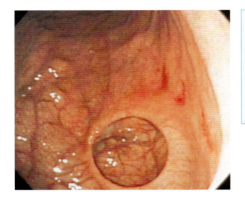

（特徴的所見）
- 体上部から穹窿部に観察される場合が大半である．
- 平滑で，ほぼ円形の開口部から憩室内まで周囲粘膜と同様の色調を呈している．
  - ◆光沢で被われた陥凹面が観察され，内部に食物残渣を有することもしばしばである．

十二指腸潰瘍瘢痕

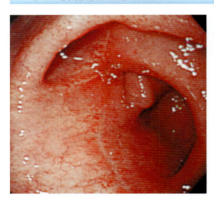

（特徴的所見）
- 幽門輪が偏位し，胃からのひだが幽門輪を越えて十二指腸球部方向に向かっている．
- 幽門輪小弯にも潰瘍瘢痕の辺縁が観察される．
- 胃潰瘍瘢痕の変形は角部の横軸方向に形成された潰瘍瘢痕による場合が多く，小弯が短縮し，胃の運動性が障害される．
- 残胃空腸吻合部の線維性狭窄は癌再発との鑑別が容易でない．

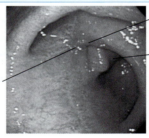

幽門輪
十二指腸球部へ向かうひだ
潰瘍瘢痕

参考症例

胃角部の線状潰瘍瘢痕	残胃空腸吻合部の線維性狭窄

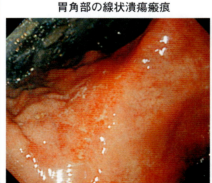 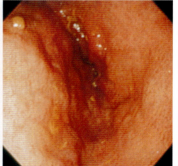

瀑状胃

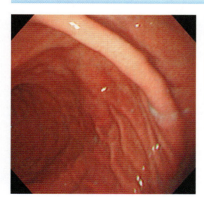

(特徴的所見)
- 穹窿部の著明な後方への倒れ込みのため，穹窿部と胃体部の間の後壁に，胃角様の鋭角な皺襞が生じた状態をいう（p.65 参照）
  - ◆食道から胃内にスコープが入ると，体上部後壁の分水嶺を越えた部位で胃内腔が急激に狭まり，方向性を見失うことも起こりうる．大弯側のひだ走行を丹念に追うことが重要となる．

（症例提供：仙台厚生病院　長南明道先生）

Ⅱ. 診断のプロセス ［十二指腸］

［十二指腸］

隆　起

野中　哲, 小田一郎, 斎藤　豊

　十二指腸の腫瘍性病変はまれであり, 通常の内視鏡検査で遭遇する機会は少ない. しかしながら, 近年の内視鏡機器の発展と十二指腸を詳細に観察しようとする意識の高まりにより, 十二指腸病変の発見が多くなっている（とくに十二指腸腺腫・癌）と筆者らは日常的に感じている.

　十二指腸病変は隆起主体の肉眼型を呈することが多く, 大腸病変と類似する傾向にある. すなわち, 胃病変のように存在診断や範囲診断に苦労することは少なく, 病変の発見は容易であるといえる. ただ, 腺腫と癌を鑑別する質的診断は困難なことがしばしば経験される. また, 発生がまれであるため, 十二指腸の早期癌の定義, 内視鏡治療の適応基準やその際の治癒切除基準などが定まっていないのが現状である.

十二指腸病変の頻度と特徴

　表1, 2に代表的な十二指腸の腫瘍性病変および非腫瘍性病変を挙げた[1]. 非腫瘍性病変では潰瘍・びらんを呈することがあるが, それらを除くと十二指腸の病変は隆起を呈することが圧倒的に多い. 腫瘍性の場合は, 上皮性, 非上皮性, 転移性に分けられるが, 非上皮性は非腫瘍性十二指腸粘膜に覆われた隆起として, 転移性は多彩な肉眼所見から, その鑑別は比較的容易である.

　球部の腫瘍性病変と非腫瘍性病変の検討において, 異所性胃粘膜（53％）やBrunner腺過形成（22％）が多く認められ, 両者を合わせると約75％になると報告されている[2]. また, 十二指腸全体の検討でも, やはり異所性胃粘膜がもっとも多くみられ（75％）, 次いで腺腫（8.5％）, アミロイドーシス（4.4％）, カルチノイド（neuroendocrine tumor；NET）（2.9％）, Brunner腺過形成（2.5％）, 癌（2.2％）, 悪性リンパ腫（0.9％）, 異所性膵（0.8％）と報告されている[3]. つまり, 十二指腸では圧倒的に非腫瘍性病変が多く, 代表的な腫瘍性病変は全体の15％程度にすぎないということになる.

　また, 原発性十二指腸癌はまれな疾患であり, 全消化管癌の0.5％程度にすぎない[4]. そして, 通常の内視鏡検査における十二指腸癌および腺腫の発見率は0.1％以下であると報告されており, 十二指腸腺腫も背景疾患（家族性大腸腺腫症など）がない場合は, 癌と同様にきわめてまれであるといえる[5].

内視鏡観察（通常, 拡大, NBI）と生検

　腺腫と癌の鑑別についてのフローチャートを示した. 前述したように, 十二指腸病変は隆起を呈するものがほとんどであり, それは腫瘍性病変においてとくに顕著である. このような背景のなかで, 境界明瞭な陥凹を示す病変は十二指腸癌である可能性が高く, その診断は比較的容易である. しかし, 隆起を呈する病変の場合, 内視鏡所見のみで腺腫と癌

表1　十二指腸の腫瘍性病変

上皮性腫瘍

腺　腫
癌
カルチノイド腫瘍/neuroendocrine tumor（NET）
消化管ポリポーシス
（家族性大腸腺腫症：FAP，Peutz-Jeghers 症候群，
Cronkhite-Canada 症候群）

非上皮性腫瘍

悪性リンパ腫（MALT リンパ腫，びまん性大細胞型
B 細胞性リンパ腫；DLBCL，濾胞性リンパ腫，マン
トル細胞リンパ腫）
GIST（gastrointestinal stromal tumor）
脂肪腫
リンパ管腫
血管腫
平滑筋腫
神経鞘腫
gangliocytic paraganglioma

転移性腫瘍

〔野中　哲，他：臨牀消化器内科 2014；29：1551-1560[1)]
より転載，一部改変〕

表2　腫瘍と鑑別を要する非腫瘍性病変

隆起を呈する病変

異所性胃粘膜
胃上皮化生
Brunner 腺過形成
十二指腸炎
嚢　胞
静脈瘤
異所性膵
リンパ濾胞過形成
過形成ポリープ
炎症性線維性ポリープ

びらん・潰瘍を呈する病変

十二指腸潰瘍
十二指腸炎
Zollinger-Ellison 症候群

多彩な内視鏡像を呈する病変

Crohn 病
アミロイドーシス

〔野中　哲，他：臨牀消化器内科 2014：
29：1551-1560[1)] より転載，一部改変〕

を鑑別することは難しいことが知られており，最近では発赤や病変内の陥凹所見が癌を有意に示唆する所見であるとの報告がある[6)]．

　NBI をはじめとする画像強調観察（IEE）およびその拡大観察では，食道や胃・大腸において有用性が広く認識されており，十二指腸においても報告があるものの，未だ確立された診断基準は存在しない[7), 8)]．腫瘍表面の腺管様構造が不明瞭化し，表面の血管構造がより明瞭に観察される場合は癌である可能性が高いと考えられ，逆に腺管構造が保たれていて，血管が観察されない場合は癌である可能性は低いと考えられる．ただ，やはりこれに該当しない病変も存在するため，通常であれば次のステップとしては生検診断ということになる．しかしながら，癌に対する生検診断の精度については，感度・特異度・正診率はいずれも 70～80％程度と報告されており[6), 9), 10)]，そのため十二指腸腺腫・癌を鑑別するための生検は不要であるという意見も多い．なぜなら，内視鏡治療を施行する際に，過去の生検による瘢痕形成が病変内に発生し，切除が困難になることがしばしば経験されるからである．

　十二指腸腺腫・癌の内視鏡診断においては，「腺腫であれば良性＝生命には関わらない」「癌であれば悪性＝生命に関わる」という境界線をはっきりと引くことが難しいのが現状である．腺腫も癌もすべてを治療するという前提においては，この鑑別は不要であるが，十二指腸の内視鏡治療は他の臓器に比べると格段にリスクが高いため，患者の状態・背景によっては治療をするかどうかの判断に迷うことも少なくない．適切な診断基準および内視鏡治療の適応基準が確立されることを期待したい．

Ⅱ．診断のプロセス　［十二指腸］

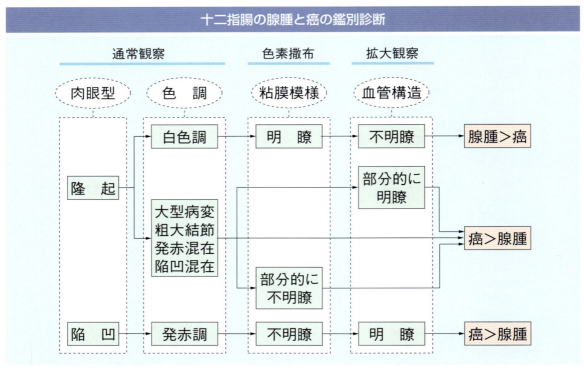

陥凹については p.309 を参照

文　献

1) 野中　哲, 小田一郎, 阿部清一郎, 他：十二指腸腫瘍（非乳頭）の種類と鑑別のポイント. 臨牀消化器内科　2014；29：1551-1560
2) 味岡洋一, 渡辺英伸, 成沢林太郎, 他：十二指腸の腫瘍・腫瘍様病変の病理. 胃と腸　1993；28：627-638
3) 原岡誠一, 岩下明德：十二指腸粘膜の特異性と小病変の病理─特に腫瘍及び腫瘍様病変について. 胃と腸　2001；36：1469-1480
4) Alwmark A, Andersson A, Lasson A：Primary carcinoma of the duodenum. Ann Surg 1980；191：13-18
5) 横山　正, 斎藤大三, 近藤　仁, 他：十二指腸悪性腫瘍の内視鏡診断. 胃と腸　1993；28：641-649
6) Kakushima N, Kanemoto H, Sasaki K, et al：Endoscopic and biopsy diagnoses of superficial, nonampullary, duodenal adenocarcinomas. World J Gastroenterol　2015；21：5560-5567
7) Yoshimura N, Goda K, Tajiri H, et al：Endoscopic features of nonampullary duodenal tumors with narrow-band imaging. Hepatogastroenterology　2010；57：462-467
8) Kikuchi D, Hoteya S, Iizuka T, et al：Diagnostic algorithm of magnifying endoscopy with narrow band imaging for superficial non-ampullary duodenal epithelial tumors. Dig Endosc 2014；26：16-22
9) Nonaka S, Oda I, Tada K, et al：Clinical outcome of endoscopic resection for nonampullary duodenal tumors. Endoscopy　2015；47：129-135
10) 野中　哲, 小田一郎, 阿部清一郎, 他：十二指腸腫瘍に対する内視鏡切除の治療成績　非乳頭部の腺腫・がんにおいて. Prog Dig Endosc　2015；87：53-57

胃上皮化生〔球状隆起散在型〕

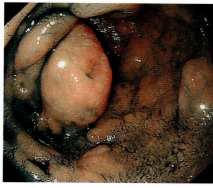
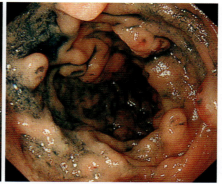

（特徴的所見）
- 上十二指腸角乳頭側に丈の高い絨毛構造とは異なり表面が比較的平滑な発赤調の隆起を認める.
  ◆ 周囲にも同様の隆起が多発しており，生検にて Gastric foveolar metaplasia と診断された（球状隆起散在型）[a].

〔a〕中井久雄，他：胃と腸 2001；36：1499-1506〕

異所性胃粘膜〔集簇隆起型〕[a]

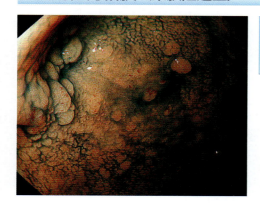

（特徴的所見）
- 幽門輪すぐ肛門側の球部前面に異所性胃粘膜（集簇隆起型）[a]を認める.

〔a〕中井久雄，他：胃と腸 2001；36：1499-1506〕

Brunner 腺過形成

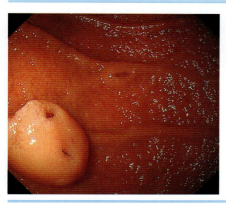

（特徴的所見）
- 正色調の通常十二指腸粘膜で覆われた隆起であり，頂部に粘液の開口部が認められる.

十二指腸　隆起

Ⅱ．診断のプロセス　［十二指腸］

十二指腸炎〔発赤粗大隆起型〕

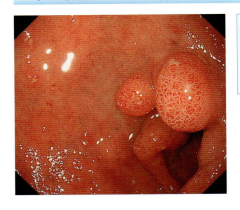

（特徴的所見）
- 球部に多発する半球状の立ち上がりが比較的なだらかな発赤調の結節様変化が観察される．
  - ◆発赤粗大隆起型[b]の十二指腸炎と診断する．

〔b）田中三千雄，他：胃と腸　1989；24：1259-1268〕

嚢　胞

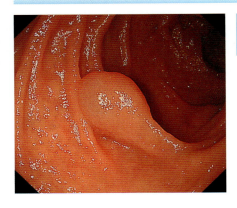

（特徴的所見）
- 下行部に透明感のある半球状の粘膜下腫瘍様の形態を呈する．

リンパ濾胞過形成

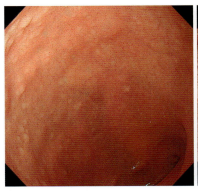 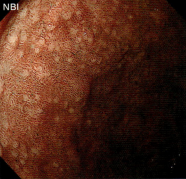

（特徴的所見）
- 球部に1～2 mm大の白色調の小隆起が散在する．
- NBIでは小さなリンパ濾胞がより明瞭に観察される．

腺腫〔隆起型（0-Ⅰs），腸型〕

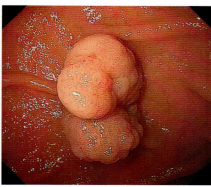
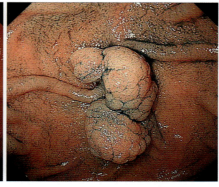

（特徴的所見）
- 十二指腸下行部に粘膜模様と分葉溝が明瞭な丈の高い，12 mm 大の正色調の隆起性病変を認める．
  ◆ EMRにて一括切除され，Tubular adenoma, intestinal type, low and high grade と診断された．

腺腫〔隆起型（0-Ⅰs），腸型〕

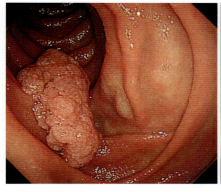
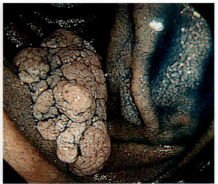

（特徴的所見）
- 下十二指腸角下壁に丈の高い長軸方向にも長い，20 mm 大のやや発赤調の隆起性病変を認める．
- 粘膜模様と分葉溝が明瞭に観察される．
  ◆ EMRにて一括切除され，Tubular adenoma, intestinal type, low and high grade と診断された．

十二指腸　隆起

II. 診断のプロセス ［十二指腸］

腺腫〔隆起型（0-Ⅱa），腸型〕

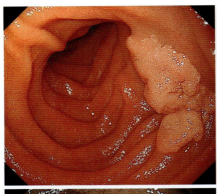
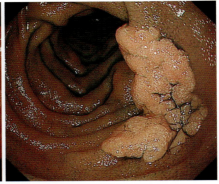
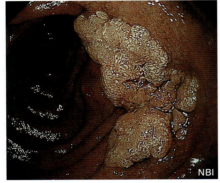

（特徴的所見）
- 十二指腸下行部乳頭対側にやや褪色調の 20 mm 大の扁平隆起性病変を認める．
- 粘膜模様と分葉溝が観察され，NBI では白色変化が目立つ．
  ◆ EMR が施行され，Tubular adenoma, intestinal type, low and high grade と診断された．

腺腫〔隆起型（0-Ⅰp），胃型，幽門腺腺腫〕

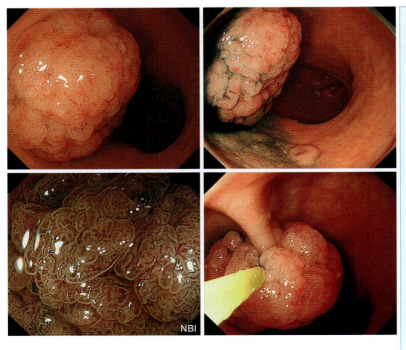

（特徴的所見）
- 十二指腸球部前面に発赤調の 25 mm 大の隆起性病変を認める．
- 粘膜模様と分葉溝が明瞭に観察され，有茎性であり付着部は小さく，NBI ではやや不整な white zone の内部に絨毛構造が融合したように観察され，血管構造も観察されるがネットワークは保たれ異型は弱いように思われる．

  ◆ EMR が施行され，Tubular adenoma, gastric type と診断された．
  ◆ 幽門腺腺腫（Pyloric gland adenoma；PGA）の像であり，免疫染色では MUC5AC はびまん性に，MUC6 はおもに表層を除く部分で陽性を示した．

家族性大腸腺腫症（FAP）の十二指腸腺腫

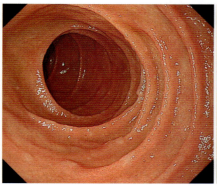
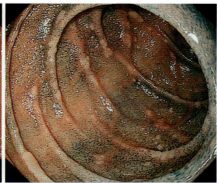

（特徴的所見）
- 十二指腸下行部に10 mm以下の多発する小腺腫を認める．
- インジゴカルミン撒布像では小さな腺腫まで明瞭に描出される．

0-Ⅱa型腺癌〔粘膜内癌〕

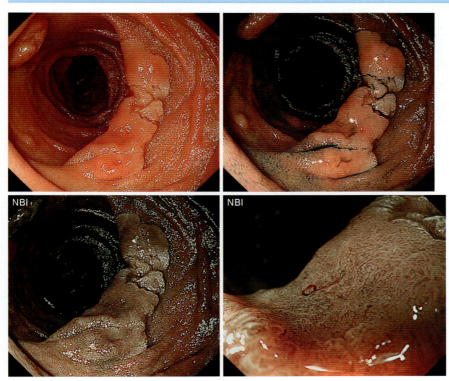

（特徴的所見）
- 十二指腸下行部乳頭対側に境界明瞭な発赤調の30 mm大の平坦隆起性病変を認める．
- 通常観察およびインジゴカルミン撒布像では発赤部分の粘膜模様は消失しており，病変中心部にはひきつれが認められる（前医による複数の生検の影響）．
- NBI拡大観察（右下）では発赤領域に一致して表面微細血管構造が観察される．
  - ◆EMRが施行され，Tubular adenocarcinoma, well differentiated, low grade atypiaと診断された．ひきつれがあった部位に一致して，線維化が認められた．
  - ◆複数の生検（3〜4個）は後の治療に大きな支障をきたすため，必要最小限にすべきである（生検なしでも構わない）．

十二指腸　隆起

Ⅱ. 診断のプロセス ［十二指腸］

0-Ⅱa 型腺癌〔粘膜内癌〕

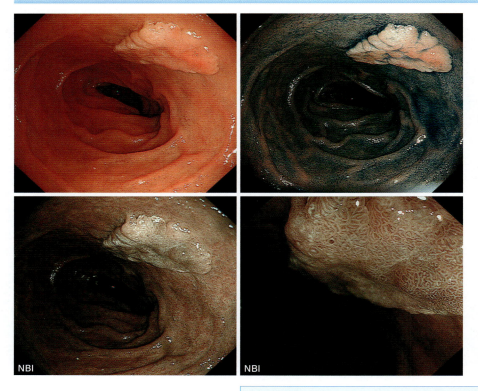

（特徴的所見）
- 十二指腸下行部乳頭対側に境界明瞭な発赤と褪色が混在する 20 mm 大の平坦隆起性病変を認める．
- 通常観察およびインジゴカルミン撒布像では粘膜模様や分葉構造は保たれているように見えた．
- NBI 拡大観察では表面微細血管構造は観察されず，胃においての irregular microsurface pattern に相当する所見が観察された．

◆生検では tub1 が検出され，EMR が施行された．
◆Tubular adenocarcinoma, well differentiated, low grade atypia と診断されたが，管状腺腫～低異型度高分化腺癌が混在している病変であった．

0-Ⅱa型腺癌〔粘膜内癌〕

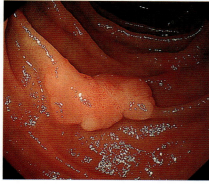
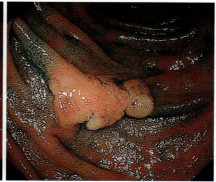

(特徴的所見)
- 十二指腸下行部後壁に境界明瞭な発赤と褪色が混在する 18 mm 大の平坦隆起性病変を認める.
- 通常観察およびインジゴカルミン撒布像では粘膜模様や分葉構造は保たれているように見えた.
  ◆ 生検では腺腫が検出されたが, EMR による切除検体では腫瘍全体が Tubular adenocarcinoma, well differentiated, low grade atypia と診断された.

0-Ⅰs型腺癌〔粘膜内癌〕

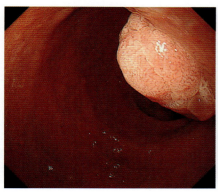
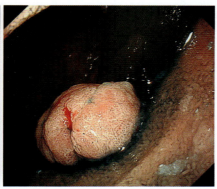

(特徴的所見)
- 幽門側胃切除後, 吻合部のすぐ肛門側後壁(部位的には球部後面に相当)に境界明瞭な褪色調の 15 mm 大の隆起性病変を認める.
- 通常観察およびインジゴカルミン撒布像では粘膜模様や分葉構造は保たれているように見えた.
  ◆ 生検では腺腫が検出されたが, EMR による切除検体では腫瘍全体が Tubular adenocarcinoma, well differentiated, low grade atypia と診断された.

Ⅱ．診断のプロセス　［十二指腸］

0-Ⅱa 型腺癌〔粘膜下層浸潤癌〕

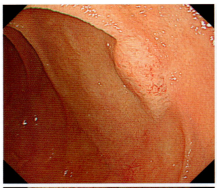
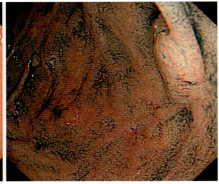
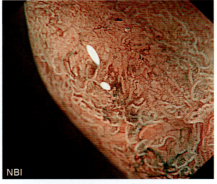

（特徴的所見）
- 十二指腸下行部乳頭対側に境界明瞭な平坦隆起性病変を認める．
- 表面の粘膜模様は消失しており，厚みが著明であった．
- NBI 拡大観察では，不整な表面血管構造と腺管構造が認められ，癌の所見と考えられた．

　◆病理結果では，Tubular adenocarcinoma, well differentiated, low grade atypia と診断された．
　◆粘膜表面に出ている部分は比較的狭く，腫瘍は深部方向に膨張性に発育し，粘膜筋板は腫瘍によって割り裂かれている状態であり，粘膜下層に浸潤していた（SM1 300 μm）．

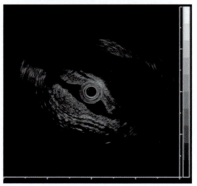

◆ EUS では，第 3 層は圧排されており，SM 浸潤を否定できない所見であったが，10 mm 大と小さい病変でもあることから，EMR が施行された．

Type 1＋Ⅱc 型腺癌〔進行癌〕

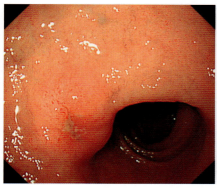
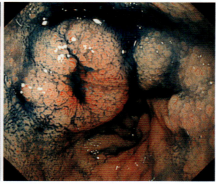

（特徴的所見）
- 十二指腸球部前面に，非腫瘍粘膜で覆われたなだらかな辺縁隆起を伴い，中心部にびらんを有する病変を認める．
- インジゴカルミン撒布では比較的境界明瞭な病変であり，その厚みは著明であった．
  ◆ 中心部のびらんからの生検にて中〜低分化腺癌が検出され，進行十二指腸癌と診断した．
  ◆ 膵頭十二指腸切除術が施行され，病理所見では，中分化腺癌，印環細胞癌，低分化腺癌が固有筋層を超えて周囲の脂肪織まで浸潤していた．粘膜内病変は明らかでなかった．

転移性腫瘍〔胃癌の転移〕

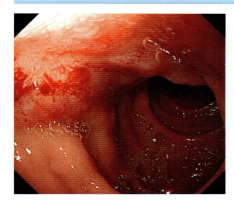

（特徴的所見）
- 十二指腸球部から下行部内壁の粘膜は発赤調，浮腫状でKerckringひだは消失し，拡張不良である．
  ◆ 進行胃癌症例であり，胃癌の十二指腸転移と診断された．胃癌との連続性は認めなかった．

転移性腫瘍〔肺癌の転移〕

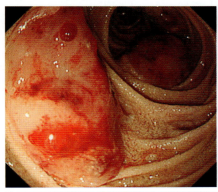
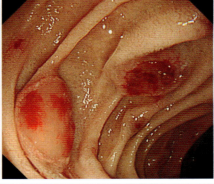

（特徴的所見）
- 上十二指腸角から下行部に多発する潰瘍性病変を認め，潰瘍辺縁は整であり，周堤は非腫瘍粘膜の立ち上がりを示している．
  ◆ 進行肺癌症例であり，肺癌の十二指腸転移と診断された．

Ⅱ．診断のプロセス　［十二指腸］

カルチノイド腫瘍〔NET G2〕

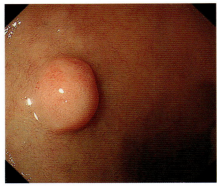 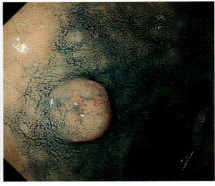

（特徴的所見）
- 十二指腸球部前面にやや黄色調の半球型の粘膜下腫瘍を認める．
- 腫瘍表面は非腫瘍粘膜に覆われ，delle やびらん・潰瘍は見られない．十二指腸 NET として典型的な所見である．
  - ◆EMR が施行され，NET G2，8 mm，HM（−），VM（−），Ki-67 index は約 4％，と診断された．

カルチノイド腫瘍〔NET G2〕

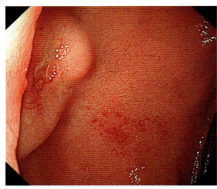 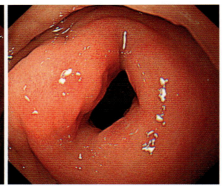

（特徴的所見）
- 十二指腸球部から幽門輪にかけて中心部が陥凹して，びらんを呈する非腫瘍粘膜で覆われた粘膜下腫瘍を認める（左図）．
- 胃側の幽門輪前壁側は発赤調・浮腫状で厚みを呈しているが，明らかな上皮性変化は認めない（右図）．
  - ◆生検にて NET が検出され，胃幽門側・十二指腸球部切除が施行された．十二指腸球部を主座として胃幽門輪に浸潤する NET が認められ，腫瘍は標本上 14×14 mm 大で被膜を伴わず，浸潤性増殖を示し，一部漿膜にまで浸潤していた．腫瘍表層は潰瘍瘢痕様で再生上皮に被覆されていた．Ki-67 index は約 3％で NET G2 であった．No.5 リンパ節領域で静脈並びに神経浸潤を認めた．

粘膜下腫瘍〔Insulinoma〕

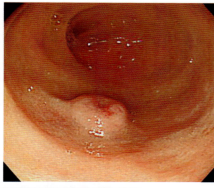
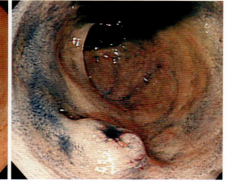
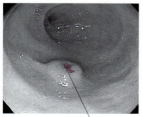

中心部の発赤を伴う陥凹

（特徴的所見）
- 十二指腸下行部に正色調の径約 10 mm の立ち上がりなだらかな半球状の隆起を認め，粘膜下腫瘍様形態を示す．
- 中心部には軽度の発赤を伴う陥凹を認める．
- 色素散布により中心部の陥凹がより明瞭になるが，全体は平滑で粘膜下腫瘍の形態をとる．

〔症例提供：吉村昇先生，鈴木武志先生，他（本書第3版）〕

GIST ①

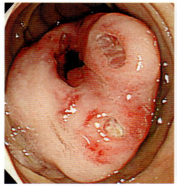
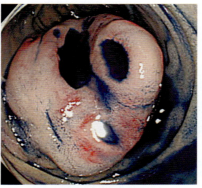
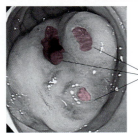
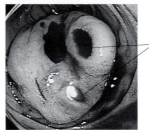

粘膜下組織の露出

陥凹

発赤，びらん

（特徴的所見）
- 十二指腸水平部に亜有茎性の径 25 mm ほどの隆起性病変を認める．
- 病変は緊満感を伴う充実性の隆起で，一部浅い陥凹も認める．
- 表面は一部発赤を伴う十二指腸粘膜にて覆われているが，表面不整で一部出血を伴う粘膜下組織の露出も認められる．
- 色素散布により病変の陥凹がより明らかとなる．

〔症例提供：吉村昇先生，鈴木武志先生，他（本書第3版）〕

十二指腸　隆起

Ⅱ．診断のプロセス ［十二指腸］

GIST ②

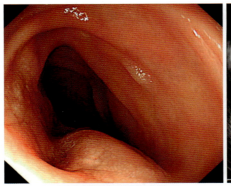
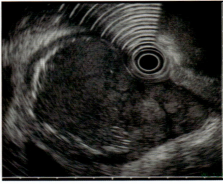
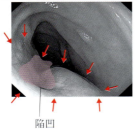

陥凹

◆EUS では内部不均一な低エコー腫瘍として描出され，液体貯留や空洞形成も認められ，大きな腫瘍であるため内部が壊死していると考えられた．

〔特徴的所見〕
● 十二指腸下行部乳頭側に大きな粘膜下腫瘍（矢印）を認め，中心部に陥凹が認められる．
　◆幽門輪温存膵頭十二指腸切除術（PpPD）が施行され，腫瘍長径は 10.5 cm あり，その内腔には出血，壊死，空洞形成を認めた．組織学的には，GIST と診断された．

脂肪腫

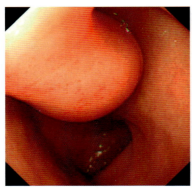
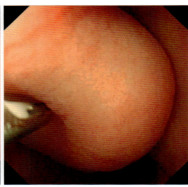

〔特徴的所見〕
● 十二指腸球部前面に表面平滑な粘膜下腫瘍を認める．
● 鉗子にて圧迫すると軟らかく，クッションサインが陽性である．

十二指腸アミロイドーシス

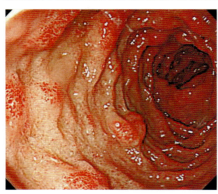
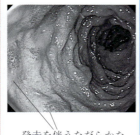

発赤を伴うなだらかな隆起性病変

〔特徴的所見〕
● 十二指腸下行部に径 5〜10 mm ほどの立ち上がりのなだらかな隆起性病変を多数認める．
● 表面は発赤調で一部凹凸不整も認められる．
　◆生検病理組織診断および amyloid 染色より AA に分類されるアミロイドーシスと診断された．

〔症例提供：吉村昇先生，鈴木武志先生，他（本書第 3 版）〕

十二指腸静脈瘤

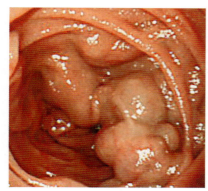

〔症例提供:吉村昇先生,鈴木武志先生,他(本書第3版)〕

（特徴的所見）
- 十二指腸下行部に拡張した静脈瘤が認められる.

参考症例

食道静脈瘤
(Lm, F2, Cw, RC−)

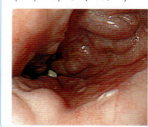

胃静脈瘤
(Lg-cf, F2, RC−)

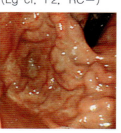

悪性リンパ腫〔濾胞性リンパ腫〕

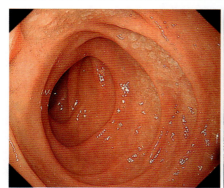
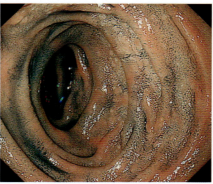

（特徴的所見）
- 十二指腸下行部前〜外壁に白色顆粒集簇様病変を認める.
  - ◆濾胞性リンパ腫として典型的な所見であり,検診の内視鏡による発見が増加している.

悪性リンパ腫〔マントル細胞リンパ腫〕

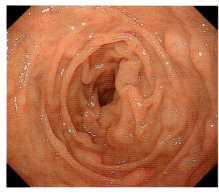
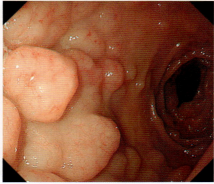

（特徴的所見）
- 球部全体に非腫瘍粘膜で覆われた粘膜下腫瘍(SMT)様の隆起が多発している.
- 多発リンパ腫性ポリポーシス(multiple lymphomatous polyposis;MLP)と判断し,マントル細胞リンパ腫の所見と一致する.
- 上十二指腸角前壁に近接すると,同様の所見が認められ,表面の血管が深部からの腫瘍の圧排により拡張・蛇行しているように見える.

十二指腸　隆起

Ⅱ．診断のプロセス　[十二指腸]

悪性リンパ腫〔びまん性大細胞型 B 細胞性リンパ腫（DLBCL）〕①

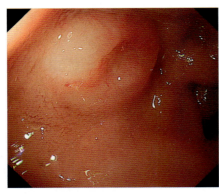
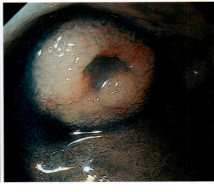

（特徴的所見）
- 球部前面に辺縁がシャープな耳介様の潰瘍性病変を認め，周堤は非腫瘍粘膜で覆われている．
  - ◆進行癌との鑑別が困難な場合があるが，生検にて DLBCL と診断された．

悪性リンパ腫〔びまん性大細胞型 B 細胞性リンパ腫（DLBCL）〕②

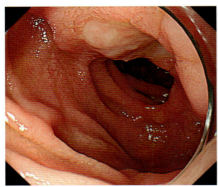
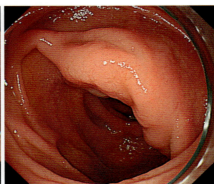

（特徴的所見）
- 上十二指腸角上壁に潰瘍性病変を認め，潰瘍辺縁まで非腫瘍粘膜で覆われている．
- 周堤隆起は SMT 様であり，進行癌としては潰瘍が深くない．
  - ◆進行癌との鑑別が必要であるが，上記の点で悪性リンパ腫の可能性を考える必要がある．
  - ◆生検にて DLBCL と診断された．

悪性リンパ腫〔MALT リンパ腫〕

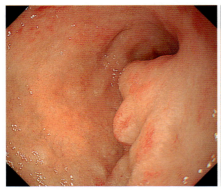
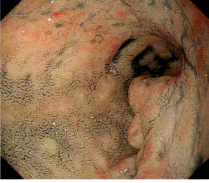

（特徴的所見）
- 球部から上十二指腸角の後壁に発赤と褪色の混在する凹凸不整な壁肥厚を認める．
- びらんや潰瘍形成はないが，壁肥厚が著明であり，癌や腺腫とは異なる肉眼像を示している．
  - ◆悪性リンパ腫を疑い，DLBCL との鑑別を要するが，生検にて MALT リンパ腫と診断された．

[十二指腸]

びらん・潰瘍

山本頼正

　従来，十二指腸のびらん・潰瘍といえば，*Helicobacter pylori* 感染に伴う球部の潰瘍病変が一般的であったが，除菌治療の普及と *H. pylori* 感染率の低下に伴い，消化性のびらん・潰瘍の頻度は減少している．このため，内視鏡検査で十二指腸にびらん・潰瘍を認めた場合，消化性病変以外のさまざまな疾患の鑑別も必要である．

十二指腸のびらん・潰瘍の鑑別のポイント

　十二指腸のびらん・潰瘍の診断において腫瘍性か非腫瘍性かの鑑別が重要である．
　一般的に境界を有する単発病変は腫瘍性を，境界不明瞭な多発病変は非腫瘍性を考慮する（表）．腫瘍性を疑う場合は，次に上皮性か非上皮性の鑑別を行う．非腫瘍性を疑う場合は，球部に限局しているか，下行部にも及ぶか，原因が感染性か非感染性かが重要なポイントである．とくに非感染性の場合は，薬剤の内服歴や全身疾患の既往歴など，病歴の把握が重要である．

腫瘍性病変

　腫瘍性病変の鑑別には病変境界の詳細な観察が重要である．病変と周囲正常粘膜の境界が明瞭に認識できる場合は上皮性を，正常粘膜との境界が不明瞭な場合は，非上皮性を疑う．
　上皮性腫瘍には腺腫と癌があるが，びらんや潰瘍を伴う場合，多くは癌である．十二指腸癌は粘膜内癌か進行癌で診断されることが多く[1]，上皮性で潰瘍を伴う場合は，まず進行癌を疑う．
　非上皮性腫瘍で比較的頻度が高いものに，カルチノイド/neuroendocrine tumor（NET）がある．球部に多く，粘膜下腫瘍様の境界と中央にびらんまたは潰瘍を伴う．
　リンパ腫でびらん・潰瘍を形成するものは，MALT リンパ腫や diffuse large B-cell lym-

表　十二指腸のびらん・潰瘍を伴う病変

腫瘍性		非腫瘍性	
上皮性	腺腫 癌	感染性	*H. pylori*，cytomegalovirus，結核など
非上皮性	リンパ腫 GIST カルチノイド/NET 転移性癌	非感染性	薬剤（NSAID，抗癌剤，ステロイドなど） 全身疾患に伴うもの（膠原病，肝硬変，アミロイドーシスなど） 炎症性腸疾患（潰瘍性大腸炎，クローン病，ベーチェット病） 虚血性（TAE・リザーバー動注など） ストレス（外傷など）

Ⅱ．診断のプロセス ［十二指腸］

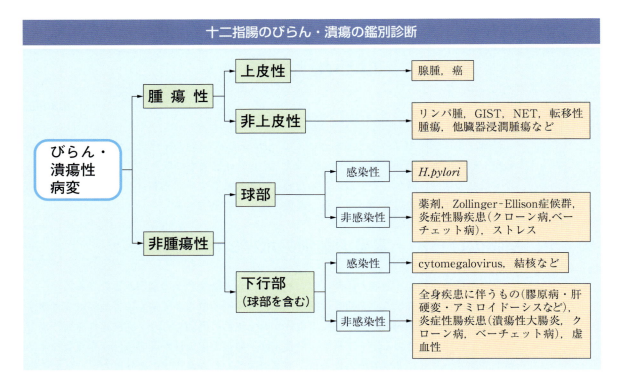

phoma が多い[2]．リンパ腫は多発することもあり，非腫瘍性病変との鑑別も要する．

GIST（gastrointestinal stromal tumor）もまれに十二指腸に認めることがあり，潰瘍を伴う場合でも，基本は粘膜下腫瘍であるため，鑑別は比較的容易である．

非腫瘍性病変

びらんや潰瘍（周堤隆起を含む）の境界が不明瞭な場合は，非腫瘍性病変を考慮する．病変が球部のみか下行部にも及ぶかで鑑別が異なる．球部に限局する場合は，*H. pylori* や薬剤性（NSAIDs・抗癌剤・ステロイドなど），Zollinger-Ellison 症候群などを考慮する．球部から下行部に多発する場合は，全身疾患に伴う病変（膠原病・肝硬変・アミロイドーシスなど），炎症性腸疾患，TAE やリザーバー動注に伴う医原性の虚血性などを考慮する．炎症性腸疾患のうち，潰瘍性大腸炎は球部から下行部にびまん性に炎症を認めることが特徴である[3]．下行部に単発で認める潰瘍は，結核やベーチェット病などを考慮する．

文　献
1) 猪瀬悟史，土屋嘉昭，野村達也，他：原発性十二指腸癌 27 切除例の臨床病理組織学的検討．日消外会誌　2010；43：135-140
2) 赤松泰次，金子靖典，岩谷勇吾，他：【十二指腸の腫瘍性病変】主題 十二指腸リンパ腫の臨床診断と治療．胃と腸　2011；46：1635-1645
3) Hori K, Ikeuchi H, Nakano H, et al：Gastroduodenitis associated with ulcerative colitis. J Gastroenterol　2008；43：193-201

潰瘍〔*H. pylori* 感染による〕

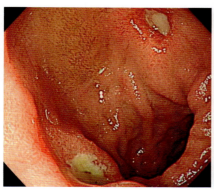
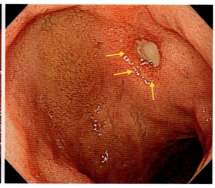

(特徴的所見)
- 十二指腸球部に2カ所の浅い潰瘍を認める．潰瘍は H_1 stage である．潰瘍は円形で辺縁に不整は認めず，周囲は浮腫による低い隆起で，隆起の境界は不明瞭である．
- 潰瘍辺縁の再生上皮の配列にも不整は認めず，良性潰瘍の所見である（右図，矢印）．

潰瘍〔外科手術後ストレス性，*H. pylori* 未感染胃〕

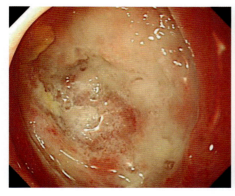
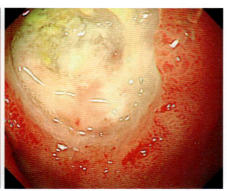

(特徴的所見)
- 左図：十二指腸球部前壁に深掘れの潰瘍を認める．潰瘍の辺縁は整で，潰瘍底の中央は一段深いが，辺縁より徐々に深くなっており，潰瘍底の白苔に不整な所見は乏しい．
- 右図：潰瘍辺縁に周堤様の隆起はなく，一部に不整のない再生上皮を認め，良性潰瘍の所見である．

Ⅱ．診断のプロセス　［十二指腸］

潰瘍〔頸部リンパ腫に対する抗がん剤治療中〕

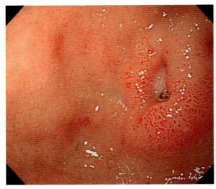 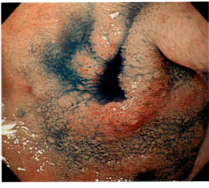

（特徴的所見）
- 左図（白色光）：球部前壁に辺縁が整の H₁ stage 潰瘍を認める．周囲粘膜は浮腫状に隆起している．
- 右図（インジゴカルミン散布）：周囲はなだらかな立ち上がりを示し，再生上皮の配列も整であり，良性潰瘍を示唆する所見である．

参考症例

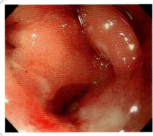 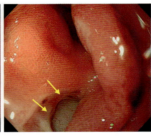

十二指腸潰瘍（前立腺癌に対する抗癌剤＋ステロイド治療中）
　左図：十二指腸球部下壁 10 mm 程度の深い潰瘍を認める．潰瘍辺縁は整で，周囲の隆起や再生変化は認めない．
　右図：近接すると腹腔内の脂肪組織を認め，穿孔を認めた（矢印）．

びらん〔NSAIDs 内服による〕

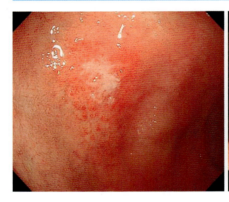 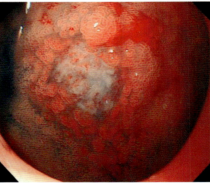

（特徴的所見）
- 左図（白色光）：十二指腸球部前壁に浅いびらんを認め，周囲は軽度発赤している．
- 右図（インジゴカルミン散布）：周囲の発赤は境界不明瞭で，びらん面も一部に再生所見を認め，腫瘍性を疑う所見は認めない．

参考症例

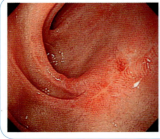 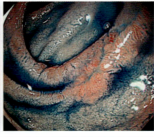

十二指腸潰瘍瘢痕（NSAIDs 内服による）
　左図（白色光）：十二指腸球後部に線状の潰瘍瘢痕を認める．周囲粘膜には軽度の発赤を認める．
　右図（インジゴカルミン散布）：色素散布にて周囲の発赤部は一部病変の境界があるように見えるが，粘膜模様は再生上皮で，配列も整であるため，腫瘍性を疑う所見ではない．

びらん〔肝細胞癌に対する肝動脈塞栓術後〕

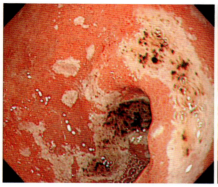
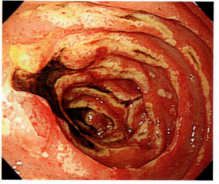

（特徴的所見）
- 左図：十二指腸球後部から不整形で浅いびらんが多発している．
- 右図：下行部にかけてKerckringひだに沿うように浅いびらんを認め，肝動脈塞栓術に伴う虚血性のびらんの所見である．

びらん・潰瘍〔肝細胞癌に対する放射線照射後〕

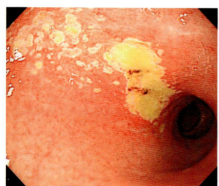
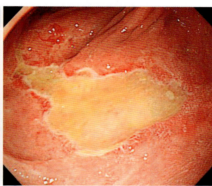

（特徴的所見）
- 左図：球部から下行部にかけてびらんと浅い潰瘍が多発している．
- 右図：下行部に境界明瞭で不整形な浅い潰瘍を認め，辺縁には再生上皮を認め，腫瘍性の潰瘍を疑う所見はない．血流の支配領域とは無関係に多発性のびらん・潰瘍が形成されている．

2型進行癌

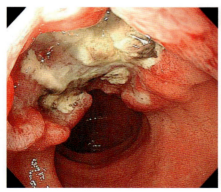
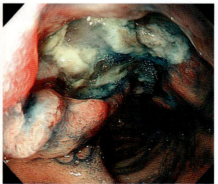

（特徴的所見）
- 左図（白色光）：下行部に半周性の不整形な潰瘍を認める．潰瘍底も凹凸が著明である．
- 右図（インジゴカルミン散布）：周囲隆起の立ち上がりは全周性に急峻で，癌の周堤として矛盾せず，2型進行癌の所見である．

Ⅱ．診断のプロセス ［十二指腸］

3型進行癌

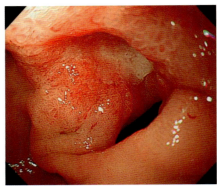 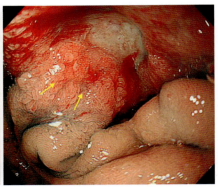

（特徴的所見）
- 左図（白色光）：上十二指腸角に周囲が隆起した潰瘍を認め，やや狭窄ぎみである．潰瘍部を含む病変全体は隆起しており，炎症による浮腫というより，腫瘍性の硬さを伴うように見える．
- 右図（インジゴカルミン散布）：周囲隆起の粘膜面は不整で，上皮性腫瘍を示唆し（矢印），同部位は腫瘍の粘膜下浸潤を疑う．病変はスコープの接触にて容易に出血し，3型進行癌の所見である．

カルチノイド〔NET（G2）〕

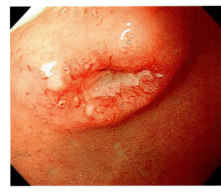 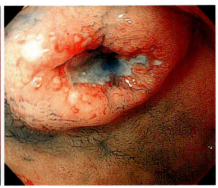

（特徴的所見）
- 左図（白色光）：十二指腸球部に15 mmの周囲が粘膜下腫瘍様に隆起した潰瘍を認める．潰瘍の辺縁はやや不整である．
- 右図（インジゴカルミン散布）：周囲隆起部の立ち上がりは正常な絨毛粘膜であり，病変の粘膜下浸潤を示唆する所見である．潰瘍辺縁に拡張した血管を複数認め，NETに特徴的な所見である．筋層に浸潤したNET（G2）であった．

悪性リンパ腫〔びまん性大細胞型 B 細胞性リンパ腫〕

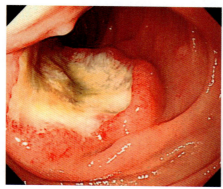 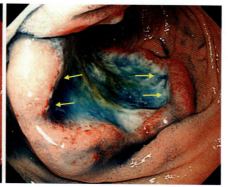

(特徴的所見)
- 左図(白色光)：十二指腸下行部に 20 mm の潰瘍性病変を認める．潰瘍面は周囲の正常粘膜より厚みがあり，腫瘍性を疑う所見である．
- 右図（インジゴカルミン散布）：周堤の粘膜面は正常粘膜で覆われ，潰瘍辺縁が一部で不整なく内側にめくれており，耳介様にも見え，リンパ腫を示唆する所見と思われる（矢印）．

転移性腫瘍〔胃癌の転移〕

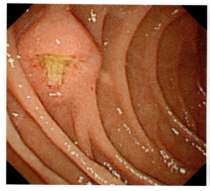 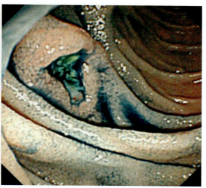

(特徴的所見)
- 左図（白色光）：十二指腸下行部に 10 mm の中央に潰瘍を伴う隆起性病変を認める．周囲隆起の立ち上がりはなだらかな立ち上がりを示す．
- 右図（インジゴカルミン散布）：周囲隆起は正常粘膜であり，非上皮性腫瘍を疑う．隆起部に NET に特徴的な血管拡張はない．腫瘍の大きさから潰瘍を伴う GIST は考えにくい．進行胃癌を伴っており，生検にて胃癌の転移であった．

Ⅱ. 診断のプロセス ［十二指腸］

[十二指腸]

陥　凹

山本頼正

　近年，スクリーニング内視鏡検査において十二指腸下行部までの観察が一般化され，十二指腸の小さな陥凹性病変が診断されることも多くなっている．十二指腸病変の診断には，通常，生検が行われるが，十二指腸壁は薄いため，生検での線維化で内視鏡切除が困難になる場合がある．このため十二指腸の陥凹性病変を発見した場合は，むやみに生検をせずに Narrow Band Imaging 併用拡大内視鏡（NBI）などを含む内視鏡観察を詳細に行うことが重要である．

十二指腸陥凹性病変の鑑別のポイント

　十二指腸に陥凹性病変を認めた場合，まず病変境界が認識可能かどうかで腫瘍，非腫瘍を判断する．境界が認識できる場合は腫瘍を疑う．十二指腸上皮性腫瘍の診断には Vienna classification が用いられることが多い[1]．

　Vienna classification では，非腫瘍性病変（Category 1），腫瘍と非腫瘍の判定が困難な病変（Category 2），腫瘍性病変（Category 3～5）に分類されている．

　Category 3 は非浸潤性低異型度腫瘍（低異型度腺腫/異形成）で，小さな病変であれば経過観察も選択される．

　Category 4 は非浸潤性高異型度腫瘍である．高異型度腺腫/異形成，非浸潤癌（carcinoma *in situ*），浸潤癌疑いに細分類されている．

　Category 5 は浸潤癌である．粘膜内癌，粘膜下層以深への浸潤癌に細分類されている．

　Category 4 以上の病変は，積極的な内視鏡的・外科的切除の適応である．

通常内視鏡による鑑別診断

　十二指腸上皮性腫瘍は，白色光観察では表層が白色調を呈することが多い．これは粘膜上皮の脂肪粒によるものであり，milk-white mucosa と呼ばれている．病変全体が均一な白色調の場合は低異型度腺腫を，辺縁のみの場合は高異型度腺腫を疑う[2]．

　また病変の色調が発赤を呈する場合には癌が多く，多変量解析でも有意な独立因子（Odds 比 2.36）であったことも報告されている[3]．通常内視鏡での鑑別を上図に示す．

NBI による鑑別診断

　NBI を用いた鑑別について，いくつか報告されている．

　Kikuchi らは粘膜微細模様を 3 パターン（preserved, micrified, absent）に分け，それらが単独のパターンを monotype，複数のパターンが混じるものを mixed type とし，mixed type が Category 4 以上である正診率は 78.8% で，monotype でも irregular vascular

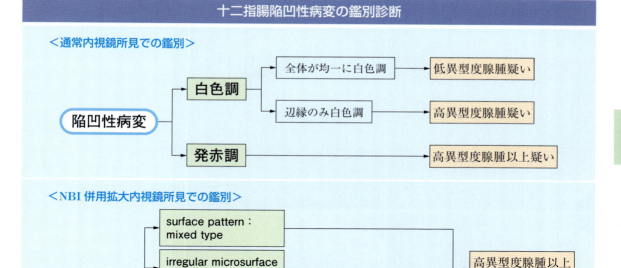

mixed type/monotype は Kikuchi ら[4]，microsurface pattern は辻ら[5]の報告に基づく

pattern を示すものは Category 4 が多いと報告している[4]．

　辻らは早期胃癌診断のための VS classification system を用いて十二指腸病変を評価し，高異型度腺腫以上の病変は irregular microsurface pattern を呈し，NBI の正診率は 85.2% であった．microsurface pattern の判定に白色不透明物質（white opaque substance；WOS）の評価が重要である[5]．

　上記二つの報告をまとめると図下のようになる．十二指腸上皮性腫瘍の鑑別において，NBI による表面微細構造パターンの評価が有用である．

文　献
1) Schlemper RJ, Riddell RH, Kato Y, et al：The Vienna classification of gastrointestinal epithelial neoplasia. Gut　2000；47：251-255
2) Yoshimura N, Goda K, Tajiri H, et al：Endoscopic features of nonampullary duodenal tumors with narrow-band imaging. Hepatogastroenterology　2010；57：462-467
3) Kakushima N, Kanemoto H, Sasaki K, et al：Endoscopic and biopsy diagnoses of superficial, nonampullary, duodenal adenocarcinomas. World J Gastroenterol　2015；21：5560-5567
4) Kikuchi D, Hoteya S, Iizuka T, et al：Diagnostic algorithm of magnifying endoscopy with narrow band imaging for superficial non-ampullary duodenal epithelial tumors. Dig Endosc　2014；26：16-22
5) 辻　重継，土山寿志，辻　国広，他：【十二指腸の上皮性腫瘍】生検未施行の十二指腸上皮性腫瘍に対する NBI 併用拡大内視鏡の有用性．胃と腸　2016；51：1554-1565

Ⅱ. 診断のプロセス ［十二指腸］

腺腫〔下行部，低異型度〕

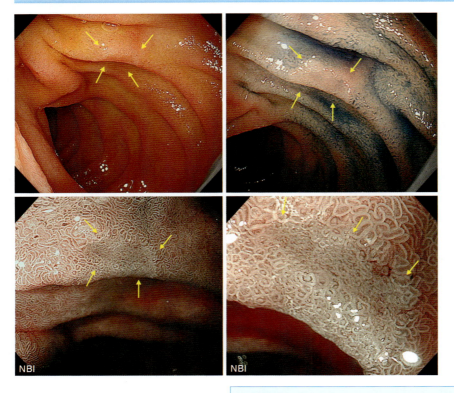

（特徴的所見）
- 十二指腸下行部の主乳頭肛門側に 7 mm の浅い陥凹を認める．
- 左図（白色光）：辺縁は軽度白色調であるが，milk-white mucosa は認めない．
- 右図（インジゴカルミン散布）：病変境界は不明瞭で，腫瘍性かどうか判断が困難である．陥凹の色調は周囲粘膜とほぼ同色調である．

（画像強調・拡大所見）
- 左図（NBI 非拡大像）：インジゴカルミン散布像よりも陥凹の境界を明瞭に認め，腫瘍性病変を疑う．
- 右図（NBI 拡大像）：拡大観察では demarcation line がより明瞭となる（黄矢印）．陥凹内部は周囲正常絨毛粘膜の構造よりも小型化しているが，大きさは比較的均一で揃っており，monotype の所見である．

腺腫〔下行部，低異型度〕

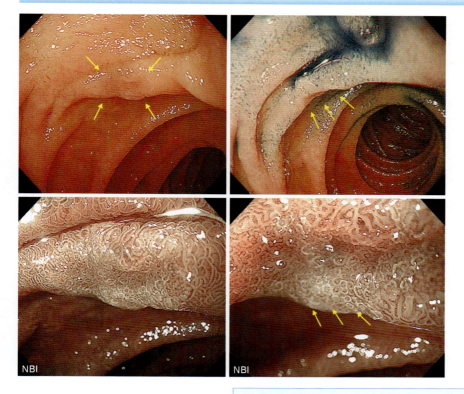

十二指腸　陥凹

（特徴的所見）
- 十二指腸下行部の乳頭近傍に 5 mm の陥凹を認める．
- 左図（白色光）：わずかに陥凹性病変を疑うが，周囲とほぼ同色調であり，milk-white mucosa は認めない（黄矢印）．
- 右図（インジゴカルミン散布）：インジゴカルミン散布後の接線方向からの観察で，陥凹性病変と認識できるが，境界は不明瞭である（黄矢印）．

（画像強調・拡大所見）
- 左図（弱拡大像）：NBI にて周囲の絨毛構造とは明瞭に異なる小型の表面構造を示す陥凹性病変と認識でき，腫瘍性病変を疑う．
- 右図（中拡大像）：一部辺縁に WOS を認め（黄矢印），陥凹内は小型，円形の均一な微細構造であり，monotype の所見である．

Ⅱ．診断のプロセス ［十二指腸］

腺腫〔下行部，高異型度〕

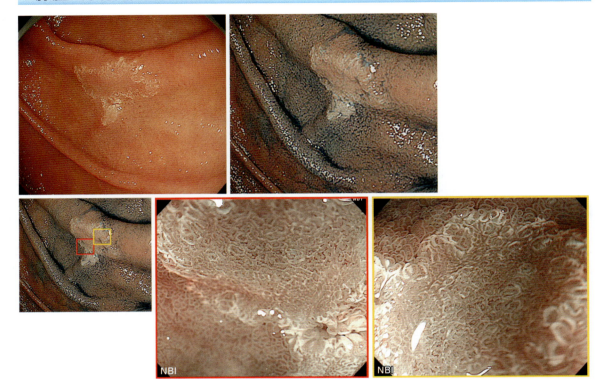

(特徴的所見)
- 十二指腸下行部に浅い陥凹性病変を認める．
- 左図（白色光）：辺縁は白色調で，いわゆる marginal-type の milk-white mucosa を認める．中央部は周囲とほぼ同色調で，発赤は認めない．
- 右図（インジゴカルミン散布）：病変境界は明瞭で，腫瘍性を示唆する病変である．

(画像強調・拡大所見)
- 左図（中拡大像）：表面微細構造はやや不揃いであり，mixed type に近い所見である．
- 右図（中拡大像）：辺縁と陥凹内の一部に不均一に WOS を認め，表明微細構造はやや不整である．

IIc 型腺癌〔下行部，高分化（粘膜内癌）〕

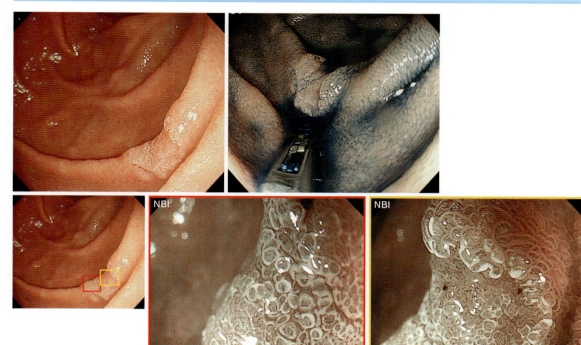

(特徴的所見)
- 十二指腸下行部の主乳頭肛門側に 9 mm の浅い陥凹を認める．
- 左図（白色光）：病変は白色調の milk-white mucosa が主体であるが，陥凹内の一部に軽度の発赤も認める．
- 右図（インジゴカルミン散布）：病変の境界は明瞭で腫瘍性を疑う所見である．

(画像強調・拡大所見)
- 左図：milk-white mucosa の部分には WOS を認めるが，大きさ，形態はほぼ均一であり，不整は軽度である．
- 右図：白色光で発赤の部位は WOS が消失し，軽度の微細血管不整を認める．mixed type の所見である．

十二指腸　陥凹

Ⅱ．診断のプロセス　［十二指腸］

Ⅱc型腺癌〔下行部，高分化（粘膜内癌）〕

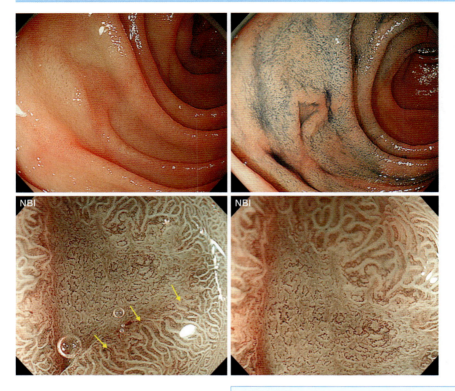

（特徴的所見）
- 十二指腸下行部の主乳頭肛門側に 5 mm の陥凹を認める．
- 左図（白色光）：陥凹周囲は軽度隆起しており，全体が発赤調を示す．milk-white mucosa は認めない．
- 右図（インジゴカルミン散布）：辺縁の低い隆起を伴う境界明瞭な陥凹を認める．周囲隆起の立ち上がりはなだらかで，Ⅱc 病変の反応性隆起を疑う．

（画像強調・拡大所見）
- 左図（弱拡大像）：5 mm の微小病変であり，弱拡大で病変全体が観察可能であった．病変境界は陥凹に一致しており，周囲の低い隆起部は絨毛構造を呈していた（黄矢印）．
- 右図（中拡大像）：陥凹内は表面微細構造は消失しており，微細血管の口径不同，走行不整を認め，癌を疑う所見である．

IIc型腺癌〔下行部，高分化（粘膜内癌）〕

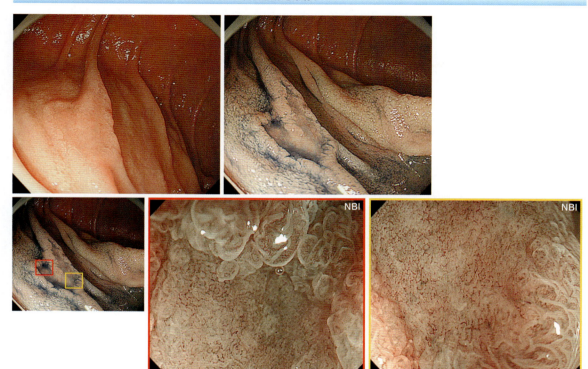

（特徴的所見）
- 十二指腸下行部の主乳頭口側に10 mmの浅い陥凹を認める．
- 左図（白色光）：陥凹内は周囲よりも軽度発赤調を呈す．milk-white mucosaは認めない．
- 右図（インジゴカルミン散布）：辺縁が軽度隆起した陥凹性病変で，陥凹辺縁はやや不整である．陥凹内部は粘膜模様が消失しており，IIc型早期癌を疑う所見である．

（画像強調・拡大所見）
- 左図（NBI拡大像）：陥凹境界は不整で，陥凹内部の表面構造は消失しており，表面構造からはmonotypeの診断となる．WOSは認めない．
- 右図（NBI拡大像）：陥凹内に表面微細血管の不整を認め，癌を疑う所見である．

十二指腸　陥凹

[十二指腸]
変形狭窄

山本頼正

　十二指腸は管腔臓器のなかでも比較的細く，生理的な屈曲部を伴うこと，周囲を複数の臓器に囲まれていることから，さまざまな疾患により変形狭窄をきたす．

　十二指腸の変形狭窄を疑った場合，内視鏡検査とともにCTなどの画像検査も必須である．嘔吐などの狭窄症状を伴う場合には，内視鏡で誤嚥をきたす可能性もあるため，先に腹部CTで胃内容物を確認し，誤嚥の危険性が低ければ内視鏡を行う．

◆ 十二指腸の変形狭窄の鑑別のポイント

　造影CTを行うことで，狭窄部位と疾患をある程度診断することができる．続いて内視鏡検査を行い，狭窄部の粘膜性状を詳細に観察することが重要である．粘膜病変を認めれば十二指腸壁内の病変を考慮し，狭窄部が正常粘膜であれば壁外性病変を考慮する．

　狭窄部位や病歴の聴取も鑑別に重要である．壁外性の狭窄の場合，下行部であれば輪状膵や慢性膵炎を，水平部であれば上腸間膜動脈症候群なども考慮する．

　十二指腸変形狭窄の鑑別疾患とその手順を下図と表に示す．

◆ 壁内性変形狭窄

　内視鏡検査で粘膜病変を認め，壁内性疾患による変形狭窄を考慮する場合は，次に腫瘍，非腫瘍を鑑別する．狭窄部が全体に隆起しており，周堤を伴う場合は腫瘍を考慮する．

　腫瘍性の変形狭窄では，癌またはリンパ腫がおもな鑑別疾患となる．一般的に腫瘍が表面に露出し，狭窄も硬い場合は癌を疑い，粘膜下成分を伴う腫瘍で，比較的軟らかい狭窄

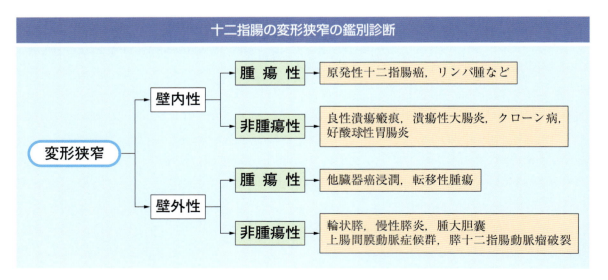

十二指腸の変形狭窄の鑑別診断

表　十二指腸の変形狭窄を伴う疾患

壁内性	壁外性
腫瘍性	腫瘍性
原発性十二指腸癌	他臓器癌浸潤
リンパ腫	転移性腫瘍
など	
非腫瘍性	非腫瘍性
良性潰瘍瘢痕	輪状膵
潰瘍性大腸炎	慢性膵炎
クローン病	腫大胆囊
好酸球性胃腸炎	上腸間膜動脈症候群
	膵十二指腸動脈瘤破裂

の場合は，リンパ腫を疑う．確定診断には生検が必須であるが，病変が上十二指腸角など
の屈曲部の場合，通常径の内視鏡では病変からの生検が困難な場合がある．そのような場
合には細径内視鏡での狭窄内からの生検が有用である．

　狭窄部に浮腫，発赤，びらんなどの炎症所見を認める場合は非腫瘍を考慮する．球部に
ほぼ限局する非腫瘍性の変形狭窄は *H. pylori* による良性潰瘍瘢痕をまず考える．球部か
ら下行部にかけての炎症を伴う変形狭窄では，潰瘍性大腸炎[1]，クローン病などの炎症性
腸疾患や，まれではあるが好酸球性胃腸炎[2]などが鑑別となる．

壁外性変形狭窄

　内視鏡検査で狭窄部が正常粘膜の場合は，壁外性疾患による変形狭窄を考慮する．造影
CT の所見が他臓器癌の診断も含めて有用であり，膵癌や胆道癌は十二指腸への直接浸潤
による狭窄をきたし，また胃癌や大腸癌などでは腹膜播種による転移巣から狭窄をきたす
こともある．非腫瘍性を疑う場合は，症状や既往歴の詳細な聴取が重要である．慢性の経
過で体位によって症状が異なる場合は，上腸間膜動脈症候群を考慮し，繰り返す膵炎の既
往があれば仮性膵囊胞による圧排なども鑑別に挙がる．また急性発症の経過があれば，ま
れではあるが膵十二指腸動脈瘤破裂による後腹膜血腫も鑑別すべき疾患の一つである[3]．

文　献

1) Hori K, Ikeuchi H, Nakano H, et al：Gastroduodenitis associated with ulcerative colitis. J
　　Gastroenterol　2008；43：193-201
2) 河村卓二，森川宗一郎，安田健治朗：【これは役立つ十二指腸病変アトラス】圧排や狭窄を呈
　　する病変 好酸球性十二指腸炎．消化器内視鏡　2012；24：1790-1791
3) 藤澤貴史，坂口一彦，大西　裕，他：膵十二指腸動脈瘤破裂の2例 本邦報告例の臨床的特徴
　　を含めて．日消病会誌　2005；102：1146-1152

Ⅱ．診断のプロセス　［十二指腸］

2型進行癌〔水平部〕

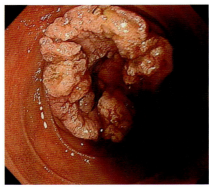
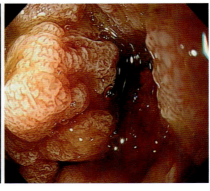

（特徴的所見）
- 左図：十二指腸水平部に全周性の狭窄を認め，スコープは通過しない．周囲の隆起は腫瘍そのもので急峻に立ち上がっている．
- 右図：近接すると腺腫で認める milk-white mucosa の所見で，粘膜模様が保たれており，上皮性腫瘍の所見である．肉眼型から2型進行癌と診断した．

2型進行癌〔下行部〕

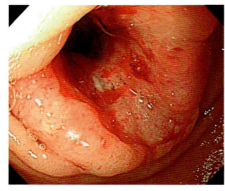
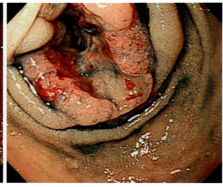

（特徴的所見）
- 左図（白色光）：十二指腸下行部に全周性狭窄を認め，スコープは通過しない．狭窄部は潰瘍を形成しており，硬く，易出血性であった．
- 右図（インジゴカルミン散布）：隆起の立ち上がりは急峻であり，粘膜模様も不整を示し，上皮性腫瘍の所見である．全周性の2型進行癌と診断した．

悪性リンパ腫〔びまん性大細胞型 B 細胞性リンパ腫〕

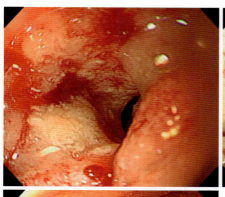
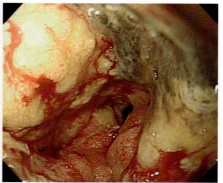
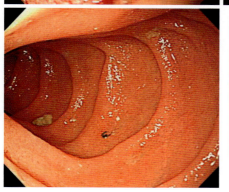

（特徴的所見）
- 左上図：上十二指腸角から全周性狭窄を認め，易出血性であった．
- 右上図：狭窄部は壊死と粘膜が残存した部位が混在し，多彩な所見を呈していた．
- 左下図：全周性狭窄であったが，腫瘍は比較的軟らかく，スコープは狭窄を通過して下行部に挿入できた．リンパ腫に特徴的な所見である．

悪性リンパ腫〔濾胞性リンパ腫〕

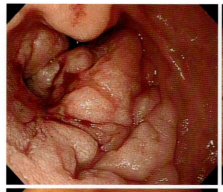
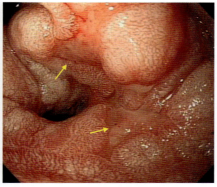
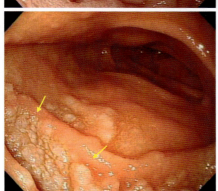

（特徴的所見）
- 左上図：下行部に全周性狭窄を認めた．なだらかな隆起の立ち上がりを示し，境界はやや不明瞭であった．
- 右上図：狭窄部に近接すると浅い潰瘍（黄矢印）と粘膜模様が残存している部位が混在した多彩な所見を呈していた．
- 左下図：狭窄部は軟らかく，スコープが通過した．狭窄部の肛門側には白色顆粒状の粘膜を認め（黄矢印），濾胞性リンパ腫に特徴的な所見を認めた．

膵癌浸潤による狭窄

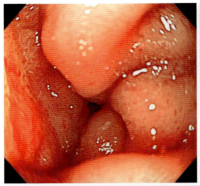
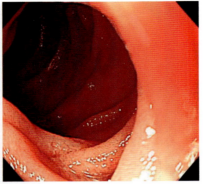
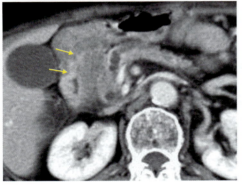

（特徴的所見）
- 左上図：上十二指腸角に全周性狭窄を認めたが、粘膜面に不整はなかった．
- 右上図：狭窄部はスコープは通過し、狭窄の辺縁の立ち上がりも正常粘膜であり、壁外性の狭窄を示唆する所見であった．
- 左下図（造影CT）：膵頭部に主膵管拡張を伴う腫瘍を認め、十二指腸壁へ浸潤していた（黄矢印）．膵癌の十二指腸浸潤による狭窄と診断した．

胃癌腹膜播種による狭窄

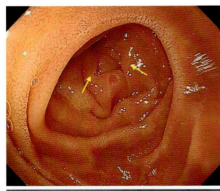
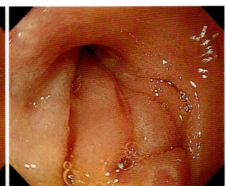
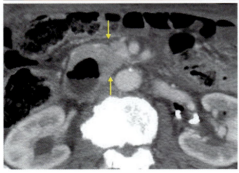

（特徴的所見）
- 左上図：下十二指腸角から水平部を観察すると狭窄を疑う所見を認めた（黄矢印）．
- 右上図：狭窄部は全周性に正常粘膜で覆われ、硬く、スコープは通過しなかった．
- 左下図（造影CT）：水平部に胃癌腹膜播種巣による狭窄（黄矢印）を疑う所見を認めた．

子宮頸癌リンパ節転移による狭窄

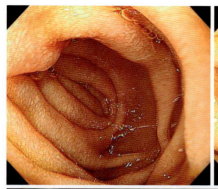
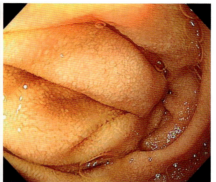
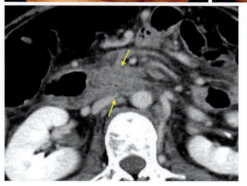

(特徴的所見)
- 左上図：水平部に全周性の狭窄を認め，スコープは通過しなかった．
- 右上図：狭窄部は正常粘膜で覆われており，壁外性病変による狭窄を示唆する所見であった．
- 左下図（造影 CT）：腹部大動脈周囲に子宮頸癌が原発と思われるリンパ節転移（黄矢印）を認め，それによる十二指腸水平部の狭窄であった．

慢性膵炎に伴う狭窄

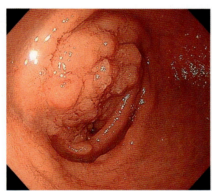
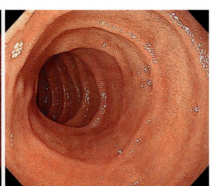
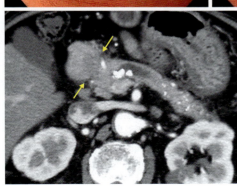

(特徴的所見)
- 左上図：上十二指腸角に膵臓側からの隆起で狭窄を認める．狭窄部の表面は凹凸を示す過形成様粘膜で上皮性腫瘍を疑う所見は認めない．
- 右上図：狭窄部は軟らかく，下行脚へのスコープ通過は容易であった．
- 左下図（造影 CT）：膵石と主膵管の拡張を伴う慢性膵炎を認め，膵炎の炎症波及による十二指腸狭窄（黄矢印）であった．

乳頭部

[十二指腸]

金　俊文，真口宏介，高橋邦幸

　乳頭部は乳頭部胆管，乳頭部膵管，共通管および大十二指腸乳頭の総称である．十二指腸内腔側からみた基本構造を図[1)]に示す．乳頭部は乳頭開口部，はちまきひだ，十二指腸縦ひだ，輪状ひだ，小帯から構成され，開口部および開口部隆起以外の乳頭部は十二指腸粘膜で覆われている．

　乳頭部病変の内視鏡診断には，十二指腸乳頭開口部隆起のほか，口側隆起（十二指腸縦ひだ）や乳頭部周囲の十二指腸粘膜を含めた広い範囲の観察が重要であるが，直視鏡での観察には限界があり内視鏡的逆行性膵胆管造影法（ERCP）の際に用いる十二指腸鏡（後方斜視）での観察を要する．具体的には，開口部隆起の大きさ，色調，表面性状のほか，開口部の状態や膵液・胆汁の色調，さらには周囲粘膜のびらん，潰瘍性変化，引きつれ像などの所見に留意する．また，乳頭部は，種々の膵・胆道疾患による二次的な変化や内視鏡では観察できない口側隆起内の病変もあり注意を要する．

　乳頭部病変の診断契機としては，膵・胆道疾患が疑われ精査により診断される場合もあるが，通常の上部消化管内視鏡検査時に偶然発見される機会も増えており，上部消化管内視鏡検査時には乳頭部を必ず観察するという姿勢が望まれる．

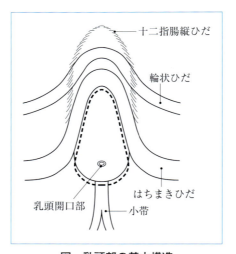

図　乳頭部の基本構造
〔日本肝胆膵外科学会 編：臨床・病理胆道癌取扱い規約（第6版）．金原出版，東京，2013[1)] より転載〕

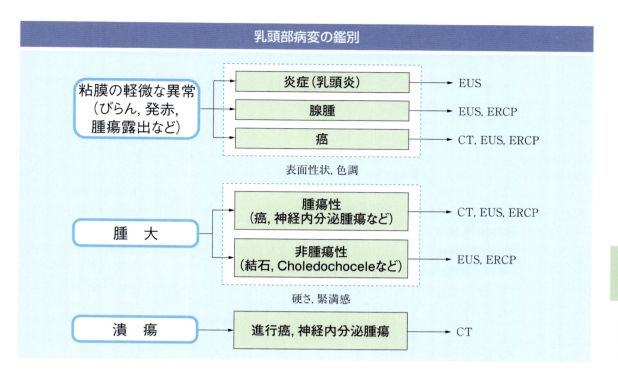

乳頭部病変の分類（表）

1．腫瘍性病変

　腫瘍性病変としては，乳頭部腺腫および腺癌の頻度が高い．腺腫・腺癌は内視鏡的に大きさ，形，表面性状などの形態学的所見から肉眼型や深達度診断を行う．一般に腺腫は，褪色調または発赤調のものが多く，表面の顆粒状変化が均一で柔らかい印象を受ける．表面に発赤の強い部分やびらん，粗大結節，潰瘍形成を認める症例は癌を疑う所見である．とくに，潰瘍形成は，進行癌を疑う所見である．

　また，腫瘍性病変であっても非露出型や神経内分泌腫瘍（neuroendocrine tumor；NET）などの粘膜下腫瘍では乳頭部から口側隆起の腫大を呈し，内視鏡観察のみでは質的診断や良悪性の鑑別が困難である．このような症例では，緊満感や色調が診断の一助となることもあるが，他の画像診断を含めた総合的な診断が必要であり，超音波内視鏡検査（EUS）のほか深部からの生検による確定診断が必要となる．

2．乳頭部腫瘍と関連疾患

　家族性大腸腺腫症は若年時より結腸・直腸に無数のポリープが出現する常染色体優性遺伝疾患である．大腸外消化管病変の一つとして十二指腸乳頭部腺腫を合併する頻度が高い．
　von Recklinghausen病（VRD）は全身に多発する神経線維腫と皮膚の茶褐色色素斑からなる常染色体優性遺伝疾患である．VRDは十二指腸乳頭部神経内分泌腫瘍の合併が多い．

Ⅱ．診断のプロセス　［十二指腸］

表　十二指腸乳頭部病変の分類

腫瘍性病変	非腫瘍性病変	二次的病変
乳頭部腺腫	乳頭炎	胆管十二指腸瘻
乳頭部癌	結石嵌頓	膵管内乳頭粘液性腫瘍
平滑筋腫	寄生虫	胆管内乳頭状腫瘍
線維腫	Choledochocele	胆管炎
脂肪腫		膵頭部癌の十二指腸浸潤
神経内分泌腫瘍		膵・胆道からの出血
悪性リンパ腫		

3．非腫瘍性病変

　　非腫瘍性病変である乳頭炎はさまざまな原因で生じ，乳頭部の発赤や腫大，びらんを伴う例では腫瘍性病変との鑑別が困難な場合がある．

　　また，胆管結石の乳頭部嵌頓，choledochocele などでも口側隆起の腫大を呈するため注意を要する．

4．乳頭開口部の形態異常

　　膵・胆道疾患による二次的な変化として，膵管内乳頭粘液性腫瘍（intraductal papillary mucinous neoplasm；IPMN）や胆管内乳頭状腫瘍（intraductal papillary neoplasm of the bile duct；IPNB）に伴う乳頭開口部の開大や粘液の排出，急性閉塞性胆管炎による乳頭部からの膿汁の排泄，胆膵疾患による乳頭からの出血などの所見は原因疾患の同定に重要である．

5．乳頭部周囲の変化

　　乳頭部周囲にみられる所見として，胆管結石による胆管十二指腸瘻が乳頭部口側にみられたり，膵頭部癌による十二指腸浸潤が乳頭部周囲にびらんや潰瘍を形成する場合もある．

文　　献
1) 日本肝胆膵外科学会 編：臨床・病理 胆道癌取扱い規約（第6版）．金原出版，東京，2013

腺　腫

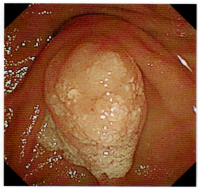
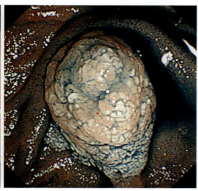

（特徴的所見）
- 表面は褪色調である．
- 境界が明瞭で，びらん・粗大結節などは認めない．

◆腺腫に対する内視鏡的乳頭切除術が普及しつつあるが，治療方針の決定にはEUSなどによる膵・胆管内進展の有無の評価が必要である．

癌〔露出腫瘤型〕

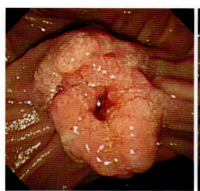
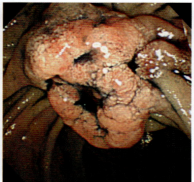
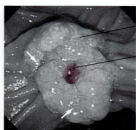

陥凹
開口部

矢印：びらん

参考症例
乳頭部癌（露出腫瘤型）

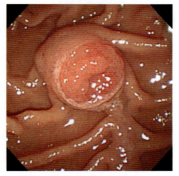

口側隆起は腫大し，乳頭開口部に発赤調の腫瘍露出を認める．Ac領域に主座のある乳頭部癌を疑う所見である．

（特徴的所見）
- 表面は発赤調であり，一部にびらん，陥凹を伴う．
- 乳頭部周囲にわずかな引きつれを認める．

◆十二指腸固有筋層・膵への浸潤の有無を判定するにはEUSを要する．
◆本例はEUSにて十二指腸固有筋層・膵浸潤陽性と診断した．

十二指腸　乳頭部

Ⅱ．診断のプロセス ［十二指腸］

癌〔非露出腫瘤型〕

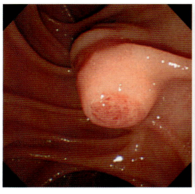
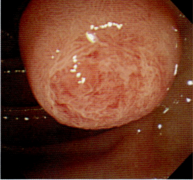
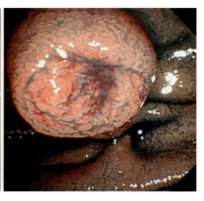

（特徴的所見）
- 口側隆起の腫大を認める．
- 開口部は軽度隆起し，一部に発赤も認めるが，明らかな腫瘍の露出は認めない．
  - ◆ 腫瘍露出を伴わない口側隆起の腫大の診断には，EUSが必須である．
  - ◆ 病理学的確証を得るためには，乳頭深部からの生検が必要である．

参考症例
乳頭部癌（非露出腫瘤型）

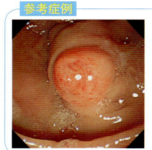

口側隆起の腫大を認めるが，腫瘍の露出はまったく認めない．

癌〔腫瘤潰瘍型〕

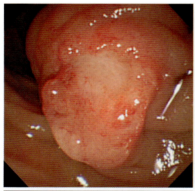
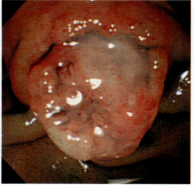
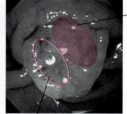

潰瘍
発赤

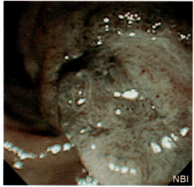

（特徴的所見）
- 乳頭部は発赤・腫大し，中心部には不整な潰瘍面がみられる．高度進行癌の所見である．
- 色素散布像にて腫瘍露出部や潰瘍面の境界がより明瞭になる．
- 発赤部のNBI観察では，表面構造が保たれておらず，分化度の低い癌を疑う．

参考症例
進行乳頭部癌（潰瘍型）

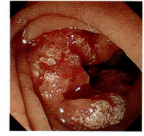

乳頭部は破壊されており，深い不整な潰瘍面を認める．周囲の引きつれも伴う．潰瘍面は易出血性であり，内腔は狭小化している．

乳頭部神経内分泌腫瘍（NET）

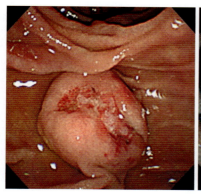
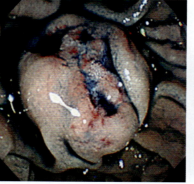
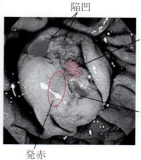

陥凹
開口部
陥凹
発赤

（特徴的所見）
- 乳頭部は全体的に隆起し，緊満感を伴う．一部に浅い陥凹も認める．
- 表面は正常粘膜に覆われており，発赤を伴う．
  ◆ 直視鏡下の生検にて診断が困難な場合には超音波内視鏡下穿刺吸引法（EUS-FNA）も考慮する．

家族性大腸腺腫症に伴う十二指腸乳頭部癌

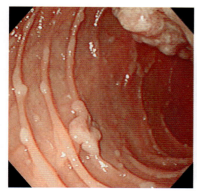
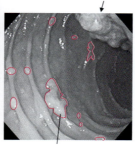

乳頭部癌
大小さまざまな腫瘍の多発

（特徴的所見）
- 乳頭部に粗大結節を伴う露出腫瘤型の癌を認める．
- 十二指腸内には，やや褪色調の大小さまざまな腺腫の多発がみられる．
  ◆ 家族性大腸腺腫症では大腸腺腫のほか高率に十二指腸腺腫を合併する．
  ◆ 十二指腸腺腫は乳頭部およびその近傍に分布することが多い．

十二指腸　乳頭部

Ⅱ. 診断のプロセス ［十二指腸］

乳頭炎

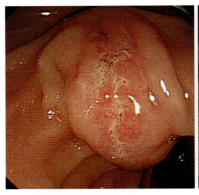
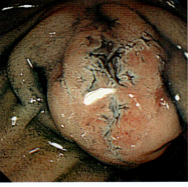
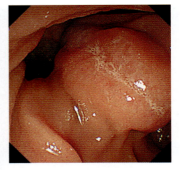

◆ 4年後の内視鏡像

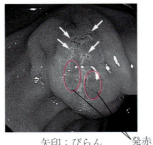

矢印：びらん　　発赤

（特徴的所見）
- 乳頭部は腫大し，表面に発赤とびらんを認める．
- 内視鏡所見のみでは腫瘍性病変との鑑別は困難である．
  ◆生検による確定診断が必要であるが，乳頭部深部の所見はEUSで確認することが重要である．
  ◆乳頭炎と診断した際にも腫瘍性病変の可能性を考慮し，内視鏡検査による定期的なフォローアップが必要である．

乳頭出血

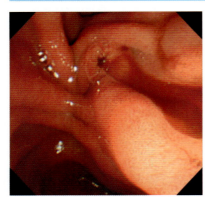

（特徴的所見）
- 乳頭開口部から血液の排出を認める．
- 乳頭部やその周囲に腫瘍や潰瘍などの出血性病変が存在しないことを確認する．
  ◆胆管および膵病変のいずれでもみられる．
  ◆本例は肝細胞癌の胆管浸潤部からの出血であった．

胆管結石の乳頭部嵌頓

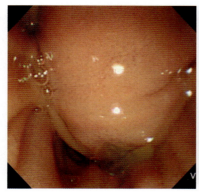
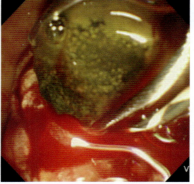

EST 後の乳頭部

（特徴的所見）
- 口側隆起は著明に腫大しているが，結石は確認できない．
- 本例は内視鏡的乳頭括約筋切開術（EST）後に結石排出を確認した．

◆ 乳頭部胆管の結石嵌頓の診断には治療前の CT 検査や MRCP 検査などが必要である．
◆ 治療は EST が基本となるが，口側隆起の pre-cutting が必要となる場合がある．

参考症例

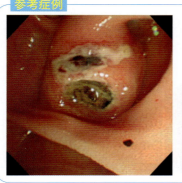

乳頭部嵌頓結石
乳頭部から結石が露出している．

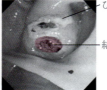
びらん
結石

Choledochocele

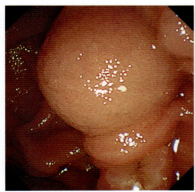
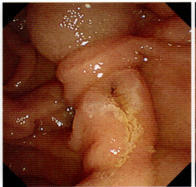
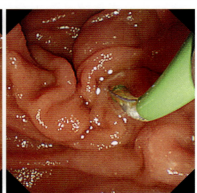

胆管挿管後の乳頭部

（特徴的所見）
- 乳頭部口側の腫大は著明だが緊満感はない．
- 乳頭開口部は正常である．

◆ 先天性胆道拡張症に分類され，戸谷分類ではⅢ型である．
◆ 胆管挿管後に胆汁を吸引すると腫大は縮小する．

Ⅱ．診断のプロセス　［十二指腸］

膵管内乳頭粘液性腫瘍（IPMN）

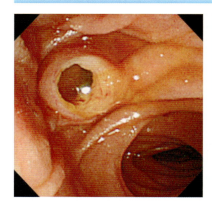

（特徴的所見）
- 乳頭開口部が著明に開大している．
- 粘液の排出を認める．
    ◆開口部の開大も経時的に変化することがあり注意を要する．

参考症例
胆管内乳頭状腫瘍（IPNB）

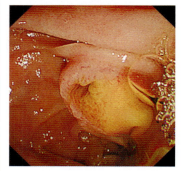

開口部が開大し粘液と胆汁の排出を認める．

胆管十二指腸瘻

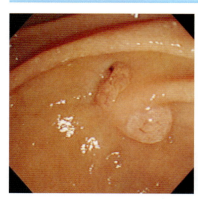

（特徴的所見）
- 乳頭部の口側に瘻孔部が確認できる．
- 本例では瘻孔部には過形成性粘膜がみられ，瘻孔形成から長期間経過していると考えられる．
    ◆原因としては，胆管結石の乳頭部嵌頓が多い．

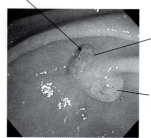

瘻孔部
過形成性粘膜
乳頭部

膵頭部癌の十二指腸浸潤

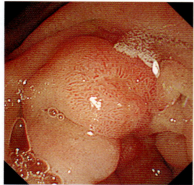

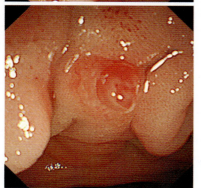

同一症例の乳頭部
（枠内の近接像を示した）

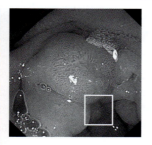

（特徴的所見）
- 乳頭部口側の十二指腸粘膜は浮腫状である．
- 十二指腸内腔は不整な引きつれを伴い，狭小化している．
- 乳頭部は口側に偏移しているが正常である．

◆閉塞性黄疸合併例では内視鏡的胆道ドレナージの適応となるが，狭窄が高度な場合には経皮経肝的胆道ドレナージ，超音波内視鏡下胆道ドレナージ，外科的バイパス術も考慮する必要がある．

参考症例
膵癌の十二指腸浸潤

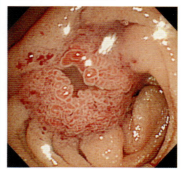

腫瘍は十二指腸内腔に露出し，一部に粘液貯留も認める．
腫瘍の周囲には不整な引きつれを認め，内腔は狭小化している．

十二指腸　乳頭部

Column コラム

AIDSの上部消化管病変（HIV感染者にみられる上部消化管病変）

■ **HIVに感染すると？**

HIV感染症は，human immunodeficiency virusに感染した状態であり，AIDSはHIVに感染し，さらにAIDS指標疾患を発症した状態と定義される．

HIVに感染すると，感染2～6週後に発熱，発疹，咽頭痛，などの症状が出現する．しかし，感冒様症状のため感染しても気づかないことも多い．症状は通常1～2週間で自然消失し，無症候期に入る．この時期は，HIV感染自体による自覚症状はないが，免疫不全は徐々に進行し，時に日和見疾患を発症することもある．そして，数年かけてAIDS期に移行する．AIDS期に入るとさまざまな日和見疾患を発症する．

■ **HIV感染症は日本で増えている**

欧米諸国で新規HIV感染者が減少しているのに対し，わが国では，新規HIV感染者は増加傾向が続いている．厚生労働省エイズ動向委員会によると，本邦における2015年までのHIV感染者累積報告は25,995件である．とくに，日本国籍男性の同性間性的接触による国内の感染報告増加が著しい．これはHIV抗体検査で判明したもののみの数字であり実際の感染者数はそれをかなり上回っていると考えられている．したがって，感染症の専門病院でなくとも今後，日常診療においてHIV感染症に関連した消化管疾患に遭遇する機会は増えてくると思われる．

■ **HIVの上部消化管疾患**

HIV感染者にみられる上部消化管疾患は，malignant lymphoma, Kaposi's sarcomaなどの悪性疾患とcytomegalovirus（CMV），herpes simplex virus（HSV），*Mycobacterium avium-intracellulare complex*（MAC）をはじめとする*Mycobacterium*属，*Candida*属などの感染症に分けられる[1]．前述した疾患はすべてAIDS指標疾患である．まれではあるが，*Giardia, Cryptosporidium, Microsporidium*などの原虫症やHIV関連の特発性食道潰瘍も報告がある[2]．

HIV感染者とすでにわかっている場合，免疫状態（CD4数），sexual behavior，症状を考慮することが早期診断の鍵である．さらに典型的な内視鏡像と正確な診断方法を熟知することが確定診断の鍵である．

■ **各疾患の臨床的特徴と内視鏡像**

malignant lymphoma：HIV非感染者に比べきわめて頻度が高く，予後不良である．CD4は100以上と比較的保たれている場合が多い．内視鏡像は，胃では多発性の隆起性病変，十二指腸では潰瘍性病変が特徴的である[3]（**図1**）．診断には生検が必須である．

Kaposi's sarcoma：本邦ではHIV感染者に起こる疾患と考えてよい．homosexual intercourseと低CD4値がリスクであるが，CD4が100以上の症例も珍しくない[4]．皮膚に病変がある場合がほとんどであるが，まれに消化管のみに病変を認め

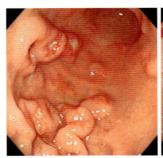 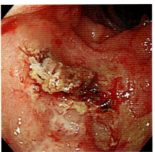

図1　Malignant lymphoma
胃では多発する隆起性病変（左），十二指腸では潰瘍性病変（右）が特徴である．

ることもある．内視鏡では，鮮やかな赤みを帯びた粘膜下腫瘍様隆起が特徴であるが，初期病変はポリープ様や平坦発赤のみのこともある[4]（図2）．全消化管に発生しうる．診断は，生検病理像における間質内の紡錘形細胞増殖とこれらの細胞間の裂隙形成である．免疫組織学的な第Ⅷ因子関連抗原やCD34，CD31抗体を用いた免疫染色法は確定診断に有用である[4]．

CMV感染症：CD4数50以下で発生頻度が高いとされる．HIV感染者は非感染者に比べ，胃だけでなく，食道，十二指腸にも病変を認める[5]．内視鏡では，食道は打ち抜き潰瘍が多く，胃，十二指腸病変はびらんから潰瘍まで多彩である[5]（図3）．また，食道潰瘍は後述するHIV関連特発性食道潰瘍と鑑別困難である．診断は，生検が必須であるが，抗CMV抗体染色やPCR法を追加することで診断率が向上する．

HSV感染症：CD4数200以下で発生頻度が高いとされる．食道病変にCMV感染症に比べて浅い潰瘍を形成する．診断は，生検にてすりガラス状の封入体（cowdry type-B）の形成や好酸球の核内封入体の形成（cowdry type-A）の証明であるが，抗HSV抗体染色やPCR法を追加すると明瞭にわかる場合がある．また，CMV潰瘍や後述するカンジダ食道炎と合併していることもある．

MAC感染症：CD4数50以下で発生頻度が高く，下痢の原因となることが多い．おもに十二指腸から小腸に病変を呈する．内視鏡では，絨毛の白色調，棍棒状腫大に出血，びらんなどを伴う．全体で観察すると黄色小結節がひしめくような像を呈する．診断は，結核と同様，十二指腸液，生検検体の培養とPCR，さらに生検組織をZiehl-Neelsen染色することが望ましい．

カンジダ食道炎：CD4数100以下で発生頻度が高いとされる．低CD4値の患者は，Kodsi分類で重度の所見が多く，厚い白苔が食道を全周性に覆うこともまれではない（図4）．

特発性食道潰瘍：食道に病変を形成する．HIV初

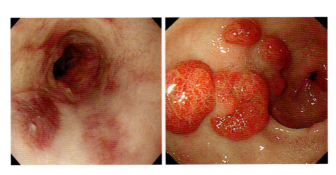

図2 Kaposi's sarcoma
食道病変（扁平上皮）では暗赤色の軽度隆起した病変として観察される（左）．胃や十二指腸では鮮やかな赤色隆起（右）が特徴である．

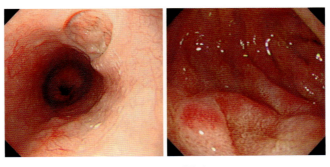

図3 CMV感染症
食道の病変は打ち抜き潰瘍が特徴である（左）．胃や十二指腸では潰瘍以外にも発赤，浮腫を呈することもある（右）．

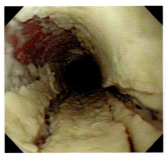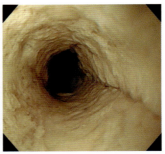

図4　カンジダ食道炎
食道に縦走する厚みのある白苔(左),食道を全周性に覆う白苔(右)が低CD4値の患者では特徴である.

感染時や,生検にてCMVやHSVが否定された場合に疑う.

■**疑わしければHIV検査を**

通常,HIV抗体検査を内視鏡検査前にルーチンに行う施設はまれである.しかしながら,もし検査前に,性感染症(梅毒,HBV,HAV,アメーバ腸炎,尖圭コンジローマなど)に感染していると診断された場合,本人に対し十分なinformed consentを行い,HIV検査は勧めたほうがよい.上述した性感染症ではHIV抗体検査は保険適応がある.HIVと診断に至った場合は,患者本人に告知する.HIV感染症の治療はCD4数が350未満での開始が勧められているが,実際の判断や対応には専門的知識が必要なため,現在のところ,治療やその後の経過についてはAIDS拠点病院などの専門病院への紹介が望ましい.

抗HIV薬であるHAART(highly active antiretroviral therapy)の登場でHIV感染症の予後は改善したが,延命によって消化管感染症や悪性腫瘍を合併する機会が増え,今後もHIV感染症による消化管疾患の重要性が減ずることはないと考えられる.典型的な内視鏡像を熟知することでHIV感染症を発見する手がかりになる可能性は高い.

文　献

1) Wilcox CM, Saag MS：Gastrointestinal complications of HIV infection：changing priorities in the HAART era. Gut　2008；57：861-870
2) Stark D, Barratt JL, van Hal S, et al：Clinical significance of enteric protozoa in the immunosuppressed human population. Clin Microbiol Rev　2009；22：634-650
3) Powitz F, Bogner JR, Sandor P, et al：Gastrointestinal lymphomas in patients with AIDS. Z Gastroenterol　1997；35：179-185
4) 永田尚義,矢田智之,笹島圭太,他：カポジ肉腫の診断・治療.早期大腸癌　2008；12：51-58
5) 永田尚義,矢田智之,西村　崇,他：免疫不全患者におけるサイトメガロウイルスの上部消化管病変—内視鏡像と臨床像の検討.Gastroenterol Endosc　2009；51：2414-2425

(永田尚義)

III　疾患別内視鏡像

[咽頭・食道]

咽頭部の表在癌（頭頸部癌取扱い規約）

鼻岡　昇，上堂文也，石原　立

　中・下咽頭領域は他の消化管の臓器とは異なり，粘膜筋板が存在しないことが大きな特徴である．日本頭頸部癌学会では上皮と筋層との間に存在する結合組織を上皮下層と定義し，癌細胞の浸潤が肉眼的に上皮下層にとどまるものを表在癌とし，リンパ節転移の有無は問わないとしている．

表在癌の内視鏡診断

　中・下咽頭の粘膜上皮は食道と同じ重層扁平上皮であり，そこに発生する表在癌は食道の肉眼所見と類似している．通常観察では境界明瞭な発赤領域，正常血管網の途絶，隆起などが腫瘍性病変を疑う所見である．NBI 観察では境界明瞭な上皮の茶色変化と，その領域内に IPCL（intra-epithelial papillary capillary loop：上皮乳頭内毛細血管ループ）の不整変化を認める．鑑別疾患としてリンパ濾胞，乳頭腫，炎症性変化，メラノーシスなどがあげられるがいずれも周囲との境界が不明瞭であり，IPCL の不整さがはっきりしないという点で癌と区別できる．

表在癌の内視鏡型分類

　『頭頸部癌取扱い規約』の改訂（2012 年 6 月，5 版）に伴い，肉眼分類が新たに付け加えられた．肉眼分類は基本的に『食道癌取扱い規約』に準ずるとされている．頭頸部の表在癌は表のように分類されているが，咽頭領域では粘膜筋板が存在しないため食道の 0-Ⅲ に相当する病変はないと考えられている．このように，すべてが『食道癌取扱い規約』の肉

表　頭頸部癌の肉眼分類

表在型	表在隆起型		0-Ⅰ	丈の高い隆起性病変で，その大きさ，高さ，基底部のくびれ具合から表在型と推定される癌
	表面型		0-Ⅱ	明らかな隆起や陥凹がない病変
		表面隆起型	0-Ⅱa	ごく軽度に隆起している病変（高さの目安は約 1 mm 程度までとする）
		表面平坦型	0-Ⅱb	肉眼で隆起や陥凹が認識できない病変．ヨード染色をして癌の存在が認識できることが多い．
		表面陥凹型	0-Ⅱc	ごく浅い軽度の陥凹を示す病変で，発赤を伴うことが多い．いわゆる「びらん」程度の陥凹性病変
	表在陥凹型		0-Ⅲ	

〔分類は，日本頭頸部癌学会 編：頭頸部癌取扱い規約【改訂第 5 版】．2012 年 6 月，p.59／説明は，日本食道学会 編：臨床・病理 食道癌取扱い規約【第 11 版】．2015 年 10 月，p.67 による．いずれも金原出版（東京）刊〕

眼分類に当てはまるわけではなく，分類は暫定的であるといえる．頭頸部の表在癌が認識されはじめて日は浅く，その臨床病理学的特徴も不明な点が多い．今後，多数例の症例集積と詳細な検討によって頭頸部癌独自の分類が作成されるだろう．

咽頭部の表在癌

■ 0-Ⅰ（表在隆起型）

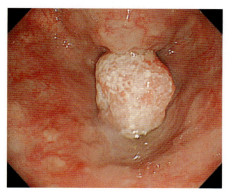

下咽頭後壁の亜有茎性の表在隆起型病変．血管網の消失した亜有茎性の病変として認識される．表面には白苔が付着している．

■ 0-Ⅱa（表面隆起型）

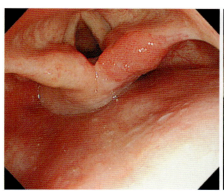

右披裂喉頭蓋ひだ上の病変．白色光では血管網の消失した発赤する隆起型病変として認識される．

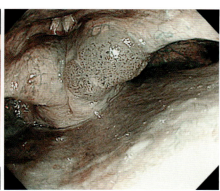

NBIでは隆起に一致して上皮の茶色変化とドット状の微小血管を認めた．

咽頭部の表在癌

◼ 0-Ⅱb（表面平坦型）

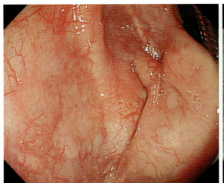

左梨状陥凹の病変．白色光では血管網の消失した領域として認識される．

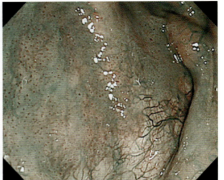

NBI拡大では上皮の茶色変化とドット状の微小血管を認めた．

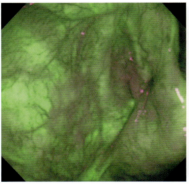

AFIでは緑色の背景に淡いマゼンタ色の領域として認識される．

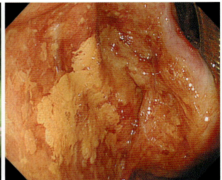

ヨード染色では不染領域として描出された．

咽頭部の表在癌

0-IIc（表面陥凹型）

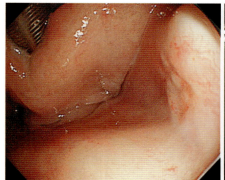

右梨状陥凹の病変．白色光では5mm程度の浅い陥凹性病変として認識される．

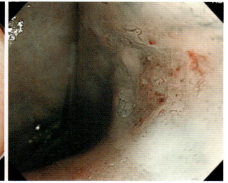

NBI拡大では陥凹部位に一致して不整な微小血管を認めた．

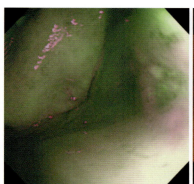

AFIでは陥凹部位は緑色の領域として描出され，陥凹周囲の隆起がマゼンタ色に描出された．

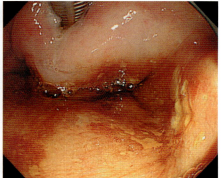

ヨード染色では不染領域として描出された．

Ⅲ．疾患別内視鏡像　［咽頭・食道］

> Column
>
> ## 咽頭粘膜の構築について

狭帯域内視鏡（NBI）画像により咽頭粘膜の表層の血管を描出することによって，表在性扁平上皮癌が見出されるようになった．腫瘍性病変が存在する箇所では IPCL と称される乳頭層の毛細血管の構築が変化することを利用して病変が検出されているが，咽頭正常粘膜の構築がどのように変化することで NBI 画像に捉えられるのかについて紹介したい．

咽頭を含む口腔内から食道までの消化管の扁平上皮は非角化型上皮であるが，慢性的な刺激によって錯角化，角化をきたすことになる．消化管の扁平上皮は，慢性刺激を受けているのが一般的であり，咽頭の非腫瘍性扁平上皮は図1に示すように4層に区別される．これらの4層の構築は明瞭であり，層状分化と称される．"層状分化"という用語は扁平上皮癌の場合，「ある」または「なし」の二通りの表現で使用される．その一つは浸潤癌についてであり，浸潤癌巣においてある一定の層構造を保ち，段階的に細胞形態が変化していく様を「層状分化あり」と評価し，扁平上皮癌細胞の特徴的な分化として捉える．一方，上皮内癌の場合には層構造は完全に消失し，「層状分化なし」と表現される（図2）．

個々の細胞に目を向けると，図1に示すように4層を構成するそれぞれの細胞は形態学的な特徴をもつ．たとえば，基底細胞は横に重なり合うように柵状配列を示す．非浸潤癌の場合にもこの柵状配列が保たれている場合があり，その際には浸潤に対する防波堤のような役割を示しているという見方も可能である．一方，多くの浸潤性下方発育を示す場合では柵状配列が消失していることから，基底細胞固有の分化の消失は病変の質的評価に関わってくるかもしれない．

扁平上皮癌では，個々の細胞の形態像の変化とともに層状分化が消失し，乳頭層の毛細血管である IPCL が顕著に伸長，分岐する（図2）．細胞異型，構造異型の観点から，正常と差異について評価することで病変に対する病理診断が行われる．以上のことを踏まえると，NBI で捉えられる"IPCL 異型"も咽頭の上皮病変を診断する際の重要な所見の一つであることはいうまでもない[1],参考URL 1)．

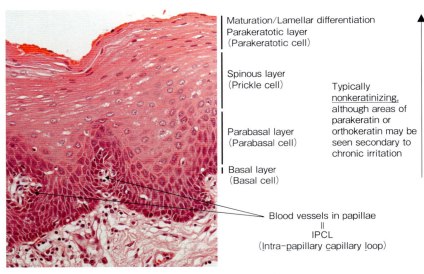

図1　非腫瘍性咽頭粘膜の構造

IPCL は，正常および非腫瘍性扁平上皮病変では扁平上皮内ではなく，上皮下乳頭層に存在する毛細血管であり，intra-epithelial（上皮内）ではなく，intra-papillary である．組織学の成書に明示されているが，咽頭での粘膜は上皮をさし，上皮と固有筋層までの層は粘膜下層と称する．一方，食道では，粘膜筋板までが粘膜であり，それ以深の固有筋層までの層が粘膜下層になる．

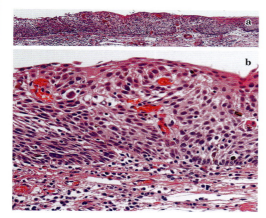

図2 咽頭の表在性扁平上皮癌（扁平上皮内癌）
a：H&E染色弱拡大像．非腫瘍性上皮との境界は明瞭でfrontの形成を示す．非腫瘍部と比較して上皮の肥厚は顕著ではなく，上皮突起の伸長，遊離胞巣を形成しての浸潤は認めない．
b：H&E染色強拡大像．層状分化は失われており，図1と異なりIPCLは上皮内に入り込み，分岐して増生するように見える．

文献
1) Fujii S, Yamazaki M, Muto M, et al：Microvascular irregularities are associated with composition of squamous epithelial lesions and correlate with subepithelial invasion of superficial-type pharyngeal squamous cell carcinoma. Histopathology 2010；56：510-522

参考URL（2017年11月現在）
1) 独立行政法人国立がん研究センターがん診療画像レファレンスデータベース 外科病理診断の手引き「中・下咽頭における表在性扁平上皮病変の病理組織学的診断」藤井誠志
http://cir.ncc.go.jp/pathology/01/pharyngeal_superficial_lesion.html

〔藤井誠志〕

[咽頭・食道]

食道癌（食道癌取扱い規約）

吉永繁高，小田一郎

『食道癌取扱い規約』病型分類についての解説と概要

2008年10月に改訂された『食道癌取扱い規約』第10版補訂版[1]において大きな変更が行われた．0-Ip，0-Ipl，0-Isepと三つに亜分類していた表在型0-I型を0-Ip，0-Isの二つに亜分類し，および1p，1c，1pl，1sepと四つに亜分類していた進行型1型の亜分類がなくなり，また5型の亜分類が5c（混合型），5s（特殊型），5u（分類不能型）であったものが，5a（未治療），5b（治療後）と変更された．またバレット食道腺癌の所見に関して，壁深達度以外は食道癌の所見に準ずるとしている．2015年11月に『食道癌取扱い規約』第11版が出版されたが病型分類について変更点はなく，引き続き第10版補訂版で規定された分類を継承している[2]．

病型分類

癌腫の壁深達度が肉眼的に粘膜下層までと推定される病変を「表在型」とし，固有筋層以深に及んでいると推定される病変を「進行型」とする．「表在型」は0型とし，0-I，0-II，0-IIIに亜分類する．「進行型」は1，2，3，4型の基本型のいずれかに分類する．0～4型ないしその組み合わせでは表現できない病変を5型とする．複数の基本の肉眼型が混在する場合，混在型と呼び，面積の広い病型から先に記載し，＋でつなぐ．深達度がもっとも深い主たる病型にダブルクォーテーション（""）を付す．ただし，表在型と進行型が混在する場合には進行型を先に記し，ダブルクォーテーションは不要である．

1．表在型（0型）の亜分類

0-I型（表在隆起型）：丈の高い隆起性病変で，その大きさ，高さ，基底部のくびれ具合から表在型と推定される癌．0-Ip（有茎性）は有茎性あるいは亜有茎性で基底部の広さより高さが目立つ病変．0-Is〔無茎性（広基性）〕は無茎で，高さよりも基底部の広さ（大きさ）が目立つ病変．旧分類で0-Ipl，0-Isepとされたものが含まれる．

0-II型（表面型）：明らかな隆起や陥凹がない病変．0-IIa表面隆起型；ごく軽度に隆起している病変（高さの目安は約1mm程度までとする）．0-IIb表面平坦型；肉眼で隆起や陥凹が認識できない病変で，ヨード染色で癌の存在が認識できることが多い．0-IIc表面陥凹型；ごく軽度の浅い陥凹を示す病変で，発赤を伴うことが多い．いわゆる「びらん」程度の陥凹性病変．

0-III型（表在陥凹型）：IIcより深い潰瘍形成性の陥凹性病変で，その陥凹底が粘膜筋板を越えると推定される病変．

表　病型分類，および表在型の亜分類

病型分類		
0 型　表在型	0	superficial type
1 型　隆起型	1	protruding type
2 型　潰瘍限局型	2	ulcerative and localized type
3 型　潰瘍浸潤型	3	ulcerative and infiltrative type
4 型　びまん浸潤型	4	diffusely infiltrative type
5 型　分類不能型	5	unclassified type
5a　未治療	5a	unclassified type without treatment
5b　治療後	5b	unclassified type after treatment

表在型（0 型）の亜分類		
0-Ⅰ型　表在隆起型	0-Ⅰ	superficial and protruding type
0-Ⅰp　有茎性	0-Ⅰp	pedunculated type
0-Ⅰs　無茎性（広基性）	0-Ⅰs	sessile（broad based）type
0-Ⅱ型　表面型	0-Ⅱ	superficial and flat type
0-Ⅱa　表面隆起型	0-Ⅱa	slightly elevated type
0-Ⅱb　表面平坦型	0-Ⅱb	flat type
0-Ⅱc　表面陥凹型	0-Ⅱc	slightly depressed type
0-Ⅲ型　表在陥凹型	0-Ⅲ	superficial and excavated type

〔日本食道学会 編：臨床・病理 食道癌取扱い規約（第 11 版）[2]．金原出版，
東京，2015，p.8 より転載〕

2．進 行 型

1 型（隆起型）：限局性隆起性病変．丈の高い隆起性病変で，表面はびらん状であること
が多い．隆起の大部分が周囲から連続する扁平上皮に覆われるものがある．

2 型（潰瘍限局型）：潰瘍形成性病変で，腫瘍先進部の境界が明瞭なもの．

3 型（潰瘍浸潤型）：潰瘍形成性病変で，腫瘍先進部の境界が一部あるいは全周で不明瞭
なもの．

4 型（びまん浸潤型）：一般に潰瘍および隆起が目立たず壁内浸潤が広範囲なもの．潰瘍
または隆起性病変が存在しても，浸潤部が著しく広範であるものもこの型に属する．

5 型（分類不能型）：基本型である 0〜4 型のいずれにも帰属しえない複雑な病型を示す
病変．5a は前治療のない癌で，基本型に分類ができないもの．5b は前治療のため病型が
変化し，基本型に分類ができないもの．ただし，治療後でも 0〜4 の基本型に分類が可能な
ものは，それを適応する．なお前治療を受けた症例には，治療法の記号を付ける．

分類不能型の記載例としては，CT-3 型，CRT-5b 型などになる．

病型分類，および表在型の亜分類を**表**に示す．

文　献

1）日本食道学会 編：臨床・病理 食道癌取扱い規約（第 10 版補訂版）．金原出版，東京，2008
2）日本食道学会 編：臨床・病理 食道癌取扱い規約（第 11 版）．金原出版，東京，2015

Ⅲ．疾患別内視鏡像　［咽頭・食道］

表在型食道癌

■ 0-Ⅰp（表在隆起型：有茎性，T1b-SM）

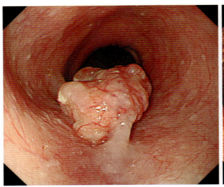 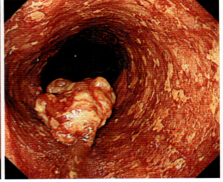

基部がくびれた丈の高い隆起性病変を認める．表面は結節状である．

ヨード染色にて病変は部分的に染色され，腫瘍表面が非腫瘍粘膜に覆われていることが考えられる．

■ 0-Ⅱc＋"0-Ⅰs"（表在隆起型：無茎性，T1b-SM）

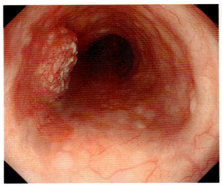 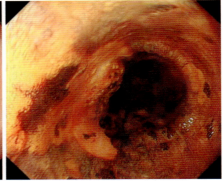

広基性の隆起性病変を認め，周囲には発赤調粘膜を認める．

ヨード染色にて隆起部および発赤調粘膜部は不染を呈する．

表在型食道癌

■ 0-Ⅱa（表面隆起型，T1a-EP）

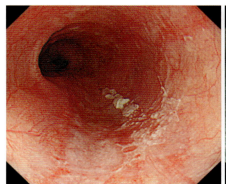

白色調，半透明な扁平隆起性病変を認め，肛門側には長軸方向に広がるやや不透明な白色調隆起を認める．

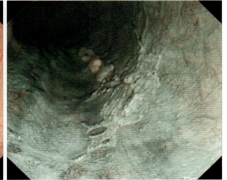

NBI観察にていわゆる"brownish area"は認めない．

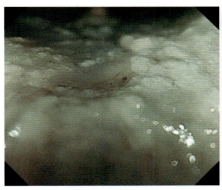

NBI拡大観察では角化のためか血管は観察できない．

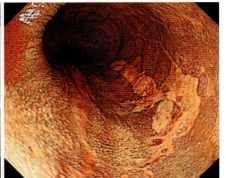

ヨード染色にて扁平隆起部は不染を呈する．

■ 0-Ⅱa＋Ⅱc（表面隆起型，T1a-MM）

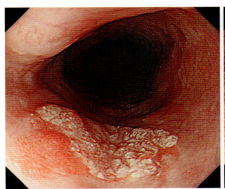

白色調の扁平隆起性病変を認め，口側左壁側に発赤調の陥凹を伴う．扁平隆起部の左壁側にはやや結節が目立つ部分を認める．

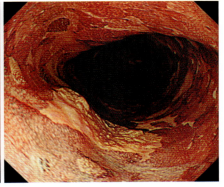

ヨード染色にて扁平隆起部および発赤調粘膜部は不染を呈する．

Ⅲ．疾患別内視鏡像　［咽頭・食道］

表在型食道癌

■ 0-Ⅱb（表面平坦型，T1a-EP）

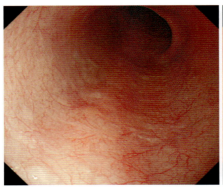

後壁にやや血管透見が乏しい部分を認めるが，病変として認識は困難である．

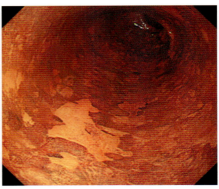

ヨード染色にて血管透見の乏しい部分は不染を呈する．

■ 0-Ⅱc（表面陥凹型，T1a-LPM）

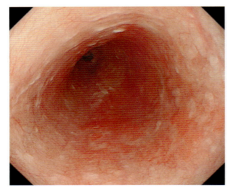

後壁から右壁にかけてわずかに陥凹した発赤調で粗糙な粘膜の広がりを認める．

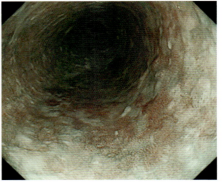

NBI観察にて同部位はいわゆる"brownish area"を呈する．

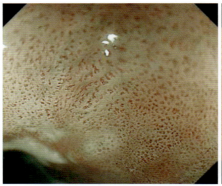

NBI拡大観察にて拡張した血管を認め，日本食道学会分類 Type B1 血管である．

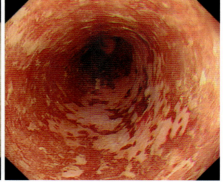

ヨード染色にて発赤調粘膜は不染を呈する．

表在型食道癌

■ 0-Ⅱc（表面陥凹型，T1a-MM）

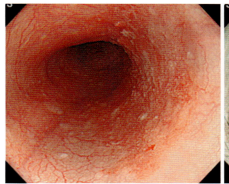

右壁に陥凹した発赤調の粗糙な粘膜の広がりを認め，内部に小結節状隆起が散見される．

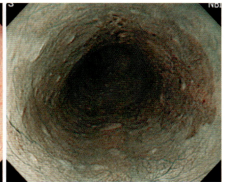

NBI観察にて同部位はいわゆる"brownish area"を呈する．

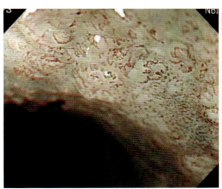

NBI拡大観察にて大部分は日本食道学会分類Type B1血管であるが，やや引き延ばされたType B2血管が混在している．

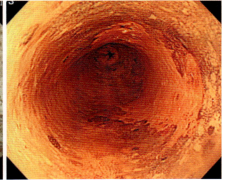

ヨード染色にて発赤調陥凹は不染を呈する．

■ 0-Ⅱc（表面陥凹型，T1b-SM）

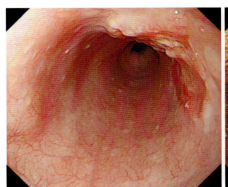

右前壁に明瞭な陥凹を呈する発赤調粘膜を認め，周囲はやや盛り上がっており，その立ち上がりは非腫瘍上皮に覆われている．陥凹内部，とくに前壁側では凹凸が目立つ．

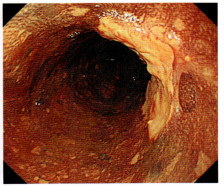

ヨード染色にて陥凹部は明瞭な不染帯を呈し，内部はやや隆起している．周囲隆起部はヨードに染色される．

表在型食道癌

0-Ⅲ（表在陥凹型，T1b-SM）

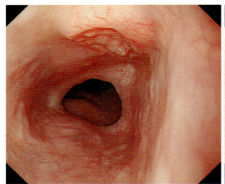
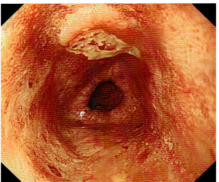

前壁に周囲隆起を伴う深い陥凹性病変を認める．陥凹内部は結節状である．

ヨード染色にて陥凹部は明瞭な不染帯を呈し，内部はやや隆起している．周囲隆起部はヨードに染色されるが，圧排性に引き延ばされているため染色性はやや低下している．

進行型食道癌

■ 1型（隆起型）

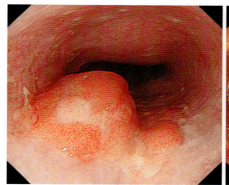
後壁に丈の高い発赤調隆起を認め，右壁側，肛門側にも丈の低い発赤調隆起の広がりを認める．

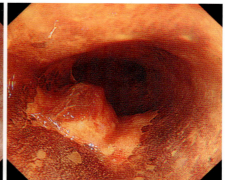
ヨード染色にて隆起部は不染帯を呈する．

■ 2型（潰瘍限局型）

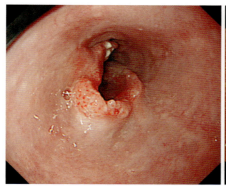
後壁に境界明瞭な周堤を伴う潰瘍性病変を認める．

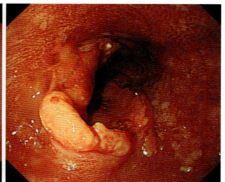
ヨード染色にて周堤および潰瘍性病変は明瞭な不染帯を呈する．

■ 3型（潰瘍浸潤型）

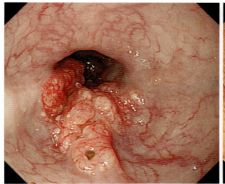
後壁に周堤を伴う潰瘍性病変を認め，同部位で管腔は狭小化している．

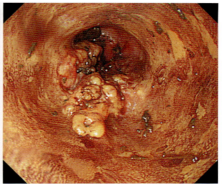
ヨード染色にて病変は部分的に不染帯を呈するのみである．病変右壁側の周堤ははっきりしない．

疾患別内視鏡像　[咽頭・食道] 食道癌

進行型食道癌

4型（びまん浸潤型）

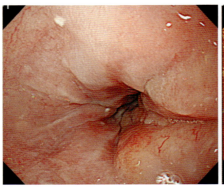 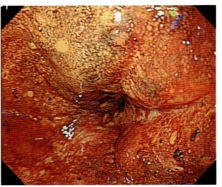

管腔の狭窄を認め，太まったひだが狭窄部に向かって集束している．狭窄部において粘膜はやや凹凸している．

ヨード染色にて明らかな不染帯は認めない．

5a型（分類不能型：未治療）

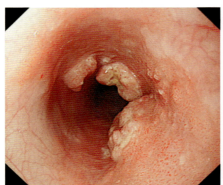 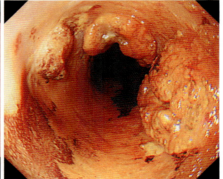

隆起性病変や潰瘍などが散在する多彩な病変である．介在粘膜もやや発赤調の陥凹を呈する．

ヨード染色にて隆起や潰瘍などの領域を含め介在する陥凹領域も不染帯を呈する．

食道胃接合部癌

■ バレット食道癌（0-Ⅱc，T1b-SM）

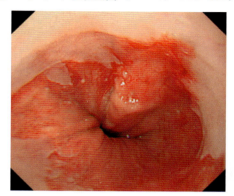

扁平-円柱上皮境界上に発赤調陥凹性病変を認める．扁平-円柱上皮境界より肛門側に柵状血管を認めること，扁平上皮島と思われる島状の白色粘膜を認めること，胃からのひだの上縁の位置よりバレット食道の存在が疑われる．

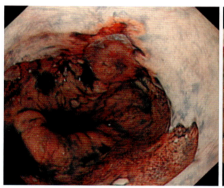 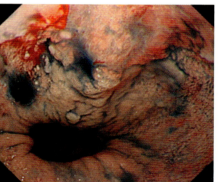

インジゴカルミン撒布にて陥凹が明瞭になるが陥凹周囲の扁平上皮もやや粗糙で，病変の上皮下進展を疑う．

インジゴカルミン撒布にて肛門側境界も明瞭となる．

食道胃接合部癌

■ 扁平上皮癌（0-Ⅱc＋"0-Ⅰs"，T1b-SM）

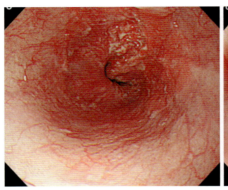

下部食道から食道胃接合部にかけて発赤調粗糙粘膜の広がりを認める．

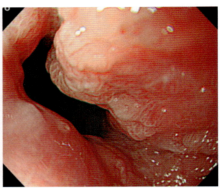

食道胃接合部においては隆起性病変を呈している．

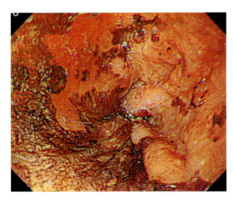

ヨード染色にて隆起部も含め粘膜粗糙面は不染帯を呈する．

疾患別内視鏡像

［咽頭・食道］

Column

コラム

食道癌のハイリスクとは

■食道癌ハイリスク群としての ① 高齢の男性，② 飲酒，③ 喫煙と発癌物質

男女比：高齢者において男性で女性の5倍以上と高率に発症している．

飲酒：アルコールの代謝産物であるアセトアルデヒドが発癌に関係することが明らかにされている．この主要分解酵素であるアルデヒド脱水素酵素2型（ALDH2）のヘテロ欠損者で発癌リスクが高くなることが報告されている．

喫煙：煙に含まれる各種アミン系やベンゾピレンなどが発癌因子として直接，あるいは血行性に関与するものと考えられている．発癌物質の摂取に関しては，中国に食道癌の多発する地域があり，ニトロソアミンを含む発酵食品の摂取との関係が指摘されている．

■食道癌ハイリスク群としての食道疾患

食道粘膜の慢性炎症が癌化の要因とされる疾患として，① 食道アカラシア，② Barrett 食道，③ 腐食性食道炎が知られている．食道アカラシアでは，食物の停滞による食道粘膜の慢性炎症，粘膜上皮の破壊や過形成の過程が癌化に関与するとされている．Barrett 食道は，食道胃逆流症とも密接な関係にある．欧米の白人については，食道癌の過半数が Barrett 食道癌であり，その発癌過程については metaplasia-dysplasia-carcinoma sequence の経過を経て発生するものと考えられている．

■頭頸部癌と食道癌

頭頸部癌と食道癌は高頻度に合併することが知られている．頭頸部癌症例に対する画像強調観察またはヨード染色による食道スクリーニング検査が重要である．また食道癌術前症例における頭頸部癌同時重複の有無や，食道癌治療後の経過観察では頭頸部癌の検索も必要である．

参考文献

1) Yokoyama A, Ohmori T, Makuuchi H, et al：Successful screening for early esophageal cancer in alcoholics using endoscopy and mucosa iodine staining. Cancer　1995；76：928-934

2) Secretan B, Straif K, Baan R, et al；WHO International Agency for Research on Cancer Monograph Working Group：A review of human carcinogens—Part E：tobacco, areca nut, alcohol, coal smoke, and salted fish. Lancet Oncol 2009；10：1033-1034

3) 島田英雄，千野　修，山本壮一郎，他：食道扁平上皮癌の危険因子および前癌病変．臨牀消化器内科　2010；25：279-286

（島田英雄，幕内博康，千野　修）

[咽頭・食道]

Barrett 食道の定義

郷田憲一

生活様式の欧米化（高脂肪食，肥満），高齢化，*Helicobacter pylori* 感染率の低下，内視鏡検査の普及などを背景として，近年，本邦において胃食道逆流症（gastroesophageal reflux disease；GERD）患者の増加が指摘されている[1),2)]．それに伴い，GERD 関連疾患であり，腺癌発生母地としても重要である Barrett 食道は，本邦でも多くの関心が寄せられるようになった．しかし，本邦と欧米における Barrett 食道の定義には，いくつかの相違点があり，注意が必要である．

本邦での考え方

本邦では，胃から食道へ連続性に伸びる円柱上皮（Barrett 粘膜）の存在する食道を Barrett 食道とする．「組織学的な腸上皮化生の有無は問わない」ことが，欧米（英国以外）と

表　Barrett 粘膜・食道に関する用語の定義と記載方法

食道胃接合部（esophagogastric junction：EGJ） の同定は以下の基準にもとづき，総合的に判断する．基準項目の中では，内視鏡による判断を優先する． 　1．内視鏡 　　　食道下部柵状血管の下端をもって EGJ とする．柵状血管が判定できない場合は，胃の縦走ひだの口側終末部をその部位とする． 　2．X 線（上部消化管造影） 　　・食道下端の内腔がもっとも狭小化している部位を EGJ とする． 　　・滑脱型食道裂孔ヘルニアを有する症例では，EGJ は胃の縦走ひだの口側終末部として描出される． 　　・Barrett 食道を合併する症例では，SCJ は EGJ よりも口側に位置し，Barrett 上皮は二重造影像で網目状粘膜を呈する．EGJ は，胃の縦走ひだの口側終末部として描出される． 　3．病　理 　　・肉眼的判定（手術標本）：肉眼的観察において，管状の食道から嚢状の胃に移行する周径が変わる部位で判定する． 　　・組織学的判定： 　　　粘膜構造の保たれている粘膜 　　　　1）非 Barrett 食道：squamocolumnar junction を EGJ とする	2）Barrett 食道：扁平上皮島の存在，食道腺導管あるいは固有食道腺，円柱上皮下の粘膜筋板の二重構造，柵状血管などの組織所見を指標に判定する． 　　　粘膜構造の保たれていない病変：手術標本の肉眼像にもとづいて，組織学的に食道または胃を示す組織構築をとらえて推定する． **バレット粘膜 Barrett's mucosa** 　胃から連続性に伸びる円柱上皮で，腸上皮化生の有無は問わない． **バレット食道 Barrett's esophagus** 　バレット粘膜の存在する食道をバレット食道と呼ぶ．以下のいずれかの所見が認められる． 　（1）円柱上皮下の粘膜層に食道腺導管あるいは粘膜下層に固有食道腺 　（2）円柱上皮内の扁平上皮島 squamous island 　（3）円柱上皮下に粘膜筋板の二重構造 　全周性に 3 cm 以上のバレット粘膜を認める場合を long segment Barrett's esophagus（LSBE）という．一方，バレット粘膜の一部が 3 cm 未満であるか，または非全周性のものを short segment Barrett's esophagus（SSBE）と呼ぶ．

〔日本食道学会 編：臨床・病理 食道癌取扱い規約（第 11 版）．2015, p.36 より抜粋・一部改変〕

の重要な相違点である.

Barrett 食道を診断するうえで,胃と食道の境界である食道胃接合部(esophagogastric junction;EGJ)の同定はきわめて重要である(表).最近改訂された本邦における EGJ の定義は"内視鏡""X線""病理"に分けて基準項目が示されており,従来の定義と若干異なる.そのポイントとして,① 治療開始前に判断することが重要であり,「内視鏡診断を優先する」,② 原則的に食道下部柵状血管の下端を優先し,その同定が困難な際は胃縦走ひだの口側終末部により診断するとされている.一方,欧米では胃大弯の縦走ひだの口側終末部が最優先であり,本邦とは異なる.

本邦において Barrett 粘膜の存在する食道を Barrett 食道と呼び,全周性に 3 cm 以上の Barrett 粘膜を認める場合を long segment Barrett's esophagus(LSBE,p.357 上図),それ以外を short segment Barrett's esophagus(SSBE,p.357 中図)と呼称する.

Barrett 食道では,① 円柱上皮下の粘膜層に食道腺導管あるいは粘膜下層に固有食道腺,② 円柱上皮内の扁平上皮島 squamous island,③ 粘膜筋板の二重構造のいずれかの所見が認められると組織学的に定義されている.これらのうち,② のみが内視鏡的にも診断可能である.

LSBE は通常内視鏡で容易に診断できるが,SSBE は診断に苦慮する場合がある.とくに Barrett 長が 1 cm 未満と短く,炎症や高度の萎縮性胃炎によって柵状血管や胃縦走ひだが不明瞭である場合は SSBE の診断が困難で,通常内視鏡での診断は難しい.前述の ② の所見が診断の手がかりとなるが,扁平上皮島は 3 mm 未満と極小で,通常内視鏡では視認困難なことも少なくない.そのようなケースにおいて,われわれは NBI 併用拡大観察を行っている.NBI 併用拡大内視鏡は極小の扁平上皮島をも明瞭な点状白斑として描出可能なため,SSBE の補助的診断法として有用と考えている(p.357 下図).

欧米での見解

本邦および英国では,Barrett 食道に組織学的な腸上皮化生の有無は問わないとされている.しかし,英国を除く欧米諸国の多くは,組織学的に腸上皮化生が認められた場合にのみ,"Barrett"食道と呼んでいる[3].組織学的に腸上皮化生が認められない場合は columnar-lined esophagus(CLE)であり,"Barrett"の名称は用いない.これらは metaplasia-dysplasia-adenocarcinoma sequence に基づき腸上皮化生の存在を重要視した結果と考えられる.実際に本邦と同様,Barrett 食道の診断に組織学的腸上皮化生を問わないとする英国においてでさえ,Barrett 長≦3 cm で腸上皮化生がない場合,内視鏡的サーベイランスは推奨されていない.しかし,厳密に腸上皮化生の有無を確認するには CLE 全体を組織学的に検索する必要があるため,臨床上,実用的とは言い難い.

本邦だけでなく欧米においても,最近,Barrett 腺癌の発癌母地は腸上皮化生粘膜であるとする考えに懐疑的な報告が増加している[4),5),6)].しかし,東アジア諸国でさえ,本邦の定義に準じている国は少なく,多くは腸上皮化生がみられる場合に Barrett 食道としている[7].Barrett 食道の有病率・発癌率は,人種・地域間で大きく異なる.Barrett 食道に対するアジア地域での疾病動向を,今後,解明していくうえでも,Barrett 食道に関する疾患概念の統一が望まれる.さらに多国間の共同研究の活発化など,Barrett 食道・腺癌に対する診断と治療のさらなる進歩とその国際的共有化が進むことに期待したい.

Ⅲ. 疾患別内視鏡像　［咽頭・食道］

文　献

1）金子　操，黒沢　進：GERD の疫学．Modern Physician　1999；19：1477-1481

2）本郷道夫：GERD ガイドライン．Therapeutic Research　1999；20：1659-1668

3）Odze RD：Barrett esophagus：histology and pathology for the clinician. Nat Rev Gastroenterol Hepatol　2009；6：478-490

4）Takubo K, Aida J, Nakamoto Y, et al：Cardiac rather than intestinal-type background in endoscopic resection specimens of minute Barrett adenocarcinoma. Hum Pathol　2009；40：65-74

5）Riddell RH, Odze RD：Definition of Barrett's esophagus：time for a rethink—is intestinal metaplasia dead? Am J Gastroenterol　2009；104：2588-2594

6）Fléjou JF, Odze RD, Montgomery E, et al：Adenocarcinoma of the oesophagus. World Health Organization Classification of Tumours：Pathology and Genetics of Tumours of the Digestive System. 25-31, IARC press, Lyon, 2009

7）Ishimura N, Amano Y, Sollano JD, et al：Questionnaire-based survey conducted in 2011 concerning endoscopic management of Barrett's esophagus in east Asian countries. Digestion　2012；86：136-146

Barrett食道

■ Long segment Barrett's esophagus（LSBE）

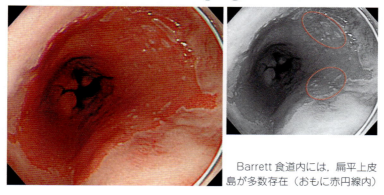

Barrett食道内には，扁平上皮島が多数存在（おもに赤円線内）

■ Short segment Barrett's esophagus（SSBE）

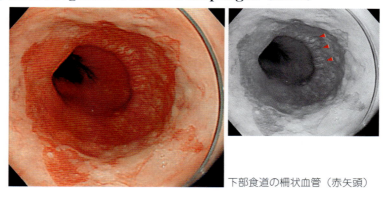

下部食道の柵状血管（赤矢頭）

■ 円柱上皮内の扁平上皮島（squamous island）

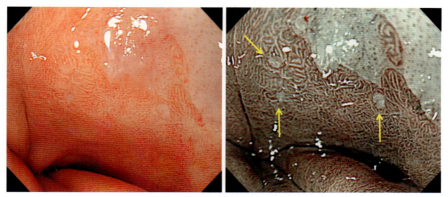

通常内視鏡（左）では視認困難な極小の扁平上皮島も，NBI内視鏡（右）は明瞭に描出できる（矢印）．

[咽頭・食道]

逆流性食道炎（Los Angeles 分類）

郷田憲一

　胃食道逆流症（gastroesophageal reflux disease；GERD）は，胃酸を中心とした胃内容物の食道内への逆流により，胸やけや呑酸（口腔内への酸逆流）などの不快な自覚症状あるいは下部食道粘膜の器質的な傷害を引き起こす状態とされている．内視鏡によって下部食道粘膜に，粘膜傷害（びらん，潰瘍）などの酸消化性炎症所見が観察された場合，逆流性食道炎と呼ばれている[1]．
　本稿では，逆流性食道炎の内視鏡診断を中心に概説する．

逆流性食道炎の内視鏡診断

　逆流性食道炎にみられるびらん・潰瘍は，食道胃接合部から口側に連続性あるいは非連続性に広がり，大多数の症例において食道胃接合部に近い下部食道でもっとも変化が強くなる．軽症例では，びらんは発赤や白苔を伴った点状・線状の陥凹として認識される．重症化に伴い近接するびらん・潰瘍が融合し，不整形ないし地図状を呈するようになり，最終的には全周性の病変へと進展すると考えられている．

　逆流性食道炎の内視鏡分類は，欧米を中心に 1970 年代より盛んに紹介され，そのなかで本邦を含め，欧米においても比較的広く用いられていたのが，Savary and Miller 分類であった[2]．本邦においても，1973 年に食道疾患研究会により内視鏡診断基準が作成された．しかし，いずれの分類も治療効果判定に不向きであるという問題点が指摘された．

1．Los Angeles 分類

　現在では 1994 年に提唱された Los Angeles 分類（以下，LA 分類）が国内外を問わず，世界的にもっとも汎用されている[3]．LA 分類では，びらんと潰瘍を区別せず，両者を粘膜傷害（mucosal break）という一つの概念に包括する考えが導入された．粘膜傷害の重症度は縦・横方向の広がりの程度によって 4 段階に分類されており，治療効果の判定や予後の推定に用いやすくなっている．

2．Los Angeles 分類改訂版

　一方，軽症例の多い本邦において，典型的な逆流症状がありながら，内視鏡的にはびらんや潰瘍などを伴わず，発赤や白色混濁など色調の変化のみ認める場合も少なくない．しかし，LA 分類では，色調変化のみ認められた場合については明示されていない．そこで星原[4]は，mucosal break を伴わないものを Grade 0 とする新たなカテゴリーを設け，さらに Grade 0 を内視鏡的に変化をまったく認めない Grade N と発赤や白色混濁など色調変化を認める Grade M とに分類した LA 分類の改訂版を作成している（図 1）．

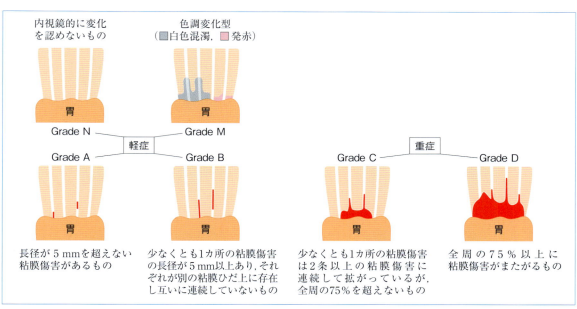

図1　逆流性食道炎の重症度分類（改訂 LA 分類）

付記項目：食道狭窄，食道潰瘍，Barrett 食道の有無
〔文献5）を参考に作成：郷田憲一，田尻久雄：逆流性食道炎．田尻久雄，他編：消化器疾患の診断基準・病型分類・重症度の用い方（改訂第2版）．2012, 13-16，日本メディカルセンター，東京より転載〕

3．色調変化型を含めた内視鏡診断の問題点

　色調変化型を含めた内視鏡診断は，従来の診断基準において，明らかな逆流症状があるにもかかわらず，内視鏡的に逆流性食道炎と診断しえなかった患者に対するプロトンポンプ阻害薬（PPI）の投与を可能にしたことは評価されるべきと思われる．しかし，その反面，色調変化の所見のとり方やそれに対する考え方は，各内視鏡医個人の主観に大きく左右されることは否めず，各施設間の逆流性食道炎の頻度や治療方針などに，少なからず影響を及ぼしているであろう．また，色調変化のみ認められる内視鏡所見が，生体内における食道への酸逆流を，どの程度，正確に反映しているのか，客観的なデータが不足しているように思われる．

4．NERD（Non-erosive reflux disease：非びらん性 GERD）診断における NBI（Narrow Band Imaging）拡大内視鏡の有用性

　NERD とは GERD 症状を有するも，内視鏡的にびらん・潰瘍を伴わない疾患概念であり，前述した色調変化型を含むと考えられる（図2）．びらん・潰瘍を有する逆流性食道炎の場合，通常内視鏡でも容易に診断できる場合がほとんどである．しかし，NERD の場合，通常内視鏡だけでは，その診断に迷う場合も少なくない．そこで Sharma ら[5]は NERD 患者における食道胃接合部・食道粘膜の NBI 拡大内視鏡像について検討した．その結果，食道粘膜表層の微小血管（intrapapillary capillary loop；IPCL）の血管数の増加（増生）と拡張の所見が NERD 患者に有意に特徴的であり，通常内視鏡の診断精度を高める可能性が示唆されている．今後，食道内 pH など病態生理学的所見も含めた検討が必要であろう．

Ⅲ．疾患別内視鏡像　［咽頭・食道］

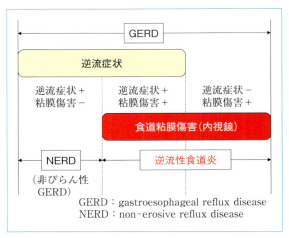

図2　GERD，逆流性食道炎の定義
〔郷田憲一，田尻久雄：逆流性食道炎．田尻久雄，他 編：消化器疾患の診断基準・病型分類・重症度の用い方（改訂第2版），2012, 13-16，日本メディカルセンター，東京より転載〕

5．内視鏡検査以外の GERD 診断

内視鏡検査前の"問診"は，きわめて重要である．NERD 診断においては，その根幹をなすものである．問診の際，問診票を活用（F スケール・QUEST・GERD-Q など）するとよく，最近では医療者介入がない状態で患者自身が症状評価（patient reported outcome；PRO）することが重要とされている．内視鏡以外のおもな GERD 検査法として，食道造影検査（運動機能・ヘルニアなど）・食道内圧検査（運動機能，とくにアカラシア診断）・インピーダンス法がある．とくに 24 時間インピーダンス・pH モニタリング検査は，多チャンネル化により食道内容物の移動（偽逆流の有無）とともに，pH も測定できるため非酸逆流を捉えられ，それらと症状との関連性を評価できる点が最大の特徴である．そのことにより，NERD 患者や PPI 抵抗性 GERD 患者に多く見られる過敏性食道〔酸逆流は正常範囲だが，逆流（酸・非酸問わず）によって GERD 出現〕や機能性胸やけ（逆流と症状の間に関連なし）が診断でき，その結果に応じた治療方針を立てられるようになった臨床的意義は大きい．本邦においても 2013 年に薬事法（現 薬機法）の認可が下り，今後の普及に期待したい．

文　献

1) 本郷道夫，田村太作：GERD・逆流性食道炎．日本臨牀　2002；60（Suppl 2）：608-613
2) Savary M, Miller G：Sassmann AG(ed)：The Esophagus Handbook and Atlas of Endoscopy. Solothurn, Switzerland, 1987
3) Armstrong D, Benett JR, Blum AL, et al：The endoscopic assessment of esophagitis. A progress report on observer agreement. Gastroenterology　1996；111：85-92
4) 星原芳雄：GERD の診断（3）内視鏡診断と分類．臨牀消化器内科　1996；11：1563-1568
5) Sharma P, Wani S, Bansal A, et al：A feasibility trial of narrow band imaging endoscopy in patients with gastroesophageal reflux disease. Gastroenterology　2007；133：454-464

逆流性食道炎（Los Angeles 分類改訂版）

Grade N

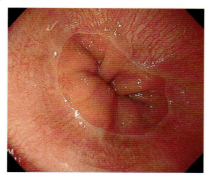

下部食道の柵状血管網は，扁平上皮・円柱上皮境界（squamocolumnar junction）まで，明瞭に透見できる．白色混濁・発赤・びらんなどの炎症所見を内視鏡的に認めない．

Grade M

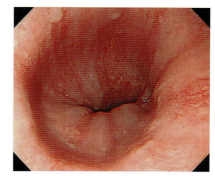

食道胃接合部から放射状に白色混濁・肥厚した食道上皮がみられ，その部位に一致して，柵状血管の透見性低下を認める．

Grade A

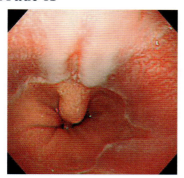

0 時方向に限局して，長径 5 mm に満たないびらん（粘膜傷害：mucosal break）を認める．その周囲には，食道上皮の白色混濁や肥厚を伴っている．

Grade B

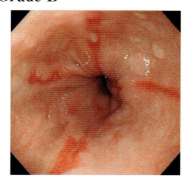

0, 3, 7, 9 時方向に長径 5 mm を超える線状～不整形の発赤陥凹からなるびらんを認める．各びらんに連続性はない．介在する食道上皮は白色混濁しており，散在性に斑状の淡い発赤も伴っている．

Grade C

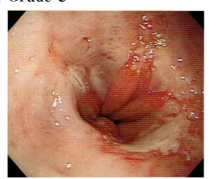

1, 11 時方向のびらん性変化に加え，3～6 時の横方向に連続した白苔を伴う浅い類円形の潰瘍を認める．それら粘膜傷害（びらん・潰瘍）の範囲は，全周の 75% を超えていない．

Grade D

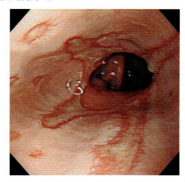

2, 6, 8, 10 時方向に発赤で縁取られた白苔を伴う長い帯状（一部斑状）のびらん・潰瘍を認める．それらは食道胃接合部において，すべて癒合しており，全周性の粘膜傷害を呈している．

Ⅲ．疾患別内視鏡像　［咽頭・食道］

逆流性食道炎（Los Angeles 分類改訂版）

■ Grade C

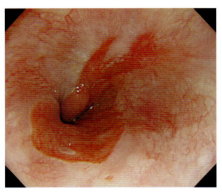

12 時〜1 時方向の食道胃接合部に U 字型を呈する 10 mm 長の境界明瞭な発赤陥凹を認める．発赤周囲の食道上皮は白色混濁と肥厚を伴っている．

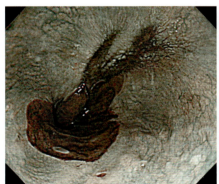

非拡大の NBI 内視鏡では，病変部は茶褐色調領域（いわゆる brownish area）として描出される．

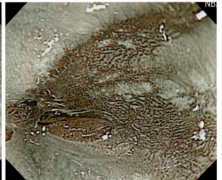

拡大 NBI 内視鏡において，病変内に拡張した微小血管が密に増生する像が認められた．それら微小血管に口径不同，形状不均一など不整所見はなく（日本食道学会分類 Type A 血管），逆流性食道炎（Grade C）として矛盾しない所見であった．

Column

NERD の NBI 併用拡大内視鏡所見

　胃食道逆流症（gastroesophageal reflux disease；GERD）は，胃食道逆流（gastroesophageal reflux；GER）により引き起こされる食道粘膜傷害と煩わしい症状のいずれかまたは両者を引き起こす疾患であり，食道粘膜傷害を有するびらん性GERD（一般的に逆流性食道炎という）と症状のみを認める非びらん性GERD（一般的にNERD；non-erosive reflux diseaseという）に分類される[1,2]．

　GERDの内視鏡診断に用いられるLos Angeles分類では，色調変化を表現するminimal changeは読影医間の一致率が悪く採用されていないが，本邦においては星原らによりGrade MとしてGrade NとAの間に置く改訂分類が提唱されており広く普及している[3]．GERD症状を有するも粘膜傷害を視認できない場合（改訂Los Angeles分類Grade NとM），NERDと診断されるが，このなかにはGERが関与するものと関与しないものが含まれている．前者は狭義のNERD，後者は機能性胸やけ（functional heartburn；FH）の範疇に含まれる[2]．

　minimal changeにおける病理組織学的所見としては，乳頭内毛細血管の拡張・出血，上皮傍基底細胞層の肥厚，乳頭の延長，上皮内炎症細胞浸潤，上皮細胞間隙の拡大などがあるが[4]，NBI併用拡大内視鏡においては，Z-line直上の毛細血管増生像・点状紅斑，Z-line直下の島状扁平上皮・villous様円柱上皮所見が，NERDの病理組織所見を反映するとされている[5]．NERD患者とGERD症状のないコントロール群患者のNBI併用拡大内視鏡所見の比較検討では，NERD患者で，微小なびらんおよび，IPCL（intra-epithelial papillary capillary loops）の増加，拡張所見の頻度が有意に高いこと[6,7]（図），さらに，NBI併用拡大内視鏡によるGERD診断がPPI治療の有効性の予測因子となることも報告されている[8]．しかしながら，どの部位を拡大観察するべきかなど解決すべき課題も多いのが現状である．

文　献

1) 日本消化器病学会 編：胃食道逆流症（GERD）診療ガイドライン2015（改訂第2版）．2015，南江堂，東京
2) 小池智幸，中川健一郎，前嶋隆平，他：非びらん性胃食道逆流症 診断．木下芳一 編：最新医学別冊 新しい診断と治療のABC 77 機能性食道疾患―GERDと機能性食道障害．2013，120-125，最新医学社，大阪
3) 星原芳雄：GERDの診断―内視鏡診断と分類．臨牀消化器内科　1996；11：1563-1568
4) 天野祐二，藤代浩史：逆流性食道炎 診断 2. 内視鏡診断．木下芳一 編：最新医学別冊 新しい診断と治療のABC 77 機能性食道疾患―GERDと機能性食道障害．2013，50-59，最新医学社，大阪
5) Kiesslich R, Kanzler S, Vieth M, et al：Minimal change esophagitis：prospective comparison of endoscopic and histological markers between patients with non-erosive reflux disease and normal controls using magnifying endoscopy. Dig Dis　2004；22：221-227
6) Sharma P, Wani S, Bansal A, et al：A feasibility trial of narrow band imaging endoscopy in patients with gastroesophageal reflux disease. Gastroenterology　2007；133：454-464
7) Lv J, Liu D, Ma SY, et al：Investigation of relationships among gastroesophageal reflux disease subtypes using narrow band imaging magnifying endoscopy. World J Gastroenterol　2013；19：8391-8397
8) Tseng PH, Chen CC, Chiu HM：Performance of narrow band imaging and magnification endoscopy in the prediction of therapeutic response in patients with gastroesophageal reflux disease. J Clin Gastroenterol　2011；45：501-506

（小池智幸）

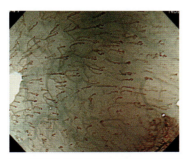

図　NERD患者のNBI併用拡大観察
IPCLの増加，拡張所見を認める．

Ⅲ．疾患別内視鏡像　［咽頭・食道］

[咽頭・食道]

食道静脈瘤（門脈圧亢進症取扱い規約）

中村真一

分類についての概説・現況

　日本門脈圧亢進症学会から『門脈圧亢進症取扱い規約（第3版）』が発刊され（2013年5月，金原出版），食道・胃静脈瘤内視鏡所見記載基準により，占居部位，形態，色調，発赤所見，出血所見，粘膜所見の6項目が規定されている（表）[1〜3]．

　1）**形態 form［F］**：F1は直線的な細い静脈瘤で，送気によっても消失しない静脈の拡張所見を指し，多くは表面が平滑で緊満感もなく，食道に沿って直線的に走行する．わずかに蛇行を示すものも含まれる．F2は連珠状の中等度の静脈瘤で，拡張，蛇行の程度が強くなり，屈曲部が折り重なるように走行するものである．F3は食道内腔に大きく突出した太い静脈瘤で，結節状あるいは腫瘤状を呈するものを指す．また，F0はごく軽度に拡張した静脈を指し，送気により平坦化し消失するものを含む．原則として内視鏡治療後の再発静脈瘤に対し用いる．

　2）**占居部位 location［L］**：食道静脈瘤の占居部位は，食道を上，中，下の三つに分け，各々，Ls，Lm，Li と記載する．

　3）**色調 color［C］**：静脈瘤全体の色調感を示すもので，白色調（Cw）と青色調（Cb）の二つに大別されている．基本的には粘膜下層由来の血管は白色調を呈し，粘膜固有層由来のものは青色調となる．静脈瘤全体の壁の厚さ（薄さ）と緊満感で判断する．

　4）**発赤所見 red color sign［RC］**：静脈瘤を覆う粘膜面が赤色調に変化した所見で，三つに分けられる．ミミズ腫れ red wale marking［RWM］は静脈瘤上にミミズ腫れ様に隆起した線状発赤で，表面に赤色細血管が拡張して見えるもの．チェリーレッドスポット cherry red spot［CRS］は軽度隆起した発赤域として見えるもの．血マメ hematocystic spot［HCS］は半球状に隆起した比較的大きな発赤点で，赤色部と基底静脈瘤との境界が明瞭で血マメ様に見えるもの．いずれも静脈瘤壁の一部が薄くなっていることを反映する所見である．これら RC sign の有無，程度は0〜3の4段階で評価する．また，telangiectasia は静脈瘤間に存在する樹枝状の血管拡張像であり，RC sign とは区別して表記する．

　5）**出血所見 bleeding sign［BS］**：出血中の所見として湧出性出血 gushing bleeding，噴出性出血 spurting bleeding，滲出性出血 oozing bleeding がある．止血後，間もない時期の所見として赤色栓 red plug と白色栓 white plug がある．赤色栓は止血直後から24時間以内の所見，白色栓は止血後2日程度経過している所見である．いずれも内視鏡的止血術の適応である．

　6）**粘膜所見 mucosal finding［MF］**：びらん erosion［E］，潰瘍 ulcer［Ul］，瘢痕 scar［S］の三つがあり，（+），（−）で表現する．随伴する食道炎や内視鏡治療後の粘膜変化を示すものである．

表　食道・胃静脈瘤内視鏡所見記載基準による分類

	食道静脈瘤（EV）	胃静脈瘤（GV）
占居部位 location［L］	Ls ：上部食道にまで認められる Lm：中部食道にまで及ぶ Li ：下部食道のみに限局	Lg-c ：噴門部に限局 Lg-cf：噴門部から穹窿部に連なる Lg-f ：穹窿部に限局 （注）胃体部にみられるものはLg-b， 　　　幽門部にみられるものはLg-aと記載 　　　する
形　態 form［F］	F0：治療後に静脈瘤が認められないもの F1：直線的な比較的細い静脈瘤 F2：連珠状の中等度の静脈瘤 F3：結節状または腫瘤状の静脈瘤	食道静脈瘤の記載法に準ずる
色　調 color［C］	Cw：白色静脈瘤 Cb ：青色静脈瘤	食道静脈瘤の記載法に準ずる
	（注）ⅰ）紫色・赤紫色に見える場合はViolet（V）を付記してCbvと記載してもよい 　　　ⅱ）血栓化された静脈瘤はCw-th，Cb-thと付記する	
発赤所見 red color sign［RC］	RCにはミミズ腫れ red wale marking（RWM），チェリーレッドスポット cherry red spot（CRS），血マメ hematocystic spot（HCS）の3つがある	
	RC0：発赤所見をまったく認めない RC1：限局性に少数認めるもの RC2：RC1とRC3の間 RC3：全周性に多数認めるもの	RC0：発赤所見をまったく認めない RC1：RWM，CRS，HCSのいずれかを 　　　認める
	（注）ⅰ）telangiectasiaがある場合はTeを付記する 　　　ⅱ）RCの内容RWM，CRS，HCSはRCの後に付記する 　　　ⅲ）F0でもRCが認められるものはRC1-3で表現する	
出血所見 bleeding sign［BS］	出血中所見： 　湧出性出血 gushing bleeding 　噴出性出血 spurting bleeding 　滲出性出血（にじみ出る）oozing bleeding 止血後間もない時期の所見： 　赤色栓 red plug，白色栓 white plug	食道静脈瘤の記載法に準ずる
粘膜所見 mucosal finding［MF］	びらん erosion（E）：認めればEを付記する 潰瘍 ulcer（Ul）：認めればUを付記する 瘢痕 scar（S）　：認めればSを付記する	食道静脈瘤の記載法に準ずる

〔日本門脈圧亢進症学会 編：門脈圧亢進症取扱い規約（第3版）．2013[1]より作成〕

文　献

1) 日本門脈圧亢進症学会 編：門脈圧亢進症取扱い規約（第3版）．37-62，金原出版，東京，2013
2) 中村真一，岸野真衣子，白鳥敬子：食道・胃静脈瘤．内科　2010；105：1033-1036
3) 中村真一：静脈瘤診断（通常観察，EUS）．小原勝敏 監，入澤篤志 編：消化器内視鏡プロフェッショナルの技．30-34，日本メディカルセンター，東京，2013

III. 疾患別内視鏡像　[咽頭・食道]

食道静脈瘤（門脈圧亢進症取扱い規約）

■ 形態：F1

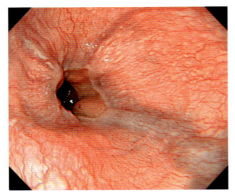

細い静脈瘤で，表面が平滑で緊満感もなく，食道に沿って直線的に走行する．

■ 形態：F2

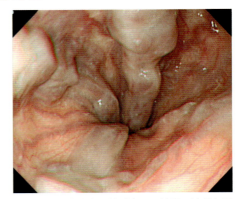

連珠状の中等度の静脈瘤で，拡張，蛇行を認める．

■ 形態：F3

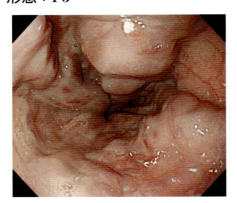

食道内腔に大きく突出した太い静脈瘤で，結節状あるいは腫瘤状を呈する．

■ 形態：F0

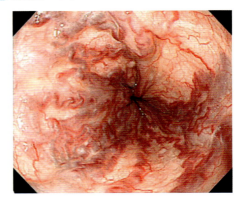

ごく軽度に拡張した静脈で，原則として内視鏡治療後の再発静脈瘤に対し用いる．

■ 色調：白色調（Cw）

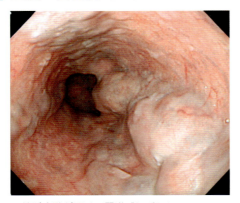

静脈瘤壁が厚く，緊満感に乏しい．

■ 色調：青色調（Cb）

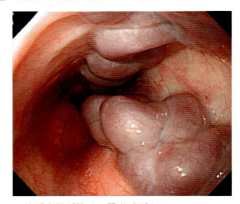

静脈瘤壁が薄く，緊満感がある．

食道静脈瘤（門脈圧亢進症取扱い規約）

■ 発赤所見：red wale marking [RWM]

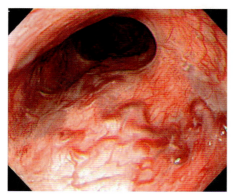

ミミズ腫れ様に隆起した線状発赤である．

■ 発赤所見：cherry red spot [CRS]

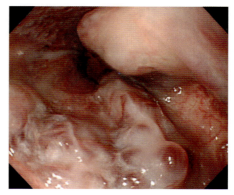

軽度隆起した発赤域である．

■ 発赤所見：hematocystic spot [HCS]

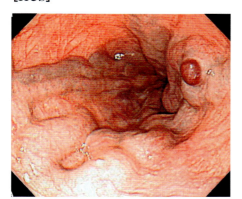

境界が明瞭で血マメ様に見える半球状に隆起した発赤点である．

■ telangiectasia

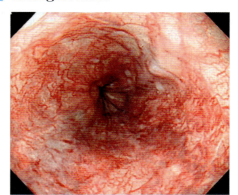

静脈瘤間に存在する樹枝状の血管拡張像である．

■ 出血所見：湧出性出血

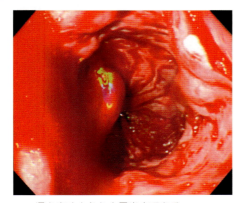

湧き出すような大量出血である．

■ 出血所見：噴出性出血

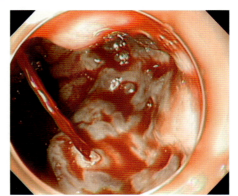

ジェット状に噴き出す出血で，間欠的のこともある．

食道静脈瘤（門脈圧亢進症取扱い規約）

出血所見：滲出性出血

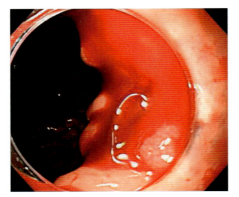

じわじわと滲み出るような出血である．

出血所見：赤色栓

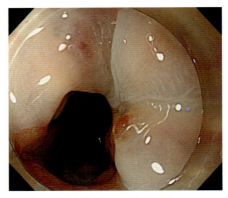

止血直後から24時間以内の所見．

出血所見：白色栓

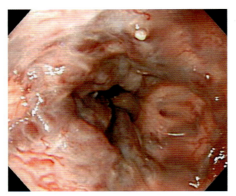

止血後2日程度経過している所見．

粘膜所見：erosion

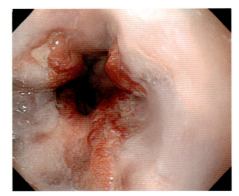

静脈瘤上の粘膜傷害である．

粘膜所見：潰瘍（EVL後）

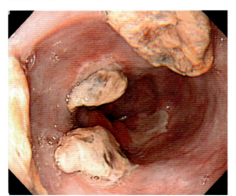

EVL後1週間．

粘膜所見：瘢痕（EVL後）

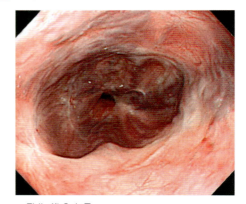

EVL後6カ月．

Column

Endocytoscopy（EC）分類（食道）

　Endocytoscopy は，対象粘膜にレンズを接触させて，約 400 倍の拡大観察を行うものである（光学式接触型拡大内視鏡）．

　Endocytoscopy による食道粘膜の観察は，2003 年に始まった[1,2]．当初，メチレンブルーによる単染色を行っていたが，クリスタルバイオレット・メチレンブルー二重染色法の開発[3]により，ヘマトキシリン・エオジン（HE）染色に類似した色調を出せるようになった．分類として当初は 5 分類を行っていた[4]が，最近は大腸[5]との統一性を重視して簡略化した 3 分類（亜分類を含めて 4）を使用している（図）．

文　献
1) Inoue H, Kazawa T, Sato Y, et al：In vivo observation of living cancer cells in the esophagus, stomach, and colon using catheter-type contact endoscope,"Endo-Cytoscopy system". Gastrointest Endosc Clin N Am　2004；14：589-594
2) Kumagai Y, Monma K, Kawada K：Magnifying chromoendoscopy of the esophagus：in-vivo pathological diagnosis using an endocytoscopy system. Endoscopy　2004；36：590-594
3) Minami H, Inoue H, Yokoyama A, et al：Recent advancement of observing living cells in the esophagus using CM double staining：endocytoscopic atypia classification. Dis Esophagus　2012；25：235-241
4) Inoue H, Sasajima K, Kaga M, et al：Endoscopic in vivo evaluation of tissue atypia in the esophagus using a newly designed integrated endocytoscope：a plilot trial. Endoscopy　2006；38：891-895
5) Kudo S, Wakamura K, Inoue H, et al：Diagnosis of colorectal lesions with a novel endocytoscopic classification—a pilot study. Endoscopy　2011；43：869-875

（井上晴洋）

〈EC-1：非腫瘍〉

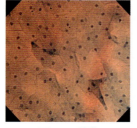

EC-1A：健常
鋭角の辺縁を有する豊かな細胞質をもつ菱形の細胞と小さい細胞核．

〈EC-2：上皮内腫瘍〉

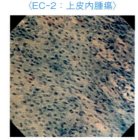

辺縁の鈍化や小さい胞体を認め，かつ細胞核の腫大を認める．

〈EC-3：癌〉

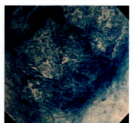

N/C 比のさらなる増大を認め，細胞および細胞核の強い大小不同，不整を認める．

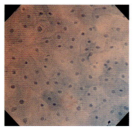

EC-1B：食道炎
① 辺縁の鈍化，② 小さい胞体，③ 細胞核周囲の空隙（ハロー），④ 遊離細胞の増加などの変化を認めるが，細胞核の腫大は認めない．

図　食道の EC 分類（Endocytoscopic classification）

Ⅲ．疾患別内視鏡像　［咽頭・食道］

［咽頭・食道］

食道扁平上皮癌の拡大内視鏡分類
（日本食道学会分類）

小山恒男，高橋亜紀子

　　日本食道学会は，食道扁平上皮の拡大内視鏡所見を解析し，表在型食道扁平上皮癌の鑑別診断，深達度診断へ応用することを目的とし，2010 年に拡大内視鏡による食道表在癌深達度診断基準検討委員会を発足させた．基盤となったのは Inoue 分類[1]，Arima 分類[2]であり，この 2 名を含む 10 名の委員に加え，幕内博康，吉田　操の両顧問のご指導のもと，日本食道学会分類を作成した[3]．

食道扁平上皮の基本構造

　　食道扁平上皮は乳頭構造を有するため，拡大内視鏡で観察すると，上皮乳頭内毛細血管ループ（intra-epithelial papillary capillary loop；IPCL）[1]が認められる．一方，扁平上皮癌であっても癌が上皮内にとどまる場合は，乳頭構造を有するため，IPCL に類似したループ様血管が認められる．しかし，これらのループ様血管は口径不動や走行不整を伴っている点で，通常の IPCL とは異なる．また，癌が粘膜固有層深部から粘膜筋板，粘膜下層へ浸潤すると，乳頭構造は破壊されるため，ループを形成しない異常な血管が出現し，深部浸潤に伴って，その径は増大する．日本食道学会分類では，これらの異常血管に注目し，拡大内視鏡分類を試みた．

日本食道学会分類の定義

> **Type A**：IPCL など血管形態の変化を認めないか，軽微なもの．
> **Type B**（**表 1**）：血管形態の変化が高度なもの．
> B1：拡張・蛇行・口径不同・形状不均一のすべてを示すループ様の異常血管．
> B2：ループ形成に乏しい異常血管．
> B3：高度に拡張した不整な血管（B2 血管の約 3 倍以上で，血管径が約 60 μm を超える不整な血管）．

　　Type A 血管は，炎症や異型の低い腫瘍でみられるため，ただちに治療を行う必要はなく，経過観察が許容される．
　　一方，拡張，蛇行，口径不同，形状不均一を有する Type B 血管を認めた場合は扁平上

表 1　日本食道学会分類 Type B
血管と深達度の関係

B1	T1a-EP, T1a-LPM
B2	T1a-MM, T1b-SM1
B3	T1b-SM2

皮癌（SCC）と診断され，治療の対象となる．

　食道 SCC の治療方針は深達度に関連が深く，深達度 T1a-EP〜T1a-LPM は内視鏡治療の適応，T1a-MM〜T1b-SM1 で臨床的に転移の認められない病変は内視鏡治療の相対適応，T1b-SM2 以深は外科治療の適応とされる[4]．したがって，日本食道学会分類では深達度 T1a-EP〜T1a-LPM と T1a-MM〜T1b-SM1，T1b-SM2 を鑑別するために，Type B 血管を B1，B2，B3 に亜分類した．

　Type B1 と B2 を鑑別する要点はループ様形態を残しているか否かである．上述のように，食道扁平上皮は乳頭構造を有し，粘膜固有層の血管が分岐しつつ上皮に近づき，乳頭内でループ血管（IPCL）を形成する．深達度 T1a-EP の SCC は，既存の構造を置換性に発育するため，乳頭構造が残存している．癌における乳頭構造は非腫瘍性の重層扁平上皮に比し不整であるため，乳頭内部の血管に「拡張・蛇行・口径不同・形状不均一」という異常所見が観察される．また，T1a-LPM へ浸潤しても乳頭様構造は不明瞭ながら残るため，血管は延長するがループ様構造が残る．これを B1 血管と定義した．

　一方，MM から SM1 へ浸潤すると乳頭が破壊されるため，その血管はループを形成せず，延長し多重化する傾向がある．これが B2 血管である．このように，日本食道学会分類の Type B1，B2 は SCC の病理組織学的所見に裏付けられている．

　一方，癌が T1b-SM2 へ浸潤すると，血流のうっ滞も発生するため，太い血管が観察される．これが B3 血管である．深達度 T1b-SM2 における B3 血管の発現率は低いため，その感度は低いが，特異度は高いという特徴がある．

　Avascular area（AVA）（表2）：SCC が圧排性に増殖すると，Type B 血管で囲まれた無血管もしくは血管が粗な領域を形成する．これを AVA と定義した．圧排性増殖する SCC が増大すると，当然深部へ浸潤するため，AVA の大きさと深達度には相関がある．したがって，日本食道学会分類では，その大きさから 0.5 mm 未満を AVA-small，0.5 mm 以上 3 mm 未満を AVA-middle，3 mm 以上を AVA-large と表記した．それぞれ，深達度 T1a-EP〜T1a-LPM，T1a-MM〜T1b-SM1，T1b-SM2 に相当する．ただし，B1 血管のみで構成される AVA は，大きさにかかわらず深達度 T1a-EP から T1a-LPM と診断する．

　日本食道学会分類はシンプルな分類だが，B1，B2，B3 血管診断の感度は 97.5，75.0，55.0％，特異度は 72.9，96.2，100％であり，深達度診断能の高い分類と評価されている[3]．しかし，その一方で限界もあり，T1b SCC の表面を T1a-EP 癌が覆った場合は，B1 血管しか観察されず，浸潤した範囲が 1〜2 mm と狭い場合は，血管所見からの診断は困難である．

　このように，拡大内視鏡による深達度診断には限界があり，その特徴をよく理解し，通常観察による情報とともに総合的に判断することが重要である．

表2　日本食道学会分類 Avascular area と深達度の関係

AVA-small	T1a-EP, T1a-LPM
AVA-middle	T1a-MM, T1b-SM1
AVA-Large	T1b-SM2

Ⅲ．疾患別内視鏡像　［咽頭・食道］

文　献

1）Inoue H：Magnification endoscopy in the esophagus and stomach. Dig Endosc　2001；13：S40-S41
2）Arima M, Tada M, Arima H：Evaluation of microvascular patterns of superficial esophageal cancers by magnifying endoscopy. Esophagus　2005；2：191-197
3）Oyama T, Inoue H, Arima M, et al：Prediction of the invasion depth of superficial squamous cell carcinoma based on microvessel morphology：magnifying endoscopic classification of the Japan Esophageal Society. Esophagus　2017；14：105-112
4）日本食道学会 編：食道癌診療ガイドライン 2017 年版．金原出版，東京，2017

日本食道学会分類

■ IPCL と樹枝状血管

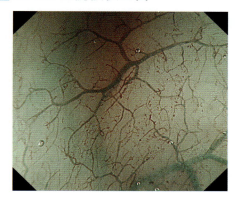

■ Type A 血管

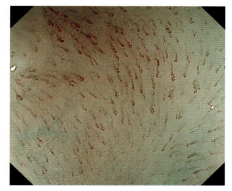

IPCL の変化は軽微である．

■ Type B1 血管

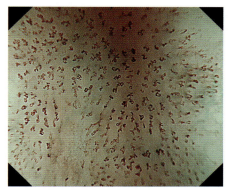

拡張・蛇行・口径不同・形状不均一のすべてを示す異常血管である．

■ Type B2 血管

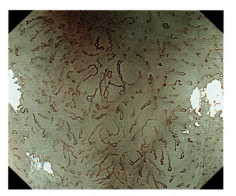

ループ形成に乏しい異常血管である．

■ Type B3 血管

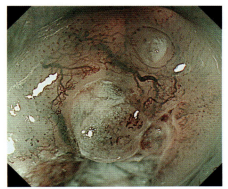

高度に拡張した不整な血管である．

■ AVA-small

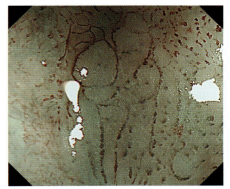

0.5 mm 未満の無血管の領域が認められる．

Ⅲ．疾患別内視鏡像　［咽頭・食道］

［咽頭・食道］

NBI による Barrett 食道表在癌の内視鏡像

小山恒男

　欧米では食道癌の過半数が腺癌であるが，進行癌が大多数であるため，Barrett 食道表在癌の内視鏡所見は明らかにされていない．一方，本邦では Barrett 食道癌の頻度が低く，とくに long segment Barrett's esophagus（LSBE）が少ないため，その初期像に関する知見は十分とはいえず，症例の蓄積を要する．

Barrett 食道癌の組織診断基準

　欧米では組織学的に浸潤を伴わない腫瘍を dysplasia と称し，浸潤を伴って初めて adenocarcinoma という用語を用いる．一方，本邦では浸潤を伴わなくとも，明らかな核異型，構造異型を伴う腫瘍は adenocarcinoma と診断するため，欧米と本邦では，その診断基準が異なる．

Barrett 食道腺癌の内視鏡所見

　Barrett 食道に発生する表在癌は発赤，隆起，陥凹という肉眼的特徴を有するが，周囲にⅡb 進展を伴うことが多く，通常観察での範囲診断は困難な場合が多い[1]．しかし，NBI 拡大内視鏡を用いると，表面構造および血管構造の差から，癌部を認識することができる[2]．p.375, 376 に示したように，NBI 拡大内視鏡を用いると，①走行不整，②口径不同という特徴をもつ異常血管を明瞭に認識することができ，Barrett 食道表在癌の側方進展範囲を正確に診断することができる．
　自験，49 例 63 病変の Barrett 食道表在癌を SSBE（short segment Barrett's esophagus）群と LSBE 群に分けて検討したところ，SSBE 群 40 例，LSBE 群 9 例で，肉眼型は SSBE 群で 0-Ⅰ，0-Ⅱa，0-Ⅱb，0-Ⅱc，0-Ⅲが各 13/15/7/13/0 例，LSBE 群で 0/6/6/3/0 例と SSBE では隆起型が，LSBE 群では平坦陥凹型を多く認めた[3]．
　主たる肉眼型がⅡb 以外であった SSBE 群 41 病変，LSBE 群 9 病変中，一部にⅡb を合併したⅡb 合併率は SSBE 群では 51％（21/41）であったのに対し，LSBE 群では 89％（8/9）とⅡb 合併率が高かった（$p<0.01$）．組織型は大部分が分化型で，腫瘍長径中央値は SSBE 群で 13（4～116）mm，LSBE 群で 45（2～96）mm と LSBE で大きい傾向であった（$p<0.01$）[3]．
　LSBE に発生した表在癌の本邦報告例は未だに少なく，今後の症例の蓄積が重要である．筆者らは Barrett 食道研究会を主催し，全国から症例を集めて，その内視鏡的特徴を検討している[参考 URL 1]．

文　献
1）小山恒男，友利彰寿，堀田欣一，他：Barrett 食道および Barrett 食道癌の拡大観察．臨牀消

化器内科 2006；21：407-413
2) 小山恒男，宮田佳典，友利彰寿，他：Barrett食道癌の境界を読む─範囲診断を中心に．胃と腸 2004；39：1243-1249
3) 小山恒男，高橋亜紀子，依光展和：表在型Barrett食道癌の側方進展範囲診断．胃と腸 2016；51：1322-1332

参考URL（2018年1月現在）
1) Barrett食道研究会　http://barrett-eso.com/

Barrett食道癌のNBI内視鏡所見

分化型粘膜内癌（Barrett食道表在癌）

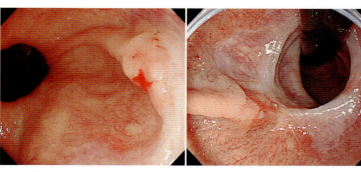

通常観察見下ろし像（左），通常観察反転像（右）．本症例は，squamoco-lumnar junction (SCJ)に接する発赤調の陥凹性病変である．病変周囲および肛門側に柵状血管を認めることからshort-segment Barrett's esophagus (SSBE)内に発生した病変であることがわかる．

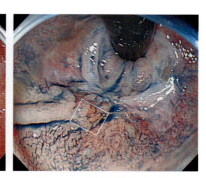

インジゴカルミン散布像．陥凹境界はより明瞭となり，表面に凹凸不整を認めることから分化型癌を強く疑うが，逆流性食道炎に伴うびらんも否定できない．□部分をNBI拡大観察した．

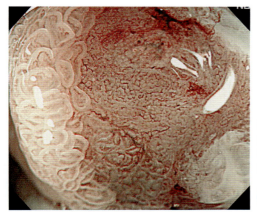

NBI拡大観察像．陥凹面の詳細な観察が可能であり，口径不同，走行不整の異常血管の密な増生を認めた．異常血管はnetworkを形成し，病変の境界は明瞭であった．また，病変周囲には規則正しい絨毛様構造がみられることから腸上皮化生を背景粘膜とする分化型腺癌と診断した．

◆ESDの結果，分化型粘膜内癌であった．

Ⅲ．疾患別内視鏡像　［咽頭・食道］

Barrett食道癌のNBI内視鏡所見

■ 分化型粘膜内癌（Barrett食道表在癌）

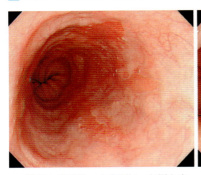

通常内視鏡像．本症例は，右側を中心とするBarrett食道である．右壁に隆起性病変を認めた．

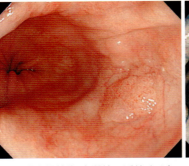

通常内視鏡像（近接）．近接すると病変の前壁側に平坦な隆起がつながっていたが，肛門側，後壁側境界は明瞭であった．

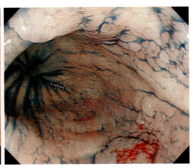

インジゴカルミン散布像．前壁側の顆粒状変化が明らかとなり，同時多発性病変の存在が疑われた．

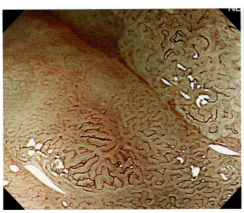

NBI拡大観察像（Ⅱa部の左壁側）

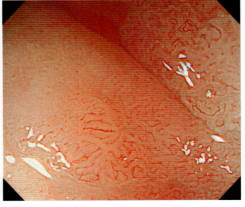

通常拡大観察像（Ⅱa部の左壁側）

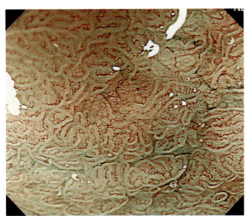

NBI拡大観察像（前壁側）．
通常拡大観察した部位をNBI拡大にて観察すると，口径不同，走行不整でnetworkを形成する異常血管をより明瞭に認めた．近接した通常観察では，隆起部のみが癌と思われたが，NBI拡大観察では腺癌がⅡa部のみならず，左壁側にも進展していることがわかった．
前壁側のNBI拡大観察にて同部にも同様の異常血管を認め，病変は2/3周に及んでいると診断した．

◆後壁側主病巣の左壁寄り（NBIと同部位）を拡大観察したところ，口径不同な異常血管を認めた．
◆ESDの結果，分化型粘膜内癌であった．

Column

コラム

未分化癌と未分化型癌（胃癌）

　未分化癌と未分化型癌，この二つの言葉が理解されず，時として混同して使用されているのを散見する。『胃癌取扱い規約』をよく理解して，言葉を正しく使用する必要がある。

　表に示すように，一般型 Common Type は，中村・菅野分類の分化型と未分化型に分けることができる。それぞれ，海外で広く用いられている Lauren 分類の Intestinal type と Diffuse type におおよそ一致する。一方，未分化癌（undifferentiated carcinoma）は，表においては特殊型に属するもので，腺癌のような腺腔形成に乏しく，むしろ肉腫（sarcoma）と鑑別を要する病変である。

　学会や研究会の発表や討論中に「未分化型癌」と「未分化癌」の違いを理解されていない発言が散見されるが，言葉の定義をきちんと理解したうえで正しく使いたいものである。

（田中信治）

表　胃悪性上皮性腫瘍の組織型分類

1）一般型　Common Type（略号）

【分化型 Intestinal type】

乳頭腺癌　Papillary adenocarcinoma（pap）
管状腺癌　Tubular adenocarcinoma（tub）
　高分化　well differentiated（tub1）
　中分化　moderately differentiated（tub2）

【未分化型 Diffuse type】

低分化腺癌　Poorly differentiated adenocarcinoma（por）
　充実型　solid type（por1）
　非充実型　non-solid type（por2）
印環細胞癌　Signet-ring cell carcinoma（sig）
粘液癌　Mucinous adenocarcinoma（muc）

2）特殊型　Special Type
⑴ カルチノイド腫瘍　Carcinoid tumor/Neuro-endocrine tumor
⑵ 内分泌細胞癌　Endocrine carcinoma/Neuro-endocrine carcinoma
⑶ リンパ球浸潤癌　Carcinoma with lymphoid stroma
⑷ 胎児消化管類似癌　Adenocarcinoma with enteroblastic differentiation
⑸ 肝様腺癌　Hepatoid adenocarcinoma
⑹ 胃底腺型腺癌　Adenocarcinoma of fundic gland type
⑺ 腺扁平上皮癌　Adenosquamous carcinoma
⑻ 扁平上皮癌　Squamous cell carcinoma
⑼ 未分化癌　Undifferentiated carcinoma
⑽ その他の癌　Miscellaneous carcinomas

〔日本胃癌学会 編：胃癌取扱い規約　第15版．金原出版，東京，2017，10月，より作成〕

Ⅲ．疾患別内視鏡像　［胃］

[胃]

胃癌の肉眼型分類

山本栄篤，中島寛隆，長濱隆司

　胃癌の肉眼型分類は，『胃癌取扱い規約』（日本胃癌学会編，第15版）に準じて行う．
同項目に関して，2017年の第15版改訂で前版から主たる変更はない．
　肉眼型の基本分類は粘膜面から見て0型から5型まで分類される．
　癌腫の壁深達度が粘膜下層組織（粘膜下層）までにとどまる場合に多くみられる肉眼形
態を0型（表在型）とし，さらに早期胃癌の肉眼型分類を準用して亜分類する（表，図）．
これは深達度にかかわりなく判定し，壁深達度（臨床分類では推定）を必ず併記する．
　表在型での隆起型（0-Ⅰ）と表面隆起型（0-Ⅱa）の違いである隆起の高さの表現が，「2
mm程度」と変更され，混合型の表記方法に，「広い（面積）の形態」が甲乙つけ難く判断
困難であれば「目立つ型」を先に記載すると追加になった（表）．

表　胃癌肉眼型

基本分類

0型　表在型：癌が粘膜下組織までにとどまる場合に多くみられる肉眼形態
1型　腫瘤型：明らかに隆起した形態を示し，周囲粘膜との境界が明瞭なもの
2型　潰瘍限局型：潰瘍を形成し，潰瘍をとりまく胃壁が肥厚し周囲粘膜との境界が比較的明瞭な周堤を形成する
3型　潰瘍浸潤型：潰瘍を形成し，潰瘍をとりまく胃壁が肥厚し周囲粘膜との境界が不明瞭な周堤を形成する
4型　びまん浸潤型：著明な潰瘍形成も周堤もなく，胃壁の肥厚・硬化を特徴とし，病巣と周囲粘膜との境界が不明瞭なもの
5型　分類不能：上記0～4型のいずれにも分類し難いもの

0型（表在型）の亜分類

0-Ⅰ型　隆起型：明らかな腫瘤状の隆起が認められるもの
0-Ⅱ型　表面型：隆起や陥凹が軽微なもの，あるいはほとんど認められないもの
　0-Ⅱa　表面隆起型：表面型であるが，低い隆起が認められるもの
　0-Ⅱb　表面平坦型：正常粘膜にみられる凹凸を超えるほどの隆起・陥凹が認められないもの
　0-Ⅱc　表面陥凹型：わずかなびらん，または粘膜の浅い陥凹が認められるもの
0-Ⅲ型　陥凹型：明らかに深い陥凹が認められるもの

・0-Ⅰ型と0-Ⅱa型の区別は，第13版までは隆起の高さが正常粘膜の2倍以内のものを0-Ⅱa型とし，それを超えるものを0-Ⅰ型としてきた．実際的には隆起の高さが2mm程度までのものを0-Ⅱa型とし，それを超えるものを0-Ⅰ型とする．
・混合型の表在型は，より広い病変から順に「+」記号でつないで記載する（例：0-Ⅱc+Ⅲ）*．
*病変の面積に甲乙つけ難い場合は，より目立つ型を先に記載する（例：0-Ⅱa+Ⅱc）．

〔日本胃癌学会 編：胃癌取扱い規約（第15版）[1]．金原出版，東京，2017，p.10より転載〕

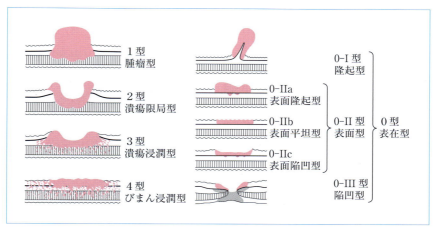

図　肉眼型分類

〔日本胃癌学会 編：胃癌取扱い規約（第 15 版）[1]．金原出版，東京，2017，p.11 より転載〕

文　献

1) 日本胃癌学会 編：胃癌取扱い規約（第 15 版）．金原出版，東京，2017

Ⅲ．疾患別内視鏡像　［胃］

胃癌の肉眼型分類

■ 0-Ⅰ型（隆起型）

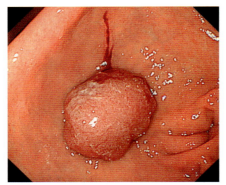

"2 mm 程度"を超える明らかな腫瘤状の隆起

■ 0-Ⅱa 型（表面隆起型）

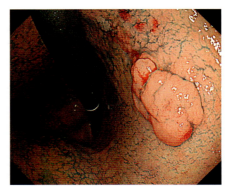

平坦隆起

■ 0-Ⅱb 型（表面平坦型）

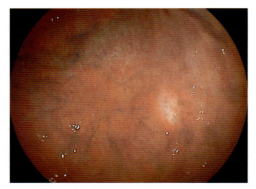

褪色に一致した境界に，色素撒布においても陥凹が認識できない．

■ 0-Ⅱc 型（表面陥凹型）

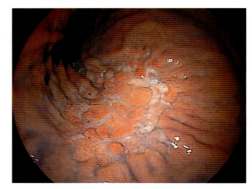

一定の領域をもった，境界を有する浅い陥凹．

■ 0-Ⅲ型（陥凹型）

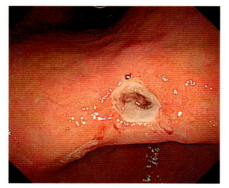

明らかに深い陥凹で，辺縁に明瞭な粘膜陥凹を伴わない．

胃癌の肉眼型分類

1型（腫瘤型）

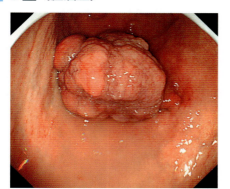

周囲粘膜との境界が明瞭な，明らかな隆起．

2型（潰瘍限局型）

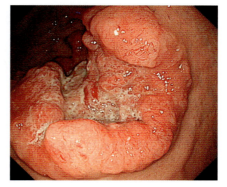

潰瘍を形成し，比較的明瞭な周堤を形成．

3型（潰瘍浸潤型）

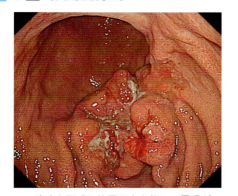

潰瘍を形成し伸展不良を伴い，周堤が一部不明瞭．

4型（びまん浸潤型）

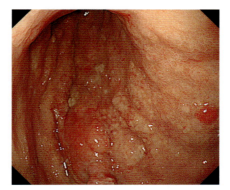

著明な潰瘍形成も周堤もなく，皺襞の走行異常や腫大，伸展不良が胃壁の肥厚・硬化を示し，非病変部粘膜との境界が不明瞭．

5型（分類不能）

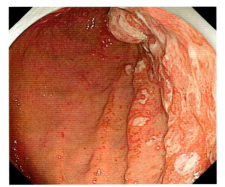

隆起や陥凹・潰瘍，粘膜ひだなどの多様な所見が混在し，基本分類の0～4型にあてはめ難い．

[胃]

胃潰瘍の分類

田邉　聡，樋口勝彦，小泉和三郎，西元寺克禮

　消化性潰瘍の主たる病因は *Helicobacter pylori*（*H. pylori*）感染であるが，近年，わが国では *H. pylori* 感染率の低下や高齢者の増加により NSAIDs（非ステロイド性消炎鎮痛薬）や低用量アスピリンに起因する潰瘍の割合が増えつつある．本稿では，胃潰瘍の時相（stage）分類，病理学的な潰瘍の深さによる分類，治癒速度による分類，さらに急性潰瘍と慢性潰瘍について概説する．

胃潰瘍の時相（stage）分類

　内視鏡により観察される胃潰瘍の修復過程を表す分類であり，活動期（A_1-A_2），治癒過程期（H_1-H_2），瘢痕期（S_1-S_2）に分類している．﨑田・三輪により提唱された分類であり[1]，臨床の場において広く用いられている（図1）．

　標準的な胃潰瘍の自然治癒過程を表した分類であり，発生初期の浮腫を伴う厚い白苔を呈する時期を活動期，浮腫が消失し，再生上皮が出現し，皺襞集中がみられるようになる治癒過程期，白苔の消失した時期を瘢痕期としている．

1．活動期（active stage）

　A_1 stage：潰瘍底は厚い白苔に覆われ，凝血塊や壊死物質が付着し，潰瘍辺縁は浮腫状を呈する．

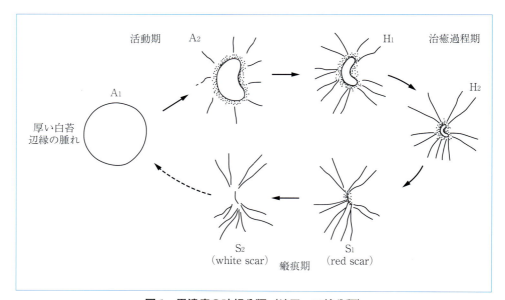

図1　胃潰瘍の時相分類（﨑田・三輪分類）
〔﨑田隆夫，小黒八七郎，多賀須幸男，大森皓次，福富久之，三輪　剛：胃の病変—胃潰瘍（瘢痕を含む）．胃カメラ研修の実際　初版．中外医学社，東京，p.188，図95[1]より転載〕

A_2 stage：白苔のはみ出しが消失し，潰瘍辺縁の浮腫も次第に軽快して，一部に再生上皮が出現し始める．

2．治癒過程期（healing stage）

H_1 stage：急性期を脱し治癒過程に入った状態で，白苔は薄くなり潰瘍辺縁の浮腫も消退する．潰瘍の全周に再生上皮の出現を認め，潰瘍の中心に向かう集中皺襞も出現する．

H_2 stage：潰瘍がさらに縮小し，白苔も薄くなる．再生上皮による発赤部はより広くなり，集中皺襞はいっそう明瞭になる．

3．瘢痕期（scar stage）

S_1 stage：粘膜欠損が再生上皮で覆われ白苔が消失した状態である．近接してみると柵状の発赤した再生上皮が豊富にみられ，赤色瘢痕（red scar）と呼ばれる．

S_2 stage：さらに粘膜の修復が進み，赤味が消えて周囲の粘膜と同等かいくぶん白色調となり，白色瘢痕（white scar）と呼ばれる．

潰瘍の深さによる分類（村上分類）

潰瘍の深さについては村上の分類[2]が用いられている（図2）．粘膜欠損を深さによってUl-Ⅰ～Ul-Ⅳに分類している．Ul-Ⅰは粘膜内に限局する欠損であり，通常びらんと呼ばれる．Ul-Ⅱ以上がいわゆる潰瘍であり，組織欠損が粘膜下層以下に及んだ状態である．Ul-Ⅲは欠損が固有筋層に及び，Ul-Ⅳは固有筋層が断裂した穿通性潰瘍である．

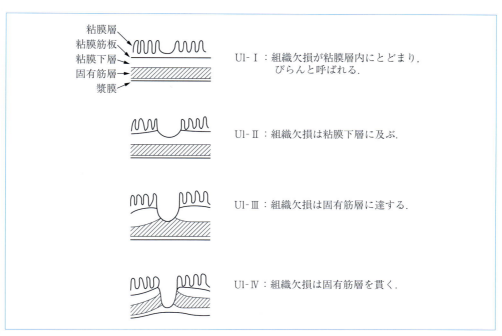

図2　潰瘍の深さによる分類（村上分類）

〔村上忠重：病理，内科シリーズ No.2 胃・十二指腸潰瘍のすべて，p.84，1971，南江堂」[2]より許諾を得て改変し転載〕

治癒速度による分類—難治性潰瘍

　通常，H$_2$受容体拮抗薬やプロトンポンプ阻害薬の投与を行うと，胃潰瘍で8週間，十二指腸潰瘍では6週間程度で80％の潰瘍が治癒に至る．しかしながら，一定期間治療しても治癒しない潰瘍〔H$_2$受容体拮抗薬投与で12週，プロトンポンプ阻害薬投与8週でも治癒しないもの〕は難治性潰瘍とされている．形態的特徴としては胃角部の線状潰瘍，線維化の強い下掘れ型（Ul-Ⅳ）潰瘍などである．

急性潰瘍と慢性潰瘍

　急性潰瘍はNSAIDsなどの薬剤，精神的ストレス，脳疾患，手術侵襲，熱傷などなんらかの要因によって発症する．脳疾患に関連した場合はcushing ulcer，熱傷に関連して発症した場合はcurling ulcerと呼ばれる．前述したように，最近ではNSAIDsや低用量アスピリンなど薬剤によるものが増加している．急性潰瘍はUl-Ⅱ〜Ⅲの比較的浅い潰瘍が多発する傾向がある．

　一方，慢性潰瘍は胃角部の下掘れ型潰瘍に代表される線維化の強いUl-Ⅳ潰瘍を呈する．難治性あるいは再発性となる場合が多い．

文　献
1) 﨑田隆夫，小黒八七郎，多賀須幸男，大森皓次，福富久之，三輪　剛：胃の病変—胃潰瘍（瘢痕を含む）．胃カメラ研修の実際 初版．p.188，中外医学社，東京，1970
2) 村上忠重，鈴木武松：病理．内科シリーズ No.2 胃・十二指腸潰瘍のすべて．79-102，南江堂，東京，1971

胃潰瘍の時相分類（﨑田・三輪分類）

A₁ stage

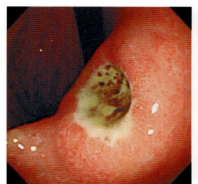

胃角後壁に深掘れの潰瘍をみる．潰瘍底には凝血の付着がみられ，白苔のはみ出しもある．周囲は浮腫状であり再生上皮はみられない．この時期の潰瘍性病変では良悪性の鑑別が困難な場合もあり，注意が必要である．

A₂ stage

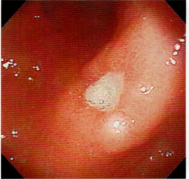

胃角小弯の潰瘍であるが，潰瘍辺縁にはごくわずかに再生上皮がみられる．白苔のはみ出しも消失し，潰瘍底も均一化している．

H₁ stage

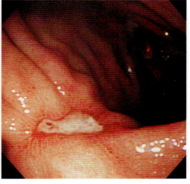

潰瘍は，白苔も均一化し周囲にほぼ全周性に再生上皮がみられる．潰瘍周囲の浮腫も改善している．

H₂ stage

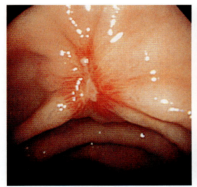

潰瘍はさらに縮小し，周囲には柵状の均一な再生上皮がより広い範囲にみられる．

S₁ stage

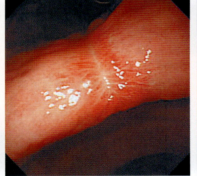

胃角部の潰瘍は，白苔が消失し発赤した柵状の再生上皮をみる．S₁ stage（赤色瘢痕）の所見である．

S₂ stage

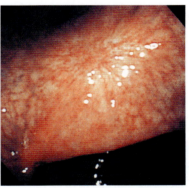

胃体部の粘膜は萎縮し，胃体下部小弯に放射状の瘢痕像をみる．周囲粘膜と同色を呈し，S₂ stage（白色瘢痕）と診断される．

III. 疾患別内視鏡像　［胃］

胃潰瘍の治癒速度による分類（難治性潰瘍）

■ 難治性潰瘍

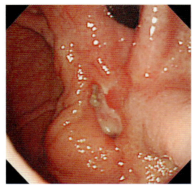
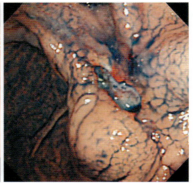

穹窿部前壁寄りの難治性潰瘍である．潰瘍周囲の線維化が強く，周囲は粘膜下腫瘍様に隆起している．いわゆる胼胝性潰瘍の状態である．噴門部側に発赤する陥凹部を認め，0-Ⅱc＋Ⅲ型との鑑別が必要となる．ひだの先端に明らかな蚕食像などの悪性所見は指摘できない．

■ 難治・再発性潰瘍

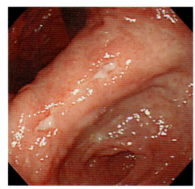
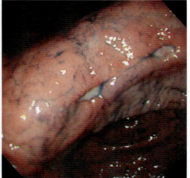

胃角部の線状潰瘍で，前壁側と後壁側に白苔を認める．小彎側は線状に瘢痕化している．胃角部に好発し，小彎の短縮を生じやすい．難治性であり，再発を繰り返す．Ⅱc＋Ⅲ型早期胃癌との鑑別が必要であるが，ある一定の範囲の陥凹面（Ⅱc面）はみられない．

胃潰瘍（急性潰瘍と慢性潰瘍）

■ 急性潰瘍

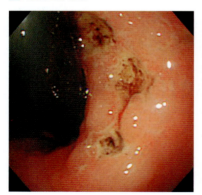

不整形の比較的浅い潰瘍が多発している．白苔がはみ出し，潰瘍底には凝血の付着もみられる．周囲には浮腫もみられ，このような時期に良悪性の鑑別は困難である．潰瘍が多発する傾向がある．急性期に良悪性を鑑別するのは難しく，経過を追うことが重要である．

■ 慢性潰瘍

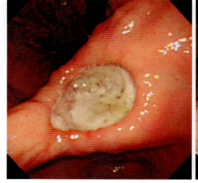
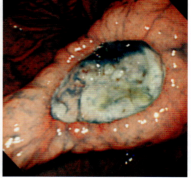

胃角部の深掘れ潰瘍である．前壁側にはわずかにひだの集中があり，再発性の慢性潰瘍であることが示唆される．潰瘍の辺縁には不整像はなく，良性潰瘍と診断できる．

疾患別内視鏡像

［胃］

Column

コラム

H. pylori と胃炎，胃潰瘍

　日本人の組織学的胃炎のほとんどは，*Helico-bacter pylori*（*H. pylori*）感染によって起こる．すなわち，組織学的胃炎の有無を正しく診断できれば，*H. pylori* 感染診断は内視鏡観察のみで概ね可能である．通常内視鏡観察で，もっとも組織学的胃炎と対応する所見は，萎縮所見と胃体部のひだの変化であろう．小弯のひだの消失や大弯のひだの肥厚，蛇行を見た場合，組織学的胃炎がある（すなわち *H. pylori* 陽性）としてほぼ間違いない[1]．一方，前庭部での内視鏡所見は組織学的変化との対応が意外に難しい．十二指腸潰瘍症例でみられる前庭部優位型胃炎では，内視鏡所見から組織学的胃炎の状態を類推することが難しいことも少なくない．

　胃潰瘍においても，*H. pylori* 感染が主因であるが，一方で NSAID などによる薬剤起因性潰瘍も近年増えつつある．内視鏡所見からその主因が *H. pylori* なのか NSAID なのかを推測することは困難なこともあり，実際両者が併存することも少なくない．しかし，典型的な NSAID 起因性潰瘍のイメージをもっておくことは重要である．*H. pylori* 陰性の NSAID 起因性胃潰瘍症例の典型的な内視鏡像は，「前庭部に認められる不整な多発性潰瘍」である．

文　　献
1) 春間　賢 監，加藤元嗣，井上和彦，村上和成，鎌田智有 編：胃炎の京都分類．2014，日本メディカルセンター，東京

（伊藤公訓）

III. 疾患別内視鏡像　［胃］

［胃］

胃　炎
（木村・竹本分類/Sydney system/京都分類）

伊藤公訓

 木村・竹本分類

　1966年に竹本[1]，1969年に木村・竹本[2]により，内視鏡的萎縮移行帯の概念が発表され，萎縮性胃炎に関する新たな分類法が確立した．これは胃粘膜萎縮の広がりを内視鏡的に診断する方法である（**図1**[3]，**2**）．本邦において，胃炎の病態・進展は，Stricklandらの分類によるB型胃炎をベースとしていることを考えれば，この分類は非常に合理的である．組織学的には，内視鏡的萎縮移行帯は，（幽門腺，胃底腺の）中間帯近位部境界にほぼ一致する．中間帯がきわめて狭い例では，萎縮境界は明瞭な線として認識されるが，中間帯が幅広い場合，ないしは不規則な場合は，内視鏡的に認識されにくいこともある．

 Sydney system

　胃炎に関する国際的な共通言語をもつことは永年の懸案であった．1990年，シドニーで開催された第9回世界消化器病会議で，新たな胃炎に関する表記法（Sydney system）が提唱された[4]．これは，これまでの胃炎分類を基に，形態のみならず，成因や胃炎の広がりを意識した新しい表記法である．内視鏡的分類と組織学的分類の二つの部門から構成されている．

　内視鏡部門では，腫瘍，潰瘍などの局在病変を除く，すべての内視鏡的異常所見を胃炎と定義している．内視鏡所見としては，**図3**[5]のごとく11項目が記載されている．さらに

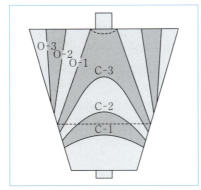

図1　内視鏡的萎縮境界（木村・竹本分類による）
　内視鏡的萎縮境界は，胃体部小弯側で噴門を越えないclosed type（C-1～3）と，それを越え大弯側に進展するopen type（O-1～3）に分類される．
〔木村　健：胃炎．内科　1975；35(6)：p.930[3]より許諾を得て抜粋改変し転載〕

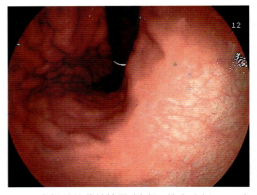

図2　内視鏡的萎縮境界（木村・竹本分類による）
　胃体部小弯の見上げ像．楔状の萎縮境界が認められる．境界より遠位の粘膜は菲薄化し白色調となっている．血管透見も明らかである．木村・竹本分類のC-2に相当する．

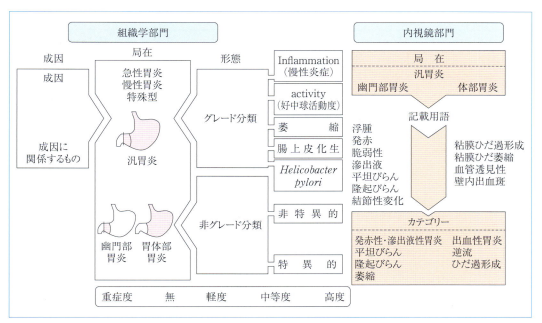

図3 Sydney system による胃炎の分類
〔Misiewicz JJ：J Gastroenterol Hepatol 1991；6：207-208[5]より春間[8]作成〕

分類としては，発赤性・滲出液性，平坦びらん性，隆起びらん性，出血性，逆流性，ひだ過形成性，萎縮性の七つの胃炎と，一つの胃症（うっ血性）に分類されている．今後は，本分類を用いて胃炎診断を表記することが望まれるが，実際には一つの胃に複数の胃炎所見を認めることもあり（たとえば体部に萎縮があり，前庭部に平坦びらんを認める場合など），日常診療に使用するには，いささか困難な面も否定できない．なお，1996年には改訂Sydney systemが発表され，生検組織による萎縮・非萎縮のgradingのこまかい記載法が定められ，5点定点生検を含む胃炎診断の国際基準が確立した[6]が，内視鏡所見については，ほとんど記載がない．

京都分類

1983年，*Helicobacter pylori* が胃粘膜炎症，ひいては胃発癌の主因であることが明らかとなった．本邦では，従来の胃炎分類を統括し，組織学的胃炎所見に対応する内視鏡診断分類として，胃炎研究会による胃炎分類が提唱された[7]．その後，2013年5月に開催された第85回日本消化器内視鏡学会総会（春間　賢会長）にて，胃炎の内視鏡診断と臨床的意義が議論され，「胃炎の京都分類」（**表**）が提唱されるに至った[8]．この内視鏡的分類法の特筆すべき点は，内視鏡的に胃粘膜の状態を診断することで胃癌リスクを診断するという臨床的有用性を重要視した点である．その骨子は，通常白色光観察において，従来診断してきた各内視鏡所見を *H. pylori* 感染，未感染，除菌後，それぞれどの状態に対応する所見であるかを明示したうえで，胃粘膜所見を総合的に，① non-gastritis（*H. pylori* 未感染に相当），② inactive gastritis（*H. pylori* 既感染に相当），③ active gastritis（*H. pylori* 現感染に相当）の三つに分類することである．記載においては，上記の後に，木村・竹本分類による萎縮分類を付記する〔例；active gastritis（O-2）〕．さらには，近年増加しつつある

Ⅲ．疾患別内視鏡像　［胃］

表　京都分類に用いる各内視鏡所見と *H. pylori* 感染状態との対応

局　在	内視鏡所見名	英語表記	*H. pylori* 感　染	*H. pylori* 未感染	*H. pylori* 除菌後
胃粘膜全体	萎縮	atrophy	○	×	○〜×
	びまん性発赤	diffuse redness	○	×	×
	腺窩上皮過形成性ポリープ	foveolar-hyperplastic polyp	○	×	○〜×
	地図状発赤	map-like redness	×	×	○
	黄色腫	xanthoma	○	×	○
	ヘマチン	hematin	△	○	○
	稜線状発赤	red streak	△	○	○
	腸上皮化生	intestinal metaplasia	○	×	○〜△
	粘膜腫脹	mucosal swelling	○	×	×
	斑状発赤	patchy redness	○	○	○
	陥凹型びらん	depressive erosion	○	○	○
胃体部	皺襞腫大，蛇行	enlarged fold, tortuous fold	○	×	×
	白濁粘液	sticky mucus	○	×	×
胃体部〜穹窿部	胃底腺ポリープ	fundic gland polyp	×	○	○
	点状発赤	spotty redness	○	×	△〜×
	多発性白色扁平隆起	multiple white and flat elevated lesions	△	○	○
胃体下部小彎〜胃角小彎	RAC	regular arrangement of collecting venules	×	○	×〜△
胃前庭部	鳥肌	nodularity	○	×	△〜×
	隆起型びらん	raised erosion	△	○	○

○：観察されることが多い，×：観察されない，△：観察されることがある　〔文献8）より転載〕

薬剤（プロトンポンプ阻害薬など）に起因する胃粘膜変化についても言及されている．なお，木村・竹本分類の記載においては，原著ではローマ数字が用いられているが，京都分類ではアラビア数字を用いることとしている．

文　献

1）竹本忠良：慢性胃炎の内視鏡診断の問題点．診断と治療　1966；54；1274
2）Kimura K, Takemoto T：An endoscopic recognition of the atrophic border and its significance in chronic gastritis. Endoscopy　1969；3：87
3）木村　健：胃炎．内科　1975；35（6）：928-934
4）Misiewicz JJ, Tytgat GNJ, Goodwin CS, et al：The Sydney system—A new classification of gastritis. J Gastroenterol Hepatol（Working Party Reports）, 1990；1-10
5）Misiewicz JJ：The Sydney System：a new classification of gastritis. Introduction. J Gastroenterol Hepatol　1991；6：207-208
6）Dixon MF, Genta RM, Yardley JH, et al：Classification and grading of gastritis. The updated Sydney system. International Workshop on the Histopathology of Gastritis, Houston 1994. Am J Surg Pathol　1996；20：1161-1181
7）第10回胃炎研究会：胃炎の分類．Ther Res　1995；16；37-41
8）春間　賢 監，加藤元嗣，井上和彦，村上和成，鎌田智有 編：胃炎の京都分類．日本メディカルセンター，東京，2014

胃炎（京都分類）

■ 体部の萎縮所見

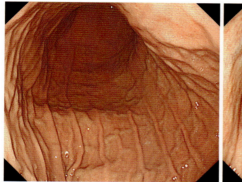
萎縮なし（H. pylori 未感染）

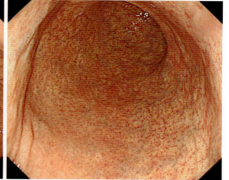
萎縮あり（H. pylori 現感染ないし既感染）

■ 体部のびまん性発赤と皺襞腫大

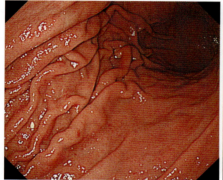
H. pylori 現感染

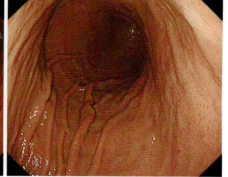
左図の症例の除菌後．びまん性発赤と皺襞腫大が改善している（H. pylori 既感染）．

■ 体部の地図状発赤

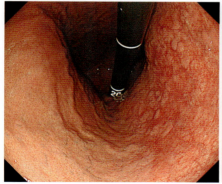
H. pylori 既感染

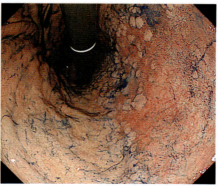
左図の症例のインジゴカルミン散布像

胃炎（京都分類）

■ 胃底腺ポリープ

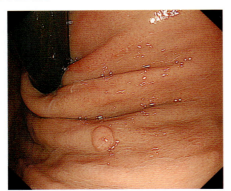

H. pylori 未感染

■ 胃角部の RAC 所見

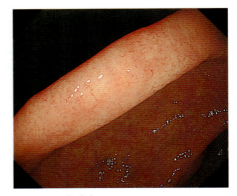

H. pylori 未感染

■ 稜線状発赤

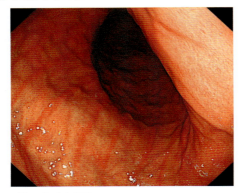

H. pylori 未感染

■ ヘマチンと斑状発赤

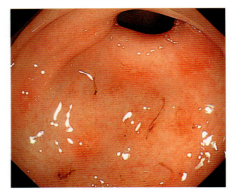

H. pylori 未感染

■ 隆起型びらん

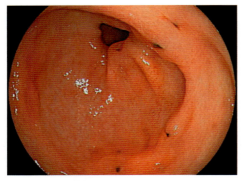

H. pylori 未感染

■ 腸上皮化生

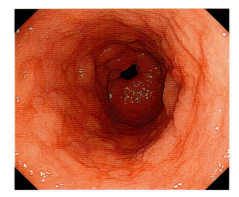

H. pylori 現感染

疾患別内視鏡像

［胃］

Column

コラム

H. pylori と胃癌，MALT リンパ腫

　Helicobacter pylori（*H. pylori*）感染が胃発癌の重要な因子であることは，もはや疑いの余地がない．多数の疫学的研究や動物モデルでの実験結果がこれを裏づけている．早期胃癌の内視鏡的治療後症例を対象とした本邦の無作為化前向き試験により，*H. pylori* 除菌治療は二次癌の発症率を約 1/3 に減少させることが示された[1]．この研究結果により，2010 年 6 月，「早期胃癌に対する内視鏡的治療後胃」が除菌治療の適応に追加承認された．しかしながら，*H. pylori* 除菌治療で陰性化した状態と，元来 *H. pylori* 陰性の胃粘膜とは，発癌のリスクが異なっていることは容易に理解できる．感染直後（おそらく幼小児期）に除菌をすると，本来の陰性者に近い状態になることが期待できるが，高齢になって除菌しても，そうはいかない．実際に何歳までに除菌をすると有効な発癌予防が得られるのか，いわゆる point of no return をどこに設定できるかが，今後臨床的に重要であろう．

　胃癌と同様，胃 MALT リンパ腫も除菌治療の適応に追加承認された．除菌治療が胃 MALT リンパ腫の有効な治療法として確立したことは，患者にとってこのうえない福音となった．しかし，内視鏡診断のみならず，組織学的にも胃 MALT リンパ腫を正確に診断することは決して容易ではない．とくに，病理診断においては各病理医による診断基準に多少の差があるのも事実であり，実際の現場では本症に精通した病理医に診断を求めることも多いのではないだろうか．正確な診断を得るためには，内視鏡医と臨床病理医との密な連携が重要といえる．

文　献

1) Fukase K, Kato M, Kikuchi S, et al；Japan Gast Study Group：Effect of eradication of *Helicobacter pylori* on incidence of metachronous gastric carcinoma after endoscopic resection of early gastric cancer：an open-label, randomised controlled trial. Lancet　2008；372：392-397

（伊藤公訓）

Ⅲ．疾患別内視鏡像　［胃］

Column

鳥肌胃炎

　鳥肌胃炎とは，内視鏡検査であたかも鳥肌のように，胃粘膜に均一な2～3 mm程度の小顆粒状隆起が密集して認められるものを意味し，その所見は胃角部から前庭部に観察されることが多い（図1）．図2は鳥肌胃炎像の拡大観察であるが，一つの隆起は中心に褪色した陥凹を伴う．これが腫大したリンパ濾胞の部に一致する．

　鳥肌胃炎の由来であるが，1962年に竹本ら[1]は，20歳，女性の胃カメラ所見で初めて「とりはだ」なる用語を用い，その後，「内視鏡的鳥肌現象」として報告した[2]．硬性鏡検査時によく観察され，若い女性に多く，検査に対して精神的緊張が強いために起こるのではないかと当初は考えられた．その後，小西ら[3]は「鳥肌状胃炎」と呼び，若年者に認められる化生性胃炎の初期像と考えた．その後，本邦でいくつかの報告がなされてい

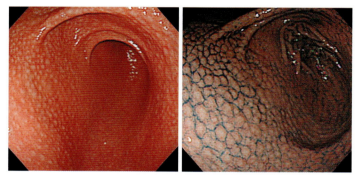

図1　鳥肌胃炎の内視鏡像（27歳，女性）
胃角部から前庭部の所見で，小顆粒状隆起が均一に密着する．インジゴカルミン散布像で所見は明確となる．

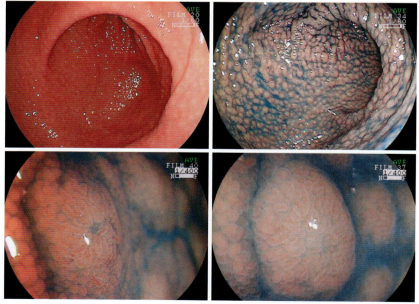

図2　鳥肌胃炎の拡大観察（24歳，女性）
隆起を拡大すると，中心に褪色した陥凹を認める．

るが，一般的には病的意義が明らかでなく，生理的変化と理解されていたためか，胃粘膜に関する内視鏡診断のテキストは数多く出版されているが，ほとんど取り上げられることはなかった．

一方，海外では Eastham ら[4]が小児 2 例の *Helicobacter pylori*（*H. pylori*）感染例を報告し，内視鏡で観察される胃粘膜の変化を "antral nodular hyperplasia" と表現し，*H. pylori* 感染により惹起される胃粘膜変化の一つであることを明らかにした．その後，*H. pylori* 感染と鳥肌胃炎の報告は数多く認められる．胃炎の国際分類である updated Sydney system では内視鏡所見として nodularity は取り上げられているが，胃炎の診断分類には残念ながら取り上げられていない．しかしながら，最近作成された胃炎の京都分類[5]では，*H. pylori* 感染を考える重要な所見として取り上げられている．鳥肌胃炎は，*H. pylori* 感染を意味するとともに，未分化型胃癌のリスク因子でもあるので，このことを念頭において対応する．まれに *Helicobacter heilmannii* 感染のことがある．

文　献

1) 竹本忠良，水野美淳：慢性胃炎の胃鏡診断と胃生検. Gastroenterol Endosc　1962；4：310-320
2) 竹本忠良：いわゆる内視鏡的鳥肌現象について. 竹本忠良 編：胃と腸内視鏡検査のポイント. 医学書院，東京，1972：141-142
3) 小西二三男，伊藤　透，竹内　巧：化生性胃炎初期変化としての若年鳥肌状胃炎の検討. Gastroenterol Endosc　1987；19：1702-1707
4) Eastham EJ, Elliott TS, Berkeley D, et al：*Campylobacter pylori* infection in children. J Infect 1988；16：77-79
5) 春間　賢 監，加藤元嗣，井上和彦，村上和成，鎌田智有 編：胃炎の京都分類. 日本メディカルセンター，東京，2014

（春間　賢，鎌田智有，末廣満彦）

胃ポリープ（山田分類）

仲吉　隆

　歴史，定義，そして病理に及ぶ中村[1]の研究によると，「polyp という名称は，many footed を意味するラテン語由来の言葉で，最初は烏賊の名称」であった．後に動物学的用語に，さらに医学用語に導入され，初めは鼻の有茎腫瘤に使用されていたが，「その後，次第に鼻腔のみならず消化管の粘膜に発生した有茎の腫瘤に対しても適用されるようになったものであり，本来肉眼的な形状に由来する名称であり，大部分の人は上皮性の腫瘤で粘膜起源のものに用いている」と述べ，「本来肉眼的な形状に由来することを忘れてはならない」と強調している．さらに「形状は有茎でも無茎でもかまわないし，大きさも限定するわけにはいかない．しかしそれはあくまで周囲から判然と識別しうる隆起でなければならない」とし，そして「"ポリープ"とは"胃粘膜の局所的異常増殖により胃内腔へ突出した周囲粘膜から判然と識別し得る腫瘤であって，肉眼的に良性ポリープ由来を証明できない癌を除外したもの"」と定義している．

山田の胃隆起性病変の肉眼分類

　山田ら[2]は胃ポリープなる名称を使用せず，胃内腔に突出した病変すべてを胃隆起性病変として一括し，その起始部の形態から4型に分類している（図）．この分類は，胃炎性隆起，粘膜下腫瘍，隆起型早期胃癌などのすべての隆起性病変を含み，良性・悪性の区別や上皮性・非上皮性の区別など組織学的所見とは無関係である．

隆起Ⅰ型：隆起の起始部が滑らかで，明確な境界線を形成しないもの．
隆起Ⅱ型：隆起の起始部に明確な境界線を形成しているが，くびれを認めないもの．
隆起Ⅲ型：隆起の起始部に明らかなくびれを形成しているが，茎の認められないもの．
　　　　　　すなわち半球〜球形のものを平面上に載せたような形である．
隆起Ⅳ型：明らかに茎のあるもの．

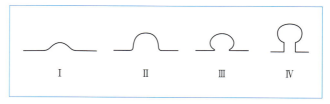

図　胃隆起性病変の肉眼分類
〔山田達哉，福富久之：胃隆起性病変．胃と腸　1966；1：145-150[2]より転載〕

病理組織学的所見からみた肉眼所見の特徴

　良性の隆起性病変の病理組織学的分類にはWHO分類に準じて過形成性ポリープと腺腫に大別されることが多い．その病理組織学的所見からみた肉眼所見の特徴は，過形成性ポリープは胃前庭部に好発し，大きさは直径0.5 cm以下から3 cmくらいまでであり，山田のⅡ型，Ⅲ型，Ⅳ型の形態をとる．腺腫は褪色調の扁平な隆起性病変としてみられることが多く，表面は比較的平滑または粗大顆粒状で，山田のⅡ型，Ⅲ型の形態をとる．

文　献
1) 中村卓次：胃ポリープ．日本臨牀　1964；22：1979-1987
2) 山田達哉，福富久之：胃隆起性病変．胃と腸　1966；1：145-150

胃ポリープの分類（山田分類）

■ 山田Ⅰ型ポリープ

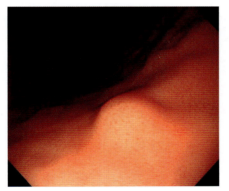

隆起の起始部が滑らかで，周囲と明確な境界線を形成していない隆起．

■ 山田Ⅱ型ポリープ

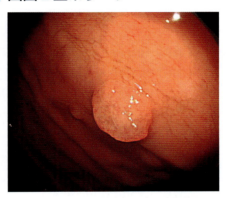

隆起の起始部に周囲と明確な境界線を形成しているが，くびれを認めない同色調隆起．

■ 山田Ⅲ型ポリープ

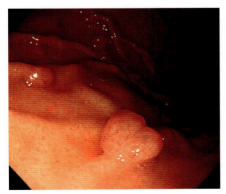

隆起の起始部に明らかなくびれを形成しているが，茎を伴わない同色調隆起．

■ 山田Ⅳ型ポリープ

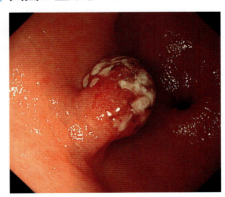

明らかに茎を有する発赤調隆起．

悪性リンパ腫の肉眼分類（MALT を除く）
（佐野分類/『胃と腸』胃悪性リンパ腫編集小委員会の分類）

田近正洋，中村常哉

　胃悪性リンパ腫の肉眼分類の代表的なものとして佐野分類[1]と『胃と腸』胃悪性リンパ腫編集小委員会の分類[2]（以下，「胃と腸分類」と略す）がある．これらは MALT（mucosa associated lymphoid tissue）リンパ腫[3]の概念が提唱される前に発表されているが，胃悪性リンパ腫の肉眼分類の基本として現在でも広く用いられている〔次項（MALT リンパ腫）の表参照〕．

佐野分類

1．表層型（superficial type）
　肉眼的に早期胃癌の 0-IIc，0-IIc＋III 型との鑑別を必要とする．0-IIc 様に集中するひだは中心に向かって凹のやせを示すが，全周性に追えず非連続性である．

2．潰瘍型（ulcer type）
　消化性潰瘍の所見が目立つ型で，進行癌では 3 型，早期癌では 0-III＋IIc 型癌との鑑別を必要とする．粘膜ひだの集中が著明であり，この点で決潰型と異なる．

3．隆起型（polypoid type）
　粘膜隆起を主体とし，1 型または 0-I 型の早期癌の外見を呈するものが多い．

4．決潰型（fungated type）
　2 型様に境界は比較的限局し，隆起表面は大きく決潰し，その内部には不規則なポリポイド様隆起をみるものである．粘膜ひだの集中がみられないのが普通である．

5．巨大皺襞型（giant fold type）
　粘膜ひだの巨大皺襞性肥厚を主体とする型で，びまん性または限局性に出現する．4 型癌あるいは肥厚型胃炎（メネトリエ病）との鑑別が必要．肥厚性胃炎では巨大皺襞の幅，太さに規則性をもって腫大しているのに対し，リンパ腫の場合のそれは走行が不規則で結節状に隆起している．また癌に比較して胃壁の伸展性が比較的維持されている．
　胃癌との鑑別点として佐野[1]は，①0-IIc 様の浅い粘膜陥凹部の中に，不規則な多発潰瘍を認めることが多い，②粘膜陥凹部の一部に蚕食所見があっても全周性に追跡できない，③粘膜ひだの先端は棍棒状腫大を示すことが多いが，その先端は丸みをおび，緩徐な変化を示す．また，融合像は少なく，隣接するひだの相互間に溝ができる，④粘膜下腫瘍の性格をどこかの部分に有する，⑤表層型，潰瘍型，隆起型，決潰型および巨大皺襞型が純粋な形で現れることは少なく混在する，⑥胃壁の伸展性がよく維持される，ことを挙げている．

胃と腸分類

（A）表層拡大型，（B）腫瘤形成型，（C）巨大皺襞型の三つの型からなる．佐野分類と比較すると，（A）表層拡大型が表層型と潰瘍型に，（B）腫瘤形成型が隆起型と凹潰型に，（C）巨大皺襞型が巨大皺襞型に対応する．

文　献
1) 佐野量三：胃と腸の臨床病理ノート．胃の悪性リンパ腫．159-172，医学書院，東京，1977
2) 八尾恒良，中沢三郎，中村恭一，他：胃悪性リンパ腫の集計成績．胃と腸　1980；15：906-908
3) Isaacson P, Wright DH：Malignant lymphoma of mucosa-associated lymphoid tissue. A distinctive type of B-cell lymphoma. Cancer　1983；52：1410-1416

悪性リンパ腫（佐野分類）

■ 表層型

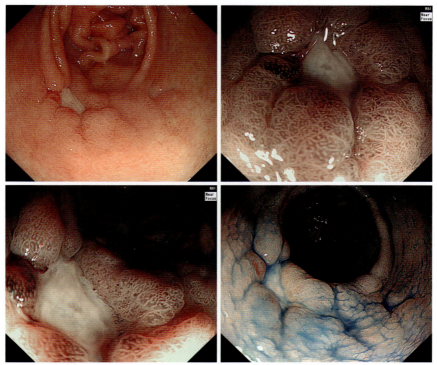

早期胃癌の0-Ⅱc+Ⅲに類似しているが，集中するひだの先端は丸みをおび，中断は認めない．潰瘍底の辺縁は整で，NBI近接像においても潰瘍辺縁の粘膜に明らかな構造異型や血管異型は認めない．また，周囲に多発する潰瘍性病変を認めている．

悪性リンパ腫（佐野分類）

■ 潰瘍型

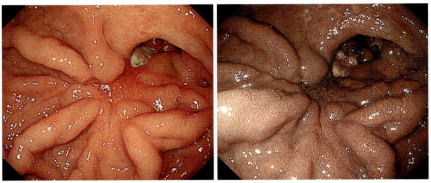

3型胃癌類似の所見を呈する．粘膜ひだの集中が著明であるが，陥凹辺縁に癌の不整さが乏しい．集中するひだの先端は丸みをおび，中断は認めない．また癒合像もなく，隣接する粘膜ひだの相互間に溝ができている．

■ 隆起型

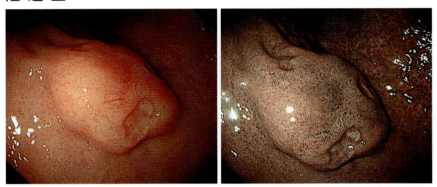

粘膜下腫瘍様の隆起を呈する．表面に多発するびらんを認めるが，隆起部分は正常の粘膜に覆われている．

■ 決潰型

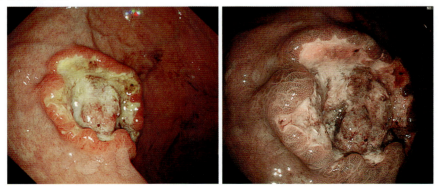

2型胃癌様の限局した立ち上がりを示し，表面は大きく決潰し，内部に不規則なポリポイド様隆起を認める．NBI像を見ると，立ち上がりは粘膜下腫瘍様で潰瘍辺縁は整である．

悪性リンパ腫（佐野分類）

■ 巨大皺襞型

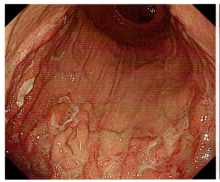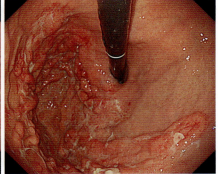

粘膜ひだの巨大皺襞性肥厚を認める．4型胃癌に比して胃壁の伸展性が比較的維持されている．

Column

胃型形質の分化型癌

　国際的に胃癌の組織学的分類法としては Laurenによる分類（Intestinal type と Diffuse type に分類）がよく用いられる．これは，本邦で用いられる分化型，未分化型という分類にほぼ対応している．Correa[1]が提唱した分化型胃癌に至る sequence によると，正常胃粘膜は，表層性胃炎，萎縮性胃炎，腸上皮化生，dysplasia を経て分化型癌へと進展するとされている．

　近年，胃癌細胞が発現する粘液形質により，胃型と腸型（胃腸混合型，無発現型）に分類する方法が提唱されている．Correa学説のごとく，多くの分化型癌では腸上皮化生粘膜を背景に有するため，癌細胞も腸型形質を保持していることが予想される．ところが実際は分化型腺癌の20～30％は胃型形質を示すことが最近の研究で明らかとなった．さらには H. pylori 除菌後に発見される分化型癌においても高率に胃型粘液の発現があることが報告されている[2]．

　胃型形質を有する分化型腺癌（図）は特有の臨床病理学的特徴を有している．組織学的には細胞異型，構造異型が軽度である反面，病変内に未分化型癌成分が混在する割合が高いとされる．内視鏡的にはⅡb様の側方進展傾向が強く，しばしば病変の境界を認識しにくいのも大きな特徴である．

すなわち，診断しにくく，潜在的な悪性度も高い．今後，内視鏡治療を行う際に問題となる特別な疾患単位となるかもしれない．内視鏡医泣かせの胃癌といえよう．

文　献

1) Correa P : *Helicobacter pylori* infection and gastric cancer. Cancer Epidemiol Biomarkers Prev 2003 ; 12 : 238s-241s
2) Matsuo T, Ito M, Tatsugami M, et al : Gastric cancer development after *Helicobacter pylori* eradication therapy : a new form of gastric neoplasia. Digestion　2012 ; 85 : 61-67:

（伊藤公訓）

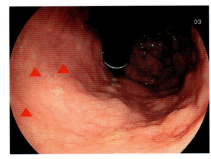

図　胃型形質の分化型癌の内視鏡像
やや褪色調の平坦隆起性の病変であるが，腫瘍の側方断端が不明瞭である．この病変においても褪色域（赤矢頭）のさらに側方に癌の進展を認めた．

Ⅲ．疾患別内視鏡像　［胃］

[胃]

MALT リンパ腫の肉眼分類

大仁田賢，松島加代子

　胃悪性リンパ腫の肉眼分類として佐野の分類（表層・潰瘍・隆起・決潰・巨大皺襞）[1]や「胃と腸」胃悪性リンパ腫編集小委員会の分類（表層拡大・腫瘤形成・巨大皺襞）[2]が汎用されている（**表**）．胃 MALT（mucosa-associated lymphoid tissue）リンパ腫もこれらの分類に準じて分類されるが，多くの例で表層型に集約される多彩な像を示す．中村は表層（胃炎類似型，Ⅱc 様陥凹型，多発潰瘍型）・腫瘤・肥厚・混合の 4 型に分類しており，潰瘍性病変は表層型か腫瘤型のいずれかに入れている（表）[3]．表層型の所見は早期胃癌との鑑別が必要であるが，その鑑別のポイントは，病変の多発性に加え，病変の境界が不明瞭，敷石状粘膜や褪色調粘膜を併存することが多いことなどである[4]．

表　胃悪性リンパ腫と MALT リンパ腫の肉眼分類

悪性リンパ腫		MALT リンパ腫
佐野分類[1]	「胃と腸」胃悪性リンパ腫編集小委員会の分類[2]	中村分類[3]
表層型 潰瘍型	表層拡大型	表層型 ・胃炎類似型 ・Ⅱc 様陥凹型 ・多発潰瘍型
隆起型 決潰型	腫瘤形成型	腫瘤型
巨大皺襞型	巨大皺襞型	肥厚型
—	—	混合型

文　献

1) 佐野量三：胃と腸の臨床病理ノート．胃の悪性リンパ腫．159-172，医学書院，東京，1977
2) 八尾恒良，中沢三郎，中村恭一，他：胃悪性リンパ腫の集計成績．胃と腸　1980；15：903-908
3) 中村昌太郎，飯田三雄：消化管悪性リンパ腫の臨床．日消誌　2001；98：624-635
4) 江口貴子，小田一郎，斉藤大三：胃 MALT リンパ腫の内視鏡診断と長期経過．消化器内視鏡　2004；16：1399-1404

MALT リンパ腫（中村分類）

■ 表層型（胃炎類似型）

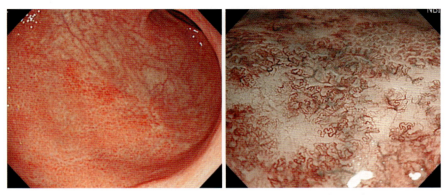

褪色調の粘膜で瘢痕様にも見える．NBI 拡大観察（右図）では白色調のリンパ濾胞様構造，拡張，蛇行した血管を認める．病変内に背景粘膜と同様の腺管構造を認める．

■ 表層型（Ⅱc 様陥凹型）

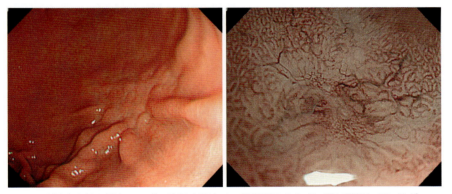

ひだ集中を伴う褪色調の浅い陥凹を認める．早期胃癌の 0-Ⅱc 型に類似しているが，集中するひだに中断や虫食い様の所見はない．NBI 拡大観察（右図）では無構造領域に一致して蛇行・分岐した走行異常の血管を認める．

■ 表層型（多発潰瘍型）

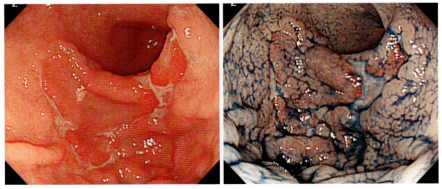

地図状の多発潰瘍を認める．潰瘍間の粘膜は発赤調，顆粒状である．

MALT リンパ腫（中村分類）

■ 腫瘤型

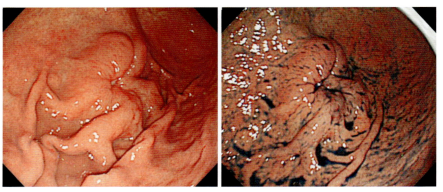

粘膜下腫瘍様の隆起を認める．中心に潰瘍を伴っている．隆起部分の粘膜には上皮性の変化は認めない．

■ 肥厚型

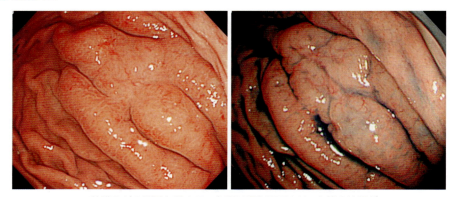

粘膜ひだの肥厚を認める．色調は褪色調であり，血管の拡張が目立つ．4型胃癌と比べると胃壁の伸展性が良い．

Column

胃生検組織診断分類（Group 分類）について

1970年に誕生したGroup分類は異型度で胃生検組織を分類し，『胃癌取扱い規約（第13版）』[1]までは基本的にはそのままで継続してきた．第14版では異型度分類から病変の質的分類に変更され[2]第15版でも踏襲された[3]．これには日欧米間の翻訳ツールというべきVienna分類[4]の概念が取り入れられ，『大腸癌取扱い規約』[5]との整合性もはかられている．

Group分類で最大の問題点となると予想されたのはGroup 2すなわち "Indefinite for neoplasia" という診断の枠内に癌が含まれる可能性があることである．この場合，病理医側としては標本の再薄切（深切り）が実際にはもっとも重要であり，コンサルテーションや特染も考慮したい．内視鏡医には経過観察と再検が求められる．図1に再薄切によりGroup 2からGroup 5へ変更した代表例を呈示する．

施設や病理医により診断基準，用語，Group分類の運用法が微妙に異なることは否めない．腫瘍

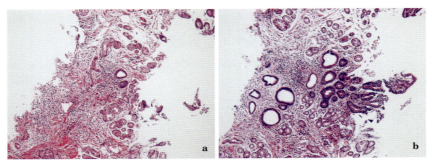

図1 再薄切により追加診断を行った症例
異型腺管がごく少数みられ，"Atypical glands, indefinite for neoplasia, Group 2"と仮診断（a），再薄切（深切り）切片を作製し"Tubular adenocarcinoma, well differentiated, Group 5"と診断した（b）．

〔九嶋亮治：病理と臨床 2011；29：965 より転載〕

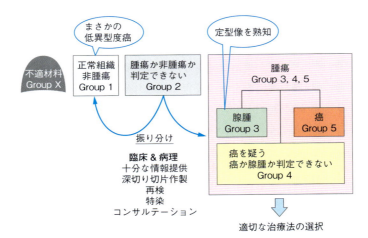

図2 胃生検組織診断分類（Group 分類）の概念と注意点

性であることは間違いなく少なくとも Group 3 であるが，Group 3, 4 と 5 に意見が分かれるような病変は，Group 分類の数字を鵜呑みにすることなく，内視鏡所見（大きさ，陥凹・発赤の有無など）を併せ，経過観察も含め適切な治療法を選択してほしい．

くれぐれも Group 分類の数字のみが臨床病理の現場を一人歩きすることは避けたい．図2 に新 Group 分類全体のイメージと注意点を図示した．

文献
1) 日本胃癌学会 編：胃癌取扱い規約 第13版．金原出版，東京，1999
2) 日本胃癌学会 編：胃癌取扱い規約 第14版．金原出版，東京，2010
3) 日本胃癌学会 編：胃癌取扱い規約 第15版．金原出版，東京，2017
4) Schlemper RJ, Riddle RH, Kato Y, et al：The Vienna classification of gastrointestinal epithelial neoplasia. Gut 2000；47：251-255
5) 大腸癌研究会 編：大腸癌取扱い規約 第8版．金原出版，東京，2013

〔九嶋亮治〕

十二指腸潰瘍（型分類・Stage 分類）

川口　淳，永尾重昭

型　分　類

　従来よりわれわれは丹羽の分類を用い，十二指腸潰瘍を単発，接吻，線状の 3 型に分類している[1]．
　単発潰瘍：1 個の潰瘍がみられるものである．
　接吻潰瘍：2 個の潰瘍が向かい合ってみられるものであるが，幽門輪直下の潰瘍瘢痕に限っては，3 個以上多発していてもそれぞれが独立している場合には接吻潰瘍とする．
　線状潰瘍：潰瘍ないしは瘢痕が断続的であっても線状に追えるもので，その長さは球部の 1/3 周以上あるものである．
　この型決定のためには十分量の空気を送気し，球部を十分展開させたうえで，球部内をくまなく観察する必要がある．通常の内視鏡検査では過度の送気を避ける傾向にあり，さらに十二指腸球部が幽門輪をもって胃と境されることから，幽門輪を越えてすぐの球部粘膜を 2000 年頃まで多く用いられた直視型ファイバースコープで観察することは決して容易なことではなかったし，現在の画質や操作性の良い内視鏡システム（電子スコープ）をもってしても，相当に意識しないことには困難であることに変わりはない．このようなことから往々にして潰瘍の見逃しや型の判定に誤りがみられてきたことは残念であるが，十二指腸球部の観察に側視型十二指腸鏡が用いられていた歴史的事実を鑑みれば致し方のない面であったと考える．
　丹羽らは職域集検で発見された 35 歳以上の十二指腸潰瘍症例のうち長期観察可能であった 272 例の検討から，上記 3 型の多くは経過中に基本的な形態は同一に推移し，単発潰瘍や接吻潰瘍が再発再燃を繰り返して線状潰瘍へと明らかに進展した症例は認められなかったと述べている．これは，各形態は別個の独立したものであることを示唆していると考えられる[2]．現在，*Helicobacter pylori*（*H. pylori*）除菌治療が広く行われており，十二指腸潰瘍の型分類を追究することは困難であると考える．

1．単発潰瘍

　単発潰瘍は，十二指腸球部前壁と幽門輪直下を好発部位とすることが多い．なかでも幽門輪直下の軽度の楔状ひきつれとして発見される潰瘍瘢痕は経過を追っても再発はまれであり[3]，丹羽らは幽門輪直下の単発潰瘍瘢痕の頻度が高頻度にあることを指摘してきた．
　金澤らは，胃癌手術の際に通常の内視鏡検査では見落とされて再度の詳細な内視鏡検査で見出された，幽門輪直下の軽度の楔状ひきつれを主体とする変化を病理組織学的に検討し，エラスチカ・ワンギーソン染色で弾性線維の増生が認められたことから，古い瘢痕組織であることを証明した[4]．この潰瘍瘢痕は UL-Ⅱないし Ⅲ の比較的浅い潰瘍瘢痕で，その胃粘膜における *H. pylori* 感染は一時的なものであったと指摘した[5]．
　この潰瘍は経過を観察しても再発はほとんどみられない．幽門輪直下の単発潰瘍は十二

指腸潰瘍ではきわめてまれで，その多くは線状あるいは接吻潰瘍の一部分だけを見ていることが多いと考える．接吻潰瘍や線状潰瘍の一部分が幽門輪直下の前壁に開放性の潰瘍として存在することがあり，この場合には漫然と観察すると単発潰瘍を見誤る危険が大きい．

現在使用されている最新型の直視型電子内視鏡を用いることで，この幽門輪をすぐ越えた前壁の単発瘢痕が広く見出される可能性もあると考える．

2．接吻潰瘍

通常，前後壁にあるいは小弯と前壁に対応して2個の潰瘍がみられ，ridge（潰瘍または瘢痕に伴って生じる球部粘膜の尾根状隆起）の両端に潰瘍がみられることが多い．ridgeの明らかでない症例もあるが，この場合のridgeは単なるひきつれである．

3．線状潰瘍

線状潰瘍の長さは，内視鏡的には球部の1/3周以上のものとされる．線状潰瘍はUL-Ⅲ以上の潰瘍で，その胃粘膜における *H. pylori* 感染は持続的である．線状潰瘍でみられるridgeの内視鏡的特徴としては，幅が広く，全長にわたって一様でなく部位によって異なり，しかも辺縁が平滑でなく硬さ，凹凸がみられる．このridge上に線状溝もしくは潰瘍が存在することが特徴である．線状潰瘍は複雑な形態を示すため，視方向を変えてくまなく観察する必要がある．

この線状潰瘍は，*H. pylori* 除菌治療が導入されるまでは容易に再発再燃を繰り返し，難治性潰瘍ともいえたが，除菌治療により治癒がもたらされるようになった．筆者は臓器反射スペクトル法を用い，*H. pylori* 除菌が線状潰瘍のridge上の粘膜血行動態の改善に寄与することを明らかにした[6]．しかし，現在でも除菌に失敗した場合には，以前より行われてきた維持療法が必要な型である．

また，除菌成功により，潰瘍部分が瘢痕治癒に至ると病変部の炎症・浮腫が軽減消失するためにridgeの平定化を見る．

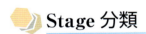 Stage分類

十二指腸潰瘍のStage分類はさまざまな考えで行われてきた．過去には竹本は十二指腸潰瘍を急性期，治癒期，瘢痕期と分類し[7]，佐久本らはacute stage, chronic stage, healing stage, ulcer-scarと分類し[8]，岡田は開放期（活動型，中断型）と瘢痕期に分けている[9]．さらに中村らは，胃潰瘍の崎田・三輪分類に準じて病期分類をしており，いわゆるH_3 stageと呼ばれる，わずかに点状白苔の残存するように見える時期を略治期として，瘢痕期には含めていない[10]．

現在一般的には胃潰瘍の分類に準じて行われ，活動期（A_1，A_2），治癒期（H_1，H_2），瘢痕期（S_1，S_2）に分類される[11]．活動期は潰瘍周辺の粘膜が浮腫状に腫脹しており，A_1では出血，凝血塊，露出血管が認められ，A_2では出血，凝血塊は消失し露出血管も潰瘍底に埋没する．治癒期では周辺の浮腫は消退し，H_1では浮腫が消退するのみでまだ潰瘍の縮小は明らかとはならず，H_2をもって明らかとなる．白苔の消失をもって瘢痕期とするが，S_1は瘢痕中央が赤味を帯びており，さらにS_2では同部が白色となっている．白苔の消失をもって内視鏡診断上からは治癒と考えてしまうが，*H. pylori* 感染の問題があり，現在では

Ⅲ. 疾患別内視鏡像　［十二指腸］

　　H. pylori 感染が治癒しかつ白色瘢痕となった場合を治癒と考えている．
　　"しもふり"とは，潰瘍周辺のやや発赤した粘膜面に時に斑点状に小白斑がみられる像であり，潰瘍に伴うびらん性変化をさすものである．

附）十二指腸炎

　　田中らは，十二指腸球部粘膜の内視鏡所見を表在性十二指腸炎，萎縮性十二指腸炎，その他に分けており[12]．十二指腸潰瘍とは無関係にかなり高頻度で存在するとしている．この十二指腸炎が独立した疾患として認知されているとは言い難いが，これまでの研究で本疾患が腹部症状の原因となる可能性が示唆されている．
　　十二指腸炎は内視鏡的には，以下の3型に分類されている[13]．
　　① 発赤型：明らかな白苔がなく，発赤として認められ，同部に一致して浮腫を伴うことがある．
　　② びらん型：白苔または凝血塊に覆われたびらんの形態をとり，周辺部には通常発赤と浮腫を伴う．
　　③ 粘膜粗糙型：粘膜面は色調の変化に乏しく，びまん性に凹凸を示す．
　　十二指腸炎にみられる隆起は炎症性ポリープ，過形成性ポリープ，ブルンネル腺腺腫などとの鑑別が必要である．なお病理組織学的な分類には Whitehead らの分類がある[14]．

文　献
1) 丹羽寛文：十二指腸潰瘍の内視鏡診断．最新医学　1982；37：524-530
2) 丹羽寛文，金澤雅弘，河野俊彦，他：十二指腸潰瘍の長期経過．Gastroenterol Endosc　1991；33：2019-2026
3) 金澤雅弘，川口　淳，河野敏彦，他：再発しにくい十二指腸潰瘍の形態的特長．消化器内視鏡の進歩　1990；37：65-69
4) 金澤雅弘，佐野順次郎，川口　淳，他：十二指腸単発潰瘍の病理組織学的検討—幽門輪直下の潰瘍瘢痕について．Gastroenterol Endosc　1990；32：2820-2825
5) 金澤雅弘：十二指腸潰瘍の臨床病理学的検討—病理組織および Helicobacter pylori 検出率からみた線状潰瘍と単発潰瘍の違いについて．Gastroenterol Endosc　1994；36：3-15
6) 川口　淳：十二指腸線状潰瘍における十二指腸球部粘膜血行動態の検討—酸分泌抑制薬ならびに Helicobacter pylori 除菌療法の意義．Gastroenterol Endosc　1995；37：2687-2700
7) 竹本忠良：十二指腸潰瘍の診断—胃内視鏡，十二指腸鏡内視鏡両面より．吉利　和編：胃・十二指腸潰瘍のすべて（第1版）．239-245，南江堂，東京，1971
8) 佐久本健，沖田瑛一，栗原達郎，他：十二指腸潰瘍の診断とその問題点—内視鏡診断を中心に．胃と腸　1973；8：1593-1599
9) 岡田昌之：十二指腸潰瘍に関する研究—特にその治癒像に関する考察．Gastroenterol Endosc　1976；18：273-286
10) 中村孝司，山中正巳，丹羽寛文，他：内視鏡的にみた十二指腸潰瘍の経過に関する検討．Gastroenterol Endosc　1979；21：538-547
11) 﨑田隆夫，三輪　剛：悪性潰瘍の内視鏡診断—早期診断のために．日消誌　1970；67：984-989
12) 田中三千雄，丸山正隆：ふたたび十二指腸炎をめぐって—見直しシンポジウム．Gastroenterol Endosc　1992；34：2432-2444
13) 稲土修嗣，田中三千雄，佐々木博：内視鏡分類に基づく十二指腸炎の機能的ならびに形態学的研究．Gastroenterol Endosc　1987；29：492-503
14) Whitehead R, Roca M, Meikle DD, et al：The histological classification of duodenitis in fiber-optic biopsy specimens. Digestion　1975；13：129-136

十二指腸潰瘍（型分類）

■ 単発潰瘍

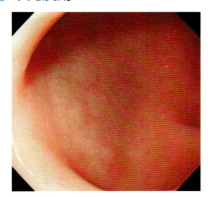

幽門輪直下前壁の楔状ひきつれの所見．過去に明らかな十二指腸潰瘍を思わせる病歴はない．

■ 接吻潰瘍

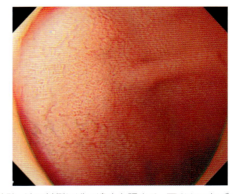

前壁，その対側に浅い潰瘍を認める．両者をつなぐridge（潰瘍または瘢痕に伴って生じる球部粘膜の尾根状隆起のこと）や線状溝や瘢痕は明らかでなく，接吻潰瘍と考える．

■ 線状潰瘍

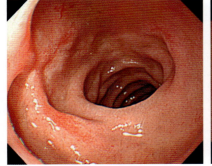

前壁にひだ集中を伴う赤色瘢痕を認め，線状溝が小弯をまたぎ対側の後壁と繋がる．前壁からは大弯へも線状発赤が伸展している．

■ 線状潰瘍

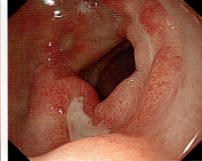

左：球部は全体に発赤調であり，前壁に小さな浅い潰瘍，後壁を線状潰瘍が走り，大弯の大きめの潰瘍へと連なる．
右：前壁にポケット形成（Tasche形成）を認める．画面中央にはridgeを認め中央部分の小潰瘍はわずかなびらんに，後壁の線状潰瘍は溝となっている．線状潰瘍の多彩な形態は内視鏡検査における一画面にすべてをとらえることは容易ではない．

■ 線状潰瘍

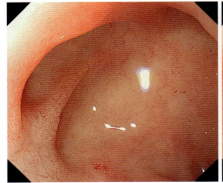
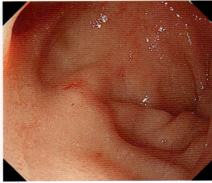

左：全体像を観察することの難しさを示す．画面9時，12時方向には幽門輪の引きつれがあり，この両者を結ぶようにridge形成とその前壁側にTasche形成を認める．
右：やや，手前に内視鏡を引き戻し距離をとると中央の発赤に向かって後壁1時方向からridgeが伸びている．5時方向からもridgeが同部へ向かっている．

[十二指腸]

乳頭部癌

高橋邦幸，真口宏介，金　俊文

肉眼型と部位

　乳頭部癌の肉眼的形態は『胆道癌取扱い規約』[1]により，腫瘤型，混在型，潰瘍型に大別され，その他の型として，正常型，ポリープ型，特殊型に分類される（図1）．腫瘤型は十二指腸側に腫瘍が露出する露出腫瘤型と，露出しない非露出腫瘤型に細分類され，混在型は腫瘤が優勢な腫瘤潰瘍型と，潰瘍が優勢な潰瘍腫瘤型に分けられる．発生頻度については，腫瘤型が2/3以上を占め，潰瘍型が1/3以下とする報告が多い．進行度別にみると，Stage I では腫瘤型が大半を占め，Stage の進行とともに混在型や潰瘍型の割合が増える．このことから，乳頭部癌の多くは腫瘤型として発生し，浸潤発育に伴って潰瘍を形成するが，少数例では発癌時から潰瘍を形成するものも存在すると想定される．

　組織型と肉眼型の関係では，腫瘤型は乳頭腺癌や高分化型管状腺癌が多く，しばしば腺腫成分の混在がみられるのが特徴であり，adenoma-carcinoma sequence を介した発癌機序が想定される．一方，潰瘍型では中分化型あるいは低分化型管状腺癌の割合が高く，腺腫成分の併存はまれであり，*de novo* 的な発癌機序が想定される[2]．

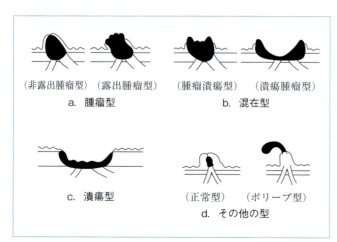

図1　乳頭部癌の肉眼型
〔日本肝胆膵外科学会 編：臨床・病理 胆道癌取扱い規約（第6版）．金原出版，東京，2013[1]，p.29 より転載〕

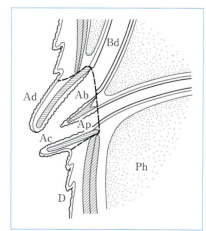

図2　乳頭部（A）の範囲および区分
〔日本肝胆膵外科学会 編：臨床・病理 胆道癌取扱い規約（第6版）．金原出版，東京，2013[1]，p.5 より転載〕

十二指腸乳頭部は『胆道癌取扱い規約』[1]では，Oddi筋に囲まれた部分とされ，その目安は胆管（Bd）が十二指腸壁（十二指腸固有筋層）に貫入してから十二指腸乳頭開口部までとし，以下のように表記する（**図2**）．

なお，乳頭部胆管（Ab），乳頭部膵管（Ap），共通管部（Ac），大十二指腸乳頭（Ad）を総称して乳頭部（A）とする．

(1) 乳頭部胆管（Ab）
(2) 乳頭部膵管（Ap）
(3) 共通管部（Ac）
(4) 大十二指腸乳頭（Ad）
(5) 膵頭部（Ph）
(6) 十二指腸（D）

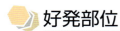

好発部位

乳頭部癌の好発部位はAcであり，その頻度はおよそ60％と考えられる[3,4]．発生領域別に組織分化度をみると，Adでは，乳頭腺癌や高分化型管状腺癌などの高分化型癌が多いのに対し，Acでは低分化型癌の頻度が多くなる．Ab/Apでは，さらに低分化型癌の率が高くなる[5,6]．したがって，乳頭部癌の生検診断を行う際には，AcやAb/Apに腫瘍が存在するかどうかを確認し，腫瘍が疑われる場合にはAc，Ab，Ap部から生検することが必要となる．

文　献

1) 日本肝胆膵外科学会 編：臨床・病理 胆道癌取扱い規約（第6版）．金原出版，東京，2013
2) 新田　篤，山内英生：十二指腸乳頭部癌の臨床病理学的並びに免疫組織学的研究．日外会誌 1992；93：699-707
3) 遠城寺宗知，城戸英希：十二指腸乳頭部癌の発生母地．胆と膵 1981；2：1651-1656
4) 和田祥之，木村　理，黒田　慧，他：乳頭部癌の発生，発育，進展に関する病理組織学的検討．消化器科 1988；8：249-258
5) Noda Y, Watanabe H, Iida M, et al：Histologic follow-up of ampullary adenomas in patients with familial adenomatosis coli. Cancer 1992；70：1847-1856
6) 山野三紀，渡辺英伸，黒崎　亮，他：十二指腸乳頭部腫瘍の病理．消化器画像 2001；3：159-171

乳頭部癌

正常型

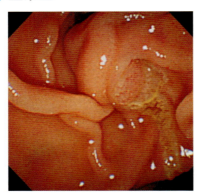

十二指腸側から癌腫がほとんど見えず、十二指腸粘膜で覆われており乳頭は、ほぼ正常の所見である．

非露出腫瘤型

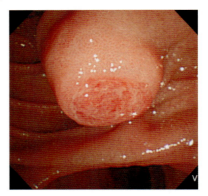

十二指腸側から癌腫がほとんど見えず、十二指腸粘膜で覆われている．口側隆起が軽度腫大している．

露出腫瘤型

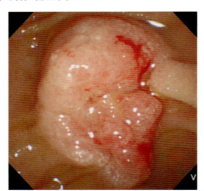

癌腫が十二指腸側に露出しており、潰瘍形成を認めない．

腫瘤潰瘍型

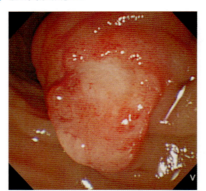

腫瘤の一部に潰瘍形成がみられ、癌露出部は潰瘍辺縁を越えてみられる．

潰瘍腫瘤型

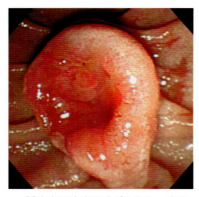

腫瘤内に潰瘍形成がみられ、癌露出部は潰瘍辺縁を越えてみられる．

潰瘍型

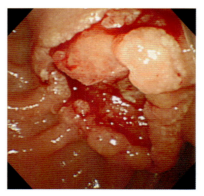

乳頭部は潰瘍化し、出血を伴っている．正常粘膜が潰瘍縁までほぼ追える．

●索　引 （太字の頁には，症例画像があることを示す）

和　文

24 時間インピーダンス・pH モニタリング検査　360

あ

アカラシア　28
アニサキス症　222
アフタ　110
悪性黒色腫（食道）　142，176
悪性リンパ腫　201，238
　――（胃と腸分類）　399
　――（佐野分類）　398
　――の胃浸潤　254
　――の肉眼型分類　398
　胃――　209，221，247，252，253，278
　胃――潰瘍型　400
　胃――巨大皺襞型　401
　胃――決潰型　400
　胃――の肉眼分類　402
　胃――表層型　399
　胃――隆起型　400
　十二指腸――　299，300，307，319
　食道――　155
　進行胃癌と――の鑑別　250
圧迫・圧排
　胃外――　65，213
　胃外――の EUS 診断　195
　肝癌の胃――　281
　肝左葉の胃――　281
　他臓器による――　274
　壁外――（右側大動脈による）187
　壁外――（転移リンパ節による）188
　壁外性――（部）　156，182
亜有茎性　109

い

インジゴカルミン　69
インフォームド・コンセント　29

胃悪性リンパ腫　209，221，247，252，253，278
　――潰瘍型　400
　――巨大皺襞型　401
　――決潰型　400
　――の肉眼分類　402
　――表層型　399
　――隆起型　400
胃炎
　――の京都分類　389，395
　――様に見える癌　86
　A 型――　209，218，224
　H. pylori と――　387
　H. pylori 慢性活動性――　72
　H. pylori 慢性非活動性――　75
　限局した肥厚性――　221
　鳥肌――　394
　肥厚性――　221
　腐食性――　279
　吻合部ポリープ状肥厚性――（GCP）　222
　慢性活動性――　77，78
　慢性非活動性――　77，78
胃黄色腫　205，265，390
胃外圧迫　213
　――の超音波内視鏡　195
胃潰瘍　27，229，248，255
　――と 2 型胃癌の鑑別　249
　――と 3 型胃癌の鑑別　249
　――と早期胃癌の鑑別　249
　――の時相分類　382，385
　――の治癒速度による分類　386
　――の深さによる分類（村上分類）　383
　H. pylori と――　387
　急性――　256，384，386
　線状――瘢痕　282
　難治性――　256，384，386
胃角小弯　61
胃拡張　274
胃角部　54

胃過形成性ポリープ　207，208，260
　――の幽門からの脱出　279
胃型形質　401
胃カルチノイド腫瘍　209
胃癌
　0-Ⅰ型　196，197，261，380
　0-Ⅱa型　198，202，245，261，380
　0-Ⅱa型（結節集簇型）　199
　0-Ⅱa＋Ⅱc型　199，200，263
　0-Ⅱb型　264，380
　0-Ⅱc型　224，225，231，232，233，242，246，247，262，264，271，272，380
　0-Ⅱc＋Ⅱa型　243，244
　0-Ⅱc＋Ⅲ型　251
　0-Ⅲ型　380
　0-Ⅲ＋Ⅱc型　251
　1 型　201，381
　2 型　229，252，381
　3 型　223，251，278，381
　4 型　219，277，381
　5 型　381
　F-Ⅱ（＋）（EUS）　103
　T1a　196，198，199，200，224，231，232，233，242，243，244，245，246，247，261，262，263，264，272
　T1b　202，225，251，271
　T1b1　197，199，200，233
　T1b2　261
　T3　201，278
　T4a　219，229，277
　UL（－）（EUS）　102
　UL-Ⅱ（＋）（EUS）　103
　――十二指腸転移　295，307
　――の拡大内視鏡診断アルゴリズム　80
　――の肉眼型分類　378
　――腹膜播種による十二指腸狭窄　320
　胃潰瘍と 2 型――の鑑別　249

413

索　引

胃潰瘍と 3 型——の鑑別　249
胃潰瘍と早期——の鑑別　249
胃底腺型——　202
除菌後発見——　86
進行——と悪性リンパ腫の鑑別
　250
スキルス——　219，277
胃癌取扱い規約　377
胃クローン病　238
胃憩室　230，282
胃サルコイドーシス　238
意識下鎮静法　37
胃軸捻転　274
胃脂肪腫（EUS）　100
萎縮　218，390，391
——粘膜の血管透見像　271
Closed type の——　270
Open type の——　270
胃粘膜——　267
内視鏡的——粘膜　270
胃静脈瘤　213，223，299
胃食道逆流症　354，358，363
→GERD も見よ
異所性胃粘膜
——（十二指腸）　287
——（食道）　148，170，171
胃生検組織診断分類　404
胃腺腫　203，263
胃体下部後壁　61
胃体下部大弯　61
胃体上部小弯　63
胃体上部大弯　60，63
胃体中部大弯　61
胃体部　54
胃底腺　53
——型胃癌　202
——粘膜　73
——粘膜の拡大内視鏡　71
——ポリープ　206，390，392
胃転移性腫瘍
——（悪性黒色腫）　265
——（乳癌原発）　220
胃と腸分類（悪性リンパ腫）　399
胃粘膜萎縮　267
胃粘膜下腫瘍（SMT）　223
——（EUS）　210，211，212
——の EUS 診断　195
胃嚢胞　212
——（EUS）　99

胃の解剖　53
胃の観察　59
胃の区分　53
胃の内視鏡区分　54
胃の引き抜き観察　63
胃の壁構造　55
胃梅毒　238
胃びらん　230，390，392
——（NSAIDs 起因性）　238，
　242
——（活動期）　241
——（治癒期）　240，241
胃噴門部　54
胃平滑筋腫　211
——（EUS）　101
胃壁　53
胃ポリープ　396
——の分類　397
胃迷入膵　211，212
——（EUS）　100
胃隆起性病変の肉眼分類　396
咽頭炎　133
咽頭炎症性ポリープ　116
咽頭癌
0-I 型　337
0-IIa 型　117，131，132，337
0-IIa+I 型　118，119
0-IIa+IIc 型　120，121
0-IIb 型　118，130，131，
　132，338
0-IIb+IIa 型　130
0-IIc 型　126，339
1 型　119，120，121
下——　117，118，119，120，
　121，130
中——　119，121，126，131，
　132
咽頭憩室　126
——（食道）　150
咽頭血管腫　115
咽頭乳頭腫　116，117，135
咽頭粘膜の構築・構造　340，341
咽頭嚢胞　115
咽頭の解剖　49
咽頭麻酔　35
咽頭メラノーシス　135
咽頭リンパ濾胞　125

え

遠位前庭部　61
嚥下困難　25
塩酸ペチジン　39
塩酸リドカイン　35
炎症性ポリープ（食道胃接合部）
　143

お

オルトフタルアルデヒド　46
横行結腸癌の胃浸潤　280
黄色腫
——（胃）　205，265，390
——（食道）　177
嘔吐　22
悪心　22

か

カルチノイド
胃——　209
十二指腸——　296，306
カンジダ症　171
——（咽頭）　134
カンジダ食道炎　334
潰瘍瘢痕　224，232
——（赤色瘢痕）　255
——（白色瘢痕）　255
十二指腸——　282，304
食道静脈瘤 EVL 後——　368
線状——（胃十二指腸）　282
腐食性食道炎の——　151
下咽頭　59
——の観察　59
下咽頭癌　117，118，119，120，
　121，130
化学放射線治療後瘢痕狭窄（食道）
　185
架橋ひだ　110，217，223
過誤腫性ポリープ　208
過酢酸　46
画像強調観察　88
家族性大腸腺腫症
——に伴う乳頭部癌　327
——の十二指腸腺腫　291
拡大内視鏡　71，80

H. pylori 未感染の幽門部——
　73
　RAC の—— 72, 268
　胃癌の——診断アルゴリズム
　80
　胃底腺粘膜の—— 71
　食道扁平上皮癌の——分類
　370
　幽門腺粘膜の—— 72
下部食道の血管透見像 **168**
陥凹型びらん **390**
肝癌の胃圧排 **281**
肝左葉の胃圧排 **281**
鉗子触診 **147**
癌性狭窄（食道） **184**
癌肉腫 **141**

き

気胸 **28**
偽憩室症 **189**
機能性ディスペプシア **25**
機能性胸やけ **363**
木村・竹本分類 76, 267, 388
逆流性食道炎 148, 150, 151,
　172, 358
　Grade A **361**
　Grade B **361**
　Grade C 161, 361, 362
　Grade D 161, 361
　Grade M **361**
　Grade N **361**
　——による狭窄 **186**
牛眼像 **109**
急性胃粘膜病変（AGML） 27,
　222, 265
急性潰瘍（胃） 256, 384, 386
急性腹症 **21**
球麻痺 **26**
穹窿部 54, 63
胸郭呼吸運動 **40**
狭心症 **28**
胸痛 **28**
京都分類（胃炎） **389**
胸部下部食道 **51**
胸部上中部食道 51, 60
胸部上部食道 **51**
胸部食道の血管透見像 **168**
胸部中部食道 51, 60

胸膜炎 **28**
巨大ひだ **110**
近位前庭部 **61**
近位前庭部小弯 **61**

く

クッションサイン 110, 147
グルカゴン **36**
グルタールアルデヒド **46**
クローン病
　——食道潰瘍 **162**
　胃—— **238**
偶発症全国調査 32, 34

け

経鼻内視鏡の鼻腔麻酔 **36**
頸部食道の血管透見像 **168**
下血 **26**
血圧計 **41**
血管透見像
　——（*H. pylori* 未感染胃）
　268, 269
　萎縮粘膜の—— **271**
　下部食道の—— **168**
　胸部食道の—— **168**
　頸部食道の—— **168**
　腺境界における—— **270**
げっぷ **23**
血便 **26**
限局した肥厚性胃炎 **221**

こ

コンゴーレッド **67**
コントラスト法 **66**
口蓋メラノーシス **142**
光学法 **90**
高ガストリン血症によるひだ肥厚
　221
硬口蓋外骨症 **114**
抗コリン薬 **36**
好酸球性食道炎 **189**
喉頭 **59**
喉頭蓋嚢胞 **114**
喉頭癌 **122**
喉頭の解剖 **49**
鼓腸 **24**

さ

サイトメガロウイルス感染による
　潰瘍 **257**
臍形成 **110**
細径超音波プローブ **97**
再生上皮（胃） **260**
﨑田・三輪分類（時相分類） 255,
　382, 385, 407
佐野分類（悪性リンパ腫） **398**
残胃空腸吻合部の線維性狭窄
　282
塹壕状 **110**
蚕食像 110, 218

し

ジアゼパム **39**
ジメチコン **34**
耳介様 **253**
色素内視鏡 **66**
色調逆転現象 **76**
子宮頸癌リンパ節転移による十二
　指腸狭窄 **321**
島状粘膜残存 **110**
島状隆起 **110**
集合細静脈 71, 266
周堤隆起 **111**
十二指腸 GIST 297, 298
十二指腸 insulinoma **297**
十二指腸悪性リンパ腫 299,
　300, 307, 319
十二指腸アミロイドーシス **298**
十二指腸胃上皮化生 **287**
十二指腸炎 288, 408
十二指腸潰瘍 27, 303
　——（型分類） 406, 409
　——（外科手術後ストンス性）
　303
　——（抗がん剤治療中） **304**
　——（接吻潰瘍） 407, 409
　——（線状潰瘍瘢痕） **282**
　——（単発潰瘍） 406, 409
　——の Stage 分類 **407**
十二指腸潰瘍瘢痕 **282**
　——（NSAIDs 内服による）
　304
十二指腸下行部 56, 62

415

索　引

——の観察　62
十二指腸カルチノイド腫瘍
　296，306
十二指腸癌
　0-Ⅰs型　293
　0-Ⅱa型　291，292，293，294
　0-Ⅱc型　313，314，315
　2型　305
　3型　306
　進行——　295，318
十二指腸球部　55，56，62
　——の観察　62
十二指腸脂肪腫　298
十二指腸静脈瘤　299
十二指腸腺腫　289，290，310，
　311，312
十二指腸転移性腫瘍
　——（胃癌の転移）　295，307
　——（肺癌の転移）　295
十二指腸粘膜下腫瘍　297
十二指腸囊胞　288
十二指腸の解剖　55
十二指腸の区分　56
十二指腸びらん
　——（NSAIDs内服による）
　　304
　——・潰瘍（肝細胞癌に対する
　　放射線照射後）　305
　——（肝動脈塞栓術後）　305
十二指腸マントル細胞リンパ腫
　299
十二指腸リンパ濾胞過形成　288
十二指腸濾胞性リンパ腫　299
樹枝状の血管　269
術後狭窄　182
消化管間葉系腫瘍　192，214
消化管蠕動運動抑制薬　36
消化性潰瘍（胃）　229
消毒液　46
消毒レベル　45
消泡薬　34
除菌後発見胃癌　86，401
食道ESD後狭窄　188
食道GIST　145
食道web　182
食道アカラシア　26，181，183，
　184，185，353
食道悪性リンパ腫　155
食道胃管吻合部狭窄　190

食道胃静脈瘤　265
食道・胃静脈瘤内視鏡所見記載基
　準　365
食道・胃静脈瘤破裂　27
食道異所性皮脂腺　174
食道胃接合部　51，60，143，169，
　354
　——癌（バレット食道癌）　351
　——癌（扁平上皮癌）　352
食道炎　28
　カンジダ——　334
　逆流性——　148，150，151，
　　161，172，358，361，362
　逆流性——による狭窄　186
　好酸球性——　189
　剝離性——　163
　腐食性——　187，353
　腐食性——の潰瘍瘢痕　151
食道潰瘍　151
　——（クローン病に併発）　162
　——（サイトメガロウイルス感
　　染）　163
　——（静脈瘤EVL後）　368
　——（ボタン型電池誤飲・停滞）
　　162
　薬剤性——　163
食道顆粒細胞腫　145
食道癌
　0-Ⅰp型　139，344
　0-Ⅰs型　139，140
　0-Ⅱa型　140，178，345
　0-Ⅱa＋Ⅱc型　345
　0-Ⅱb型　178，346
　0-Ⅱc型　152，153，165，
　　179，346，347，351
　0-Ⅱc＋“0-Ⅰs”型　344，352
　0-Ⅱc＋Ⅱa型　164，166
　0-Ⅲ型　154，348
　1型　141，142，349
　2型　155，166，349
　3型　155，349
　4型　350
　5a型　350
　T1a-EP　152，164，178，179，
　　345，346
　T1a-LPM　140，152，153，
　　166，179，346
　T1a-MM　165，345，347
　T1b-SM　344，347，348，

　　351，352
　T1b-SM1　139
　T1b-SM2　140，153，154
　T1b-SM3　139
　T2　141
　——のEUS診断　105
　——のハイリスク　353
　——の病型分類　342
　——壁内転移　142
　進行——の副病巣　180
食道癌取扱い規約　342
食道偽憩室症　149
食道キサントーマ　177
食道狭窄　181
食道憩室　183
食道憩室内癌　183
食道血管腫　146
食道脂肪腫　146
食道静脈瘤　146，175，299，
　364，366，367，368
　——EVL後　368
　——出血　27，367，368
食道入口部　51
食道乳頭腫　143
食道粘膜下腫瘍　177
食道の解剖　50
食道の観察　59
食道の区分　50
食道の壁構造　50
食道びまん性痙攣　28
食道平滑筋腫　144，145
　——（EUS）　144
食道扁平上皮癌の拡大内視鏡分類
　370
食道メラノーシス　142，176
食道裂孔ヘルニア　151，274，
　281
心筋梗塞　28
神経鞘腫　192，214
心電図モニター　41

す

スキルス胃癌　219，277
　潜在性——　219
スコープの持ち方　58
膵癌
　——浸潤による十二指腸狭窄
　　320

——の胃浸潤　223，280
——の十二指腸浸潤　331
膵管内乳頭粘液性腫瘍（IPMN）
　330
膵頭部癌の十二指腸浸潤　331
皺襞腫大・蛇行　390，391

せ

生検
　——（胃・陥凹）　235
　——（食道・隆起）　167
正常食道粘膜　168
成人 T 細胞性白血病の胃浸潤
　254
生理的狭窄部　156
赤色瘢痕　255
接吻潰瘍　407，409
腺窩上皮過形成性ポリープ　390
腺境界　76，77，78
　——における血管透見像　270
潜在性スキルス胃癌　219
線状潰瘍　407，409
　——瘢痕（胃，十二指腸）　282
洗浄・消毒　45
　——の手順　47
染色法　66
前処置　34
前庭部　54
　——大弯のひだ　65
　——毛細血管拡張症　267
先天性胆道拡張症　330
蠕動　65

た

体位　58
台状挙上　111
たこいぼ状隆起　109
たこいぼびらん　239
他臓器による圧迫　274
畳目模様　140
多発性白色扁平隆起　390
胆管結石の乳頭部嵌頓　329
胆管細胞癌の胃浸潤　280
胆管十二指腸瘻　330
胆管内乳頭状腫瘍（IPNB）　330
胆道癌取扱い規約　410
胆囊癌の胃浸潤　280

単発潰瘍（十二指腸）　406，409

ち

地図状発赤　390，391
中咽頭癌　119，121，126，131，
　132
中間帯　78
超音波内視鏡　97
　——下穿刺吸引法（EUS-FNA）
　327
腸型形質　401
腸上皮化生　73，355，390，392
鎮静薬　40
鎮痛薬　40

て

デジタル法　90
適応型 IHb 色彩強調　91
転移性胃癌（乳癌原発）　220
電子内視鏡　88
点状発赤　390

と

トルイジンブルー　66
トルイジンブルー・ヨード二重染
　色　68
頭頸部癌取扱い規約　336
頭頸部癌の肉眼分類　336
同時方式　42，89
吐血　26
鳥肌　390，394
鳥肌胃炎　394

な

ナロキソン　39
内視鏡陰性 GERD　23
内視鏡観察法の目的別分類（亜分
　類）　89
内視鏡検査の禁忌　32
内視鏡検査の適応　29
内視鏡切除後の食道狭窄　182
内視鏡挿入の実際　58
内視鏡的萎縮境界　388
内視鏡的萎縮粘膜　270
内視鏡的逆行性膵胆管造影法

（ERCP）　322
内臓逆位　274
中村分類（MALT リンパ腫）　402
難治性胃潰瘍　256，384，386

に

日本食道学会分類　370
　AVA-small　373
　Type A 血管　373
　Type B1 血管　373
　Type B2 血管　373
　Type B3 血管　373
乳頭炎　328
乳頭出血　328
乳頭部　55，322
乳頭部癌
　——（潰瘍型）　412
　——（腫瘤潰瘍型）　326，412
　——（正常型）　412
　——（非露出腫瘤型）　326，
　412
　——（露出腫瘤型）　325，412
　——の好発部位　411
　——の肉眼的形態　410
　進行——　326
乳頭部神経内分泌腫瘍（NET）
　327
乳頭部腺腫　325

ね

粘液吸引後　64
粘液湖　64
粘液溶解除去薬　34
粘膜下腫瘍（SMT）
　胃——　223
　胃——（EUS）　210，211，212
　十二指腸——　297
　食道——　177
粘膜腫脹　390

は

パルスオキシメーター　38
バレット食道　173，353，354
バレット食道癌　166，351，375，
　376
バレット粘膜　169，354

417

索　引

瀑状胃　65, 274, 283
白色光　90
白色瘢痕　255
白濁粘液　390
剝離性食道炎　163
斑状発赤　262, 390, 392
反応法　66

ひ

光デジタル法　91
引き抜き法　57
肥厚性胃炎　221
ひだ
　──集中　111, 218
　──の棍棒状肥大　111, 218, 225
　──の先細り　111, 224
　──の消失　218
　──の中断　111
　──の融合　111, 225
　──肥厚　216
左梨状陥凹　59
非びらん性 GERD（NERD）　23, 28, 359, 363
びまん性大細胞型 B 細胞性リンパ腫（DLBCL）
　──（胃）　201, 209, 252, 253
　──（十二指腸）　300, 307, 319
びまん性発赤　390, 391
びらん
　胃──　230, 390, 392
　胃──（NSAIDs 起因性）　238, 242
　胃──（活動期）　241
　胃──（治癒期）　240, 241
　陥凹型──　390
　急性──　238
　十二指腸──（NSAIDs 内服による）　304
　十二指腸──（肝動脈塞栓術後）　305
　十二指腸──・潰瘍（肝細胞癌に対する放射線照射後）　305
　たこいぼ──　239
　隆起型──　390, 392

ふ

フルニトラゼパム　39
フルマゼニル　39
プロナーゼ MS®　35
プロポフォール　37
腹水　25
腹痛　21
　──の鑑別診断　22
腹部膨満感　24
腐食性胃炎　279
腐食性食道炎　187, 353
　──の潰瘍瘢痕　151
吻合部ポリープ状肥厚性胃炎（GCP）　222
噴門下部後壁　63
噴門癌（2 型）　277
噴門直下小弯後壁　64

へ

ヘマチン　390, 392
ベルギーワッフル様　219
ペンタゾシン　39
平滑筋腫瘍　192, 214
壁外圧排・圧迫　156, 182, 187, 188
壁外性変形狭窄　317
壁内性変形狭窄　316
扁桃陰窩　125
扁平上皮島　355, 357

ま

慢性潰瘍　384, 386
慢性活動性胃炎　77, 78
慢性膵炎に伴う十二指腸狭窄　321
慢性非活動性胃炎　77, 78

み

ミダゾラム　39
見下ろし法　57
未分化型癌　228, 377
未分化癌　377

む

無茎性　109

胸やけ　23

め

メチレンブルー　66
メラノーシス
　──（咽頭）　135
　──（口蓋）　142
　──（食道）　142, 176
面順次方式　42, 89

も

モニタリング　38
門脈圧亢進症取扱い規約　364

や

薬剤性食道潰瘍　163
山田分類　396, 397

ゆ

有茎性　109
疣状胃炎　204
幽門腺　53
幽門腺粘膜　73
　──の拡大内視鏡　72
幽門前部　54

よ

ヨード　67
　──不染帯　67

り・る

隆起型びらん　390, 392
稜線状発赤　390, 392
隣接臓器による胃外圧排　65
ルーチン内視鏡検査　57

れ・ろ

レーザー光　93
濾胞性リンパ腫（十二指腸）　319

欧　文

A

A 型胃炎　209，218，**224**
A-B 分類　73
abrupt cessation of the fold　111
abrupt ending　111
active gastritis　389
AFI（Auto-fluorescence Imaging）　94
AIDS　**212**，332，**333**
angioectasia（咽頭）　**133**
aphtha　110
AVA（avascular area）　371

B

BA（brownish area）　113，124，127
Barrett 食道　**173**，353，354
　　――の定義　354
Barrett 食道腺癌　**166**，351，**375**，**376**
　　――の NBI 内視鏡所見　**375**，**376**
　　――の組織診断基準　374
Barrett 粘膜　169，354
BLI（Blue LASER Imaging）　93
bridging fold　110，217，223
Brunner 腺過形成　**287**
bull's eye appearance　109

C

CCD（charge coupled device）　88
choledochocele　**329**
CLE（columnar-lined esophagus）　355
CLE（confocal laser endomicroscopy）　96
Closed type の萎縮　270
clubbing　111
club-like thickening of the fold　111
collecting venuls　71

Cronkhite-Canada 症候群　**220**
cushion sign　110，**147**

D

delle　110
demarcation line　82
digital method　90

E

EBM（evidence based medicine）　29
EGJ（esophagogastric junction）　169，354
encroachment　110
Endocytoscopy　96，369
epiphrenic 憩室　181
EUS（endoscopic ultrasonography）　97
　　――（胃 GIST）　**101**
　　――（胃脂肪腫）　**100**
　　――（胃粘膜下腫瘍）　**210**，**211**，**212**
　　――（胃嚢胞）　**99**
　　――（胃平滑筋腫）　**101**
　　――（胃迷入膵）　**100**
　　――（食道平滑筋腫）　**144**
　　――（早期胃癌）　**102**，**103**
　　――下穿刺吸引細胞診（EUS-FNA）　167
　　――専用機　97
　　――による進行胃癌の深達度診断　104
　　――による早期胃癌の深達度診断　102
　　――による壁層構造　98
　　――の走査方式　97
　　食道癌――診断　105

F

F スケール　360
FH（functional heartburn）　363
FICE（Flexible spectral Imaging Color Enhancement）　90

fold convergence　111
fusion of the folds　111

G

GAVE（gastric antral vascular ectasia）　267，**273**
GERD（gastroesophageal reflux disease）　354，358，363
　　PPI 抵抗性――　360
　　内視鏡陰性――　23
　　非びらん性――　359，363
GERD-Q　360
giant fold　110
GIMT（gastrointestinal mesenchymal tumor）　192，214
GIST（gastrointestinal stromal tumor）　192，214
　　胃――　**210**，**254**
　　胃――（EUS）　**101**
　　十二指腸――　**297**，**298**
　　食道――　**145**
glycogenic acanthosis
　　――（咽頭）　**134**
　　――（食道）　**174**
Group 分類　404

H

Helicobacter pylori（*H. pylori*）
　　――感染　395
　　――既感染　389
　　――現感染　389
　　――除菌後発見胃癌　**86**，401
　　――と胃 MALT リンパ腫　393
　　――と胃炎　387
　　――と胃潰瘍　387
　　――と胃癌　393
　　――慢性活動性胃炎　72
　　――慢性非活動性胃炎　75
　　――未感染　71，266，389
　　――未感染の幽門部拡大像　**73**
hematemesis　26
hematochezia　26
HIV（human immunodeficiency

virus） 332
——感染者の CMV 感染症 **333**
——感染者の Kaposi's sarcoma **212**，**333**
——感染者の malignant lymphoma **332**
——感染者のカンジダ食道炎 **334**

I

IEE （Image-Enhanced Endoscopy） 88
inactive gastritis 389
IPCL （intra-epithelial papillary capillary loop） 340, 359, 363, 370
——と樹枝状血管 **373**
IRI （Infra-red Ray Imaging） 95
i-scan 90
islet-like nodule 110

J

J-turn 63

L

l-メントール 36
LCI （Linked Color Imaging） 93
Los Angeles 分類 358
——改訂版 358
LSBE （long segment Barrett's esophagus） 169, **173**, 355, **357**

M

Mallory-Weiss 症候群 27
MALT （mucosa-associated lymphoid tissue） リンパ腫 238, 403
——（胃） 234, **247**, **253**
——（十二指腸） **300**
——腫瘤型 **404**
——の中村分類 402
——の肉眼分類 402
——肥厚型 **404**

——表層型 **403**
H. pylori と胃—— 393
marginal swelling 111
melena 26
MESDA-G （Magnifying Endoscopy Simple Diagnostic Algorithm for Early Gastric Cancer） 80, 81
metaplasia-dysplasia-adenocarcinoma sequence 355
microsurface （MS） pattern 82
microvascular （MV） pattern 82
milk-white mucosa 308
MLT （multiple lymphomatous polyposis） **299**
moth-eaten appearance 110
MST （minimal standard terminology） 29
mucosal break 143

N

NBI（Narrow Band Imaging） 91
NERD （non-erosive reflux disease） 23, 28, 359, 363
NET （neuroendocrine tumor）
胃—— **209**
十二指腸—— **296**，**306**
乳頭部—— **327**
non-gastritis 389
NSAID 起因性潰瘍 387
NSAIDs 起因性びらん
—— （胃） **238**，**242**
—— （急性） 238
—— （十二指腸） 304

O

Open type の萎縮 270
optical-digital method 91
optical method 90
orange-red 218, 224

P

pedunculated 109
pink color sign 132
PPI 抵抗性 GERD 360

Q

QUEST 360

R

RAC （regular arrangement of collecting venules） **71**, 266, 268, **269**, 390, **392**
——の拡大像 **72**，268
red scar 255
Rokitansky 憩室 **150**，181

S

SCJ （squamocolumnar junction） 150, 156
semipedunculated 109
sessile 109
Spaulding 分類 45
spindle cell carcinoma **115**
SSBE （short segment Barrett's esophagus） 150, 169, **173**, 355, **357**, 375
standard precaution 45
Sydney system 388

T

T 細胞性リンパ腫 （胃） **252**
tapering of the fold 111
telangiectasia （angiodysplasia, 胃） 267, **272**, **273**
——からの出血 **273**
TLA（tree like appearance） 247
trench 110
TTS （through-the-scope） 184

U

ulcer mound 111
updated Sydney system 395
U-turn 63

V

varioliform of erosive gastritis 109

Verrill 徴候　40
von Recklinghausen 病（VRD）
　323
VS classification　81

W

web 狭窄　**190**
white light　90
white scar　255

Z

Zenker 憩室　26，**150**，181
Zollinger-Ellison 症候群　161

改訂第4版
内視鏡診断のプロセスと疾患別内視鏡像
[上部消化管]

2005 年 10 月 10 日	第 1 版 1 刷発行
2007 年 2 月 1 日	第 2 版 1 刷発行
2010 年 3 月 1 日	第 2 版 3 刷発行
2011 年 10 月 25 日	第 3 版 1 刷発行
2016 年 7 月 15 日	第 3 版 3 刷発行
2018 年 3 月 10 日	第 4 版 1 刷発行

監　修　田尻　久雄
編　集　長南　明道，田中　信治，武藤　　学
発行者　増永　和也
発行所　株式会社 日本メディカルセンター
　　　　東京都千代田区神田神保町 1-64（神保町協和ビル）
　　　　〒101-0051　TEL 03（3291）3901㈹
印刷所　三報社印刷株式会社

ISBN978-4-88875-302-9

Ⓒ2018　　乱丁・落丁は，お取り替えいたします．

本書に掲載された著作物の複製・転載およびデータベースへの取り込みに関する許諾権
は日本メディカルセンターが保有しています．

JCOPY ＜出版者著作権管理機構　委託出版物＞

本書のコピーやスキャン等による無断複製は著作権法上での例外を除き禁じられています．複製され
る場合は，そのつど事前に，出版者著作権管理機構（電話 03-3513-6969，FAX 03-3513-6979，e-mail：
info@jcopy.or.jp）の許諾を得てください．